Nicht warum, sondern wofür

Autorin: Barbro Garenfeld, Geschwister-Scholl-Str. 23, 48268 Greven
www.barbro-garenfeld.de
Covergrafik, Satz und Layout: Franz-Josef Büning, Greven www.coedit.de
Cover: Joerg Grosse Geldermann, Berlin
Lektorat: Ulrike Burgi, Köln (mail@lektorat-burgi.de)
Korrektorat: Silja Büning, Münster; Agnes Arnold, Uedem;
Maria Runtenberg, Münster
Druck und Bindung: Bookmundo, Delftsestraat 33, 3013 AE Rotterdam, NL
ISBN: 978-9-4036-3704-4
Bibliografische Information der Deutschen Nationalbibliothek:
Die Deutsche Nationalbibliothek verzeichnet diese Publikation in der Deutschen Nationalbibliografie; detaillierte bibliografische Daten sind im Internet über http://dnb.dnb.de abrufbar.

Barbro Garenfeld

Nicht warum, sondern wofür

Geschichte einer Lebenswende

Frühling und Sommer

Wie das Leben so spielt

Dieses Jahr hat verheißungsvoll begonnen. Jedenfalls für mich. Ich heiße Clara Berg, bin siebenundvierzig Jahre alt und seit fünfzehn Jahren mit Christian verheiratet. Unsere Kinder Florian und Sophie sind Teenager.

Meinen Beruf als freie Verlagslektorin liebe ich sehr. Vor wenigen Wochen habe ich mein Traumprojekt ergattert. Ich habe den Auftrag bekommen, ein Sachbuch über Luxusgüter herauszugeben. Mit fast 500 Seiten! In Deutsch, Englisch und Französisch. Eine große Herausforderung. Konzeption, Autorenakquise, Bildbeschaffung, Lektorat, Layout – die ganze Palette der Buchkunst.

Endlich kann ich zeigen, was ich über viele Jahre in verschiedenen Verlagen gelernt habe. Es soll *mein* Buch werden.

Und jetzt, Mitte Februar, überlege ich, wie ich es bewältigen kann. Zwölf Monate sind für diese Mammutaufgabe zu wenig.

»Lass es ruhig angehen. Der Rest kommt von allein«, sagt Christian. »Das ist so bei großen Projekten. Du wirst sehen.«

Christian ist auch Freiberufler. Als Berater internationaler Firmen hat er manches Großprojekt gemeistert und viele Eisen aus dem Feuer geholt. Er weiß, wovon er spricht. Und, wie viele Nerven das kostet. Was er nicht schätzt, ist, wenn ich nervös werde, statt unser gemeinsames Schiff, unsere Familie, gelassen durchs Leben zu manövrieren. Tue ich normalerweise auch. Nur im Moment ist mir alles zu viel, die Kinder, der Haushalt, meine Bücher.

Merkt er nicht, wie mich das stresst? Wahrscheinlich spürt er das. Aber es darf nicht sein. Das macht ihn nervös. Und es wird offensichtlich, dass unsere Existenz auf tönernen Füßen steht.

Neben meiner sporadisch aufflackernden Sorge, an diesem großen Buchprojekt zu scheitern, gibt es noch etwas anderes. Wünsche und Sehnsüchte. Ich frage mich manchmal: Soll das schon alles gewesen sein? Ich hatte doch so viel vor, Reisen, Bücher schreiben, leben.

Was ist aus meinen persönlichen Träumen geworden? Werden wir nicht langsam alt, sorgen uns um den ungesicherten Ruhestand, anstatt das Leben, wie es ist, zu genießen?

Diese Frage habe ich vor Jahren schon einmal gestellt. Und zwar Christian. Damals lernten wir uns bei einer Vernissage kennen. Und redeten über verschiedene Kunststile. Er war für die alten Meister, ich für die Moderne. Zwischendurch erzählten wir uns aus unserem Leben. Ich sagte, dass ich beruflich genau da bin, wo ich immer sein wollte, bei einem interessanten Verlag. Und doch tauche bei mir sporadisch die Frage auf, ob es das schon gewesen sei?

Er antwortete: »Ich bin selbst Künstler, habe aber auch einen anständigen Beruf.« Und lächelte. Seine Locken wippten fröhlich.

Das gefiel mir. Künstler haben eine spezielle Aura. Christian strahlte dieses Spezielle aus.

Zwei Tage später rief er mich an. Wir führten das wohl längste Telefonat mit der geringsten Redefrequenz. Seine ruhige Stimme, seine Pausen. Keine nervösen Floskeln, kein Smalltalk.

Und immer wieder wurde es still. Mit Gedanken gefüllte Stille.

Und dann sagte er diese geschliffenen Sätze. Kurz, gehaltvoll, bedächtig. Mein Herz blieb für Momente stehen. Ich vergaß zu atmen. Was für ein Mann! Unglaublich, welche Ruhe er ausstrahlt.

Ich lag auf dem Bett in meiner Zweizimmerwohnung, den Telefonhörer in der Hand. Ein völlig neues Gefühl breitete sich in mir aus. Den muss ich näher kennenlernen! Wir verabredeten uns für nächsten Samstag. Ich malte tagelang in Gedanken am Bild dieses Künstlers mit Lockenkopf. Und schließlich stand er vor mir. Er wirkte anders als auf der Vernissage.

In der Pizzeria um die Ecke lief das Gespräch zunächst schleppend an. Wir spürten die nervösen Schwingungen des anderen. Wollten das gute Gefühl unserer ersten Begegnung nicht verderben. Ein Balanceakt. Normalerweise agiere ich spontan aus dem Bauch heraus. An diesem Tag wartete ich ab. Und genau darin schien der Reiz zu liegen. Ein neues Empfinden, eine ungewohnte Erfahrung. War es das, was ich suchte?

Schließlich fanden wir unsere Themen, sprachen über Zukunftspläne, Reisen, Familie, Arbeit. Fanden viel Übereinstimmendes, pendelten uns ein.

Er, der Stille, entschied schließlich über uns, sozusagen im Aufstehen. »Das, was du sagst, macht Sinn. Ich möchte dich wiedersehen.«

Seine Worte trafen mitten in mein Herz. Er hatte mir zugehört und verstanden, was ich meinte, was mir wichtig ist. In mir explodierte ein Freudenfeuerwerk.

Nach einem Jahr war klar, dass wir unsere Zukunft gemeinsam gestalten wollten. Christian und ich ziehen zusammen in eine Wohnung und heiraten im darauffolgenden Jahr. In Istanbul kaufen wir unsere Eheringe. Die Trauung im engen Familienkreis feiern wir in Christians Heimatregion, im Münsterland. Die Hochzeitsreise führt uns in die Nähe meiner Familie. In einem mittelalterlichen Stadtturm mieten wir eine Ferienwohnung im Frankenland.

Kurz vor einer einwöchigen Parisreise im nächsten Frühling sehe ich eine der seltenen Stellenanzeigen in der Verlagsbranche, auf die ich sofort reagieren möchte. Christian findet das überstürzt, doch ich schicke ein kurzes Bewerbungsschreiben und kündige bei Interesse weitere Unterlagen nach der Rückkehr aus Paris an. So landet der Brief in der Tagespost und nicht auf einem dicken Bewerbungsstapel. Ich bekomme die ausgeschriebene Stelle! Wechsele zu dem international agierenden Verlag in Berlin. Werde Lektorin für Architektur- und Kunstbücher, und pendele ein Jahr lang.

Christian hatte schon länger erwogen, sich von seinem langjährigen Arbeitgeber, einem Weltkonzern, zu trennen. Jetzt scheint der Zeitpunkt gekommen. Auch er wagt den Neuanfang und findet eine berufliche Herausforderung in Berlin.

Wir kaufen ein originell gestaltetes, verwohntes Reihenhaus in Potsdam und renovieren es von Grund auf in Schwarz, Weiß und Anthrazit. Die hohen, weißen Wände sind ideale Ausstellungsflächen für Christians großformatige Porträts in ausdrucksstarken Acrylfarben. Drei Frauenmasken auf weißem Grund in schwarzen Holzrahmen beeindrucken mich besonders. Hier, in unserem neuen Haus, entfalten sie ihre Wirkung.

Und dann erfüllt sich unser lang ersehnter Wunsch. Wir bekommen ein Baby! Florian ist auf dem Weg. Wir werden eine Familie! Darauf freuen wir uns sehr.

Kurz vor der Geburt funktioniert Christian eine abgebeizte Schubladenkommode von seiner Großmutter zur Wickelkommode um. Er verlängert die Auflagefläche nach hinten, ohne das gute Familienstück zu beschädigen. »Sie hat eine angenehme Höhe«, sagt er stolz. »Wenn wir die Auflage nicht mehr brauchen, kann sie wieder weg.« Er zaubert ein Regal aus dem gleichen Holz und hängt es daneben. »Für Windeln und was man sonst noch so braucht.«

Ich staune nicht zum ersten Mal über seine kreativen Ideen und sein handwerkliches Geschick.

Nach Florians Geburt genießen wir, eine kleine Familie zu sein. Christian legt Florian behutsam auf seinen gebeugten Oberschenkel und betrachtet ihn stundenlang. Wickelt ihn mit Hingabe oder trägt ihn stundenlang über den Unterarm gelegt, wenn er mal nicht schlafen kann. Und er übernimmt das regelmäßige Baden mit Freude wie schon als Student, als seine Mutter einen kleinen Nachbarsjungen aufgenommen hatte, dessen Mutter tödlich verunglückte.

Ein Wunder ist geschehen, und für uns bleibt die Zeit stehen. Mit wachen Augen erkundet Florian die Welt um sich herum. Man kann ihm beim Denken zusehen. Er nimmt jedes Detail wahr. Braucht nichts über das hinaus, was er zu Hause vorfindet. Zu viele Eindrücke machen ihn unruhig. Unser Horizont wird kleiner, eine Unternehmung pro Tag muss reichen während meiner Elternzeit.

Knapp zwei Jahre später kommt unsere Sophie auf die Welt. Hurra, ein Mädchen! Sophie macht unser Glück perfekt. Wunderschön und eine starke Persönlichkeit. Es ist eine Freude, mit ihr zu schmusen. Zu sehen, wie sie sich räkelt und auf Berührung wohlig reagiert. Sie bezirzt jeden mit ihrem aufmerksamen Blick. Ist sie müde, saugt sie an ihrem Däumchen und zieht sich in sich zurück. Ansonsten ist sie aufgeweckt und rege. Konzentriert und kraftvoll schaut sie mich beim Stillen mit ihren großen blauen Augen an. Ruck, zuck ist sie fertig. Und schläft schon nach sechs Wochen nachts durch. Florian staunt am Gitterbettchen über dieses kleine Wesen in seinem behüteten Leben. Und über den neuen Stuhl, fast ein Thron, den Christian ihm schreinert. Wenn Sophie weint, holt Florian das Fläschchen mit Fencheltee. Ganz der große Bruder.

Neben dem familiären Glück gibt es auch Sorgen. Christians Firma meldet Konkurs an. Weil er noch nicht lange dabei ist, muss er als einer der Ersten gehen. Lange Zeit findet Christian keinen neuen Job. Und sucht verzweifelt.

Jetzt sind wir vier den ganzen Tag zu Hause. Mir wird es eng. Alle wollen etwas von mir. In manchen Momenten muss ich mich zusammenreißen, um unsere schmale Küche nicht fluchtartig zu verlassen. Alle sind um mich, während ich koche. Ich würde am liebsten wieder arbeiten, Bücher machen, Geld verdienen.

Wenig ausgeben zu können, ist nicht das Problem. Wir kennen beide Engpässe aus unserer Kindheit. Keiner von uns ist mit dem goldenen Löffel im Mund geboren.

Nach der Trennung meiner Eltern, ich war elf, gab es einen Winter lang bei uns nur Kohlgerichte. Meine Mutter erfand immer neue Rezepte. Mir hat es damals gut geschmeckt. Besser als vorher, als noch Streit über dem Mittagstisch hing. Und ich den Teller nicht leer kriegte. Wegen der angespannten Stimmung und Unberechenbarkeit. Und weil ich stumm dabeisitzen und es aushalten musste. Ohne Trost.

Als mein Vater ausgezogen war, gab es für meine Mutter nur ihre Kinder, Markus und mich. Sie war für uns da, nahm uns wahr. Diese Nähe gab es vorher nicht und hat es später nie wieder gegeben.

Die Chance zusammenzurücken, das assoziiere ich mit einer Krise. Bei Christian und mir ist es anders. Wir rücken nicht zusammen, wie wir uns das vielleicht beide wünschen. Sorgen lassen sich nicht immer teilen. Vorschläge, wie die finanzielle Situation zu ändern wäre, führen zu Missverständnissen. Christian hört darin Vorwürfe. Sie sind nicht so gemeint. Dazwischen die Kinder, die Aufmerksamkeit brauchen. Christian schweigt, zieht sich zurück.

Gerade jetzt sehne ich mich nach mehr Familiengefühl, suche Nähe, Vertrautheit und Geborgenheit. Ich bin sensibler, seit Florian und Sophie auf der Welt sind, und wünsche mir, dass das auch auf meine Eltern abfärbt, wenigstens auf meine Mutter.

Mit dieser Hoffnung im Gepäck fahre ich häufig mit den Kindern nach Franken. Wir können jederzeit bei meiner Mutter und ihrem zweiten Mann übernachten. Das ist großzügig, da ist viel Platz. Aber die Nähe, die ich mir wünsche, stellt sich selten ein. Außer, wenn ich ins Erzählen komme, von früher. Als ich in Amerika gelebt habe, als Austauschschülerin und später am College. Oder wenn ich ins Schwärmen gerate über frühere Buchprojekte, Ereignisse aus dem Verlagsleben. Dann hört meine Mutter zu, strahlt mit mir um die Wette. Das sind schöne Momente. Es tut gut zu spüren, wie stolz sie auf mich ist.

Aber das entspricht nicht meiner aktuellen Wirklichkeit. Zurzeit beschäftigen mich eher Erziehungs- und Gesundheitsfragen. Und ich mache mir Sorgen um Christian und unsere finanzielle Situation.

Sie fragt trotzdem lieber: »Wann machst du wieder Bücher?«

Grübelnd liege ich in den Nächten dann wach, weil ich vieles nicht verstehe und Vergangenes mit anderen Augen sehe als früher. Es käme mir nie in den Sinn, noch nach Jahrzehnten die traurige Geschichte zu erzählen, dass ich als Baby mein Kopfkissen immer leise vollgeweint habe, wenn ich Hunger hatte. Ganz nass sei es gewesen, sagt meine Mutter. »Hättest eben laut schreien müssen, so wie Markus.«

Gut, dass Christian sich Zeit nimmt, wenn wir drei von diesen Besuchen nach Potsdam zurückkehren. Dann hält er einen selbst gemachten Obstsalat bereit, damit wir uns stärken nach der langen Autofahrt. Sein Zuhören hat therapeutische Wirkung auf mich. Ich gewinne Abstand und komme wieder bei uns daheim an.

Fuß fassen

Ein paar Wochen nach Sophies drittem Geburtstag, dem Ende der Elternzeit, mache ich mich selbstständig. Mit zwei kleinen Kindern kann ich meine volle Stelle nicht halten. Überraschend schnell gelingt es mir, interessante Projekte bei zwei neuen Verlagen zu akquirieren, und ich starte durch.

Florian und Sophie sind im Kindergarten schräg gegenüber versorgt und rufen mir beim Abschied morgens zu: »Tschüss, Mama, und mach keine Fehler!« – ein Hinweis auf meine Arbeit aus Kindermund. Bis 15 Uhr kann ich mich meinen Aufträgen widmen und genieße die konzentrierte Ruhe im Homeoffice. Christian hatte keine Zweifel, dass mir das Lektorieren ohne Verlagspräsenz gefallen würde. Und er hat recht behalten.

Ein Jahr später folgt ein weiterer großer Schritt. Zwei Wochen vor Florians erstem Schultag ziehen wir in Christians frühere Heimat, ins Münsterland.

Noch während ich eine Käuferin für unser Reihenhaus in Potsdam suche, machen wir uns ans Umbauen des neuen Domizils. Christian campiert zwei Monate auf der Baustelle, das Haus wird fast bis zum Rohbau entkernt und rundum erneuert. Florian verbringt zweimal eine Woche mit Papa auf dem Bau. Er sitzt auf dem Klettergerüst im Vorgarten und behält den Überblick. Kommt der Bauunternehmer oder ein Handwerker, läuft er los und sagt Papa Bescheid. Sophie und ich fahren am Wochenende hin. Christian hat mit Entscheidungen auf mich gewartet. Wir ergänzen uns gut.

Der ersten Immobilie in kühlen Schwarz-Weiß-Anthrazit-Tönen folgt ein roter Klinkerbau mit weißen Sprossenfenstern, Terracottafliesen und apricotfarbenen Türen. Die zu Studentenzeiten abgebeizten alten Weichholzmöbel passen perfekt. Hinzu kommen von Christian entworfene Einbauschränke, auch für unsere Büroräume, und Bücherregale, die ein Schreiner anfertigt.

In unserem behaglichen Zuhause und dem idyllisch gelegenen Ort fühlen wir uns bald wohl. Regina, Christians Cousine, meint bei ihrem Besuch: »Gemütlich wie bei Astrid Lindgren.«

Trotzdem – etwas ist anders. Die Veränderung schleicht sich allmählich ein. Christian zieht sich mehr und mehr zurück. Unsere Mentalitätsunterschiede zeigen sich deutlicher. Ich bin hier fremd, er heimisch. Wir kommen aus unterschiedlichen Landstrichen, für mich ist es neu, er richtet sich in dem Gewohnten wieder ein.

»Ach, geh du allein«, sagt Christian, wenn wir bei neuen Bekannten eingeladen sind oder ich ein kulturelles Programm vorschlage. Keine Museums- oder Konzertbesuche oder Theater wie früher. Nur mit Mühe kann ich ihn für gelegentliche Wochenendfahrten zu meinen Eltern gewinnen. Häufig mache ich mich mit den Kindern allein auf den Weg. Und entschuldige ihn. Weiß manchmal nicht, was ich noch sagen soll. Ärgere mich darüber. Mag keine Entschuldigungen erfinden müssen.

Was ist passiert? Seit wann geht Christian nicht mehr unter Leute? Verfällt er in frühere Muster? Wird er so wortkarg, wie man das vom Menschenschlag hier kennt? Lässt er das internationale Flair, die Weltgewandtheit hinter sich?

Außerordentlich betroffen bin ich, als Christian ohne Vorwarnung ein rundes Geburtstagsfest meines Lieblingsonkels Horst absagt. Ich soll mit den Kindern allein los. Er informiert mich in letzter Minute. Und das, nachdem ich uns alle neu eingekleidet habe. Christian fährt nicht mit? Seinem fliehenden Blick sehe ich an, dass er mir nur die halbe Wahrheit sagt. Berufliche Verpflichtungen vorgibt. Ich vermute, er könnte, wenn er wollte.

In solchen Momenten fühle ich mich alleingelassen. Kann er nicht für einen Abend über seinen Schatten springen? Mir zuliebe? Den Kindern zuliebe?

Zum Glück nimmt Onkel Horst es mir nicht übel, als ich Christian entschuldige. In einem ruhigen Augenblick, beim Tanzen, fragt er mich: »Ist etwas mit Christian? Muss ich mir Sorgen machen?«

Er sieht die Tränen in meinen Augen, während ich leicht den Kopf schüttele. Drückt mich an sich und küsst mich auf die Wange.

»Lass uns telefonieren, wenn der Rummel vorbei ist«, schlägt er tröstend vor. »Jetzt genießen wir das Fest!« Ich bin froh über seine Sensibilität.

Inzwischen ist auch Christian seit einiger Zeit Freiberufler. Er bewältigt große Aufträge, die kurzfristig vergeben werden und zeitlich begrenzt sind. Er arbeitet ein paar Monate in Frankfurt, dann Hannover, Hamburg oder anderswo. Flexibilität ist gefragt. Christian verdient gutes Geld. Allerdings klaffen zwischen abgeschlossenen und neuen Aufträgen Lücken von unbestimmter Dauer. Das bedeutet Stress. Ist ein Projekt beendet, bemüht er sich um das nächste. Dann sitzt er auch abends und am Wochenende vor dem PC. Er verlässt kaum das Haus, außer zum Getränkeholen. Und sonntags, um seine Mutter zum Kaffeetrinken und Spazierengehen zu uns zu holen.

Nach zwei Konkursen ehemaliger Auftraggeber hat sich bei mir endlich berufliche Kontinuität eingestellt. Ich arbeite regelmäßig für zwei Verlage in Münster. Von dem einen erhalte ich zweimal im Jahr drei bis vier Folgeaufträge und kann mir meine Arbeit sehr gut einteilen. Für den anderen schreibe ich Bücher auf Anfrage. Daneben vermittele ich ein von Christians Cousine Regina geschriebenes Kinderbuch an einen Osnabrücker Verlag. Eine schöne Herausforderung, auch einmal als Literaturagentin zu arbeiten.

Sophie und Florian haben sich zu selbstbewussten Persönlichkeiten entwickelt, gehen aufs städtische Gymnasium. Mit dem Fahrrad kommen sie überall hin, ich muss sie schon lange nicht mehr bringen. Beide musizieren und singen im Musicalchor. Stefan, ihr Chorleiter, komponiert Kindermusicals. Florian und Sophie übernehmen Haupt- und Nebenrollen, ich agiere im Hintergrund mit dem kreativen Team, das Aufführungen und Chorfreizeiten organisiert, die Bühnenbilder und Kostüme entwirft und näht.

In kürzester Zeit habe ich nette Freundinnen und Freunde gefunden, die ich bei meinen Aktivitäten regelmäßig treffe. Das genieße ich sehr in meiner Freizeit. Doch mit meinen Versuchen, Christian stärker einzubeziehen, beiße ich auf Granit. Er ist bei kurzen Begegnungen ausgesprochen freundlich, winkt aber ab, wenn es um Verabredungen geht. Ich unternehme immer mehr allein. Am liebsten hätte ich Christian an meiner Seite, wenigstens ab und zu.

Nervenprobe

»Wir sollten Ihre Brust biopsieren«, sagt der Oberarzt der Leopoldklinik, zu dem mich meine Gynäkologin einmal im Jahr zur Routineuntersuchung überweist. Es ist kurz vor Weihnachten.

Während der Biopsie unter örtlicher Betäubung entnimmt er mir dreizehn Gewebeproben! Er muss mehrmals nachanästhesieren.

Christian begleitet mich, weil ich anschließend nicht Auto fahren darf. Er sitzt mit in dem winzigen, abgedunkelten Behandlungszimmer. Und rastet fast aus beim Einsetzen der Biopsienadel, die jedes Mal laut klackt. Wie beim Stanzen. Heißt ja auch Stanzbiopsie.

Ich soll das Ergebnis nach zehn Tagen per Telefon erfragen. Dazwischen liegen die Weihnachtstage. Von Zeit zu Zeit verstricken sich meine Gedanken in Szenarien, die das Schlimmste heraufbeschwören.

Als das Ergebnis zum angegebenen Zeitpunkt nicht vorliegt, auch nach elf Tagen nicht, reicht es mir. Am zwölften Tag beschließe ich, mich nicht länger hinhalten zu lassen. Ich frage entschiedener nach, rufe jede Stunde an und frage nur: »Ist das Fax jetzt da?« Bewegung kommt in die Sache. Und endlich liegt mein Befund vor. Negativ! Alle Gewebeproben sind gutartig. Vor Erleichterung breche ich in Tränen aus.

Ich habe mein Leben neu geschenkt bekommen! Wie viele Frauen erhalten in ähnlichen Fällen eine Krebsdiagnose.

Ich nehme mir vor, besser auf mich zu achten und aufmerksamer mit meinen innersten Wünschen umzugehen. Sie nicht länger aufzuschieben. Mehr auf mich zu hören. Das setze ich auch um.

Schreiben öffnet das Herz

Ich erfülle mir den Wunsch nach Zugang zum kreativen Schreiben und suche nach einem entsprechenden Angebot. Als ich einen Kurs entdecke, der in größeren Abständen nachmittags stattfindet, melde ich mich an. Das kann ich trotz Arbeitsbelastung einrichten.

Die Kursleiterin regt durch verschiedene Schreibimpulse kurze Texte oder Geschichte an. Bei mir scheint so viel aufgestaut, dass ich mit dem Stift kaum nachkomme. Er fliegt über das Papier. Und, beim Schreiben entdecke ich eine tief vergrabene, traurige Seite in mir. Längst vergessene Erlebnisse tauchen unvermittelt aus der Versenkung auf und brechen sich Bahn. Bilder scheinen auf.

In einer Geschichte begegne ich meinem Großvater, der in hohem Alter nach einer Operation erst wieder Lebensmut entwickelte, als ich ihm von seinem Garten erzählte, für den er sorgen müsse. Beim Vorlesen in der Runde laufen mir Tränen über die Wangen.

Auch meine amerikanische Gastfamilie, bei der ich als 16-Jährige ein Jahr verbracht habe, gewinnt wieder an Raum. Mom und Dad, die ich so nennen durfte, und meine drei etwas älteren Gastgeschwister sind tief in meinem Herzen verankert, obwohl sie weit weg von mir leben. Sie alle und der sich amerikanisch fühlende Teil meiner Persönlichkeit rücken näher in mein Bewusstsein. Ich will sie schon seit vielen Jahren besuchen und immer kam etwas dazwischen. Endlich setze ich meinen lang gehegten Wunsch um und fliege in die USA zum achtzigsten Geburtstag meines amerikanischen Dads.

Nachdem Christian bekannt hatte, dass er sowieso nicht mitfliegen wolle, lasse ich meine Familie schweren Herzens zu Hause zurück und begebe mich schon damals auf eine bewegende Reise zu Menschen, die mich mit viel Liebe in ihrer Familie aufgenommen haben. Dass der Kontakt in den dreißig Jahren, die seit meinem ersten Aufenthalt vergangen sind, nicht abgebrochen ist, sondern durch Briefe, Telefonate und Besuche in Deutschland intensiver wurde, zeigt sich im herzlichen Willkommen, in den aufrichtigen Gesprächen und in der Aufmerksamkeit, die mir jede und jeder von ihnen in ganz unterschiedlicher Weise schenkt.

In Amerika treffe ich nicht nur Mom und Dad, die es sich in ihrem hohen Alter nicht nehmen lassen, mich mit langstieligen roten Rosen um Mitternacht am Flughafen abzuholen. Auch meine Gastgeschwister, deren Ehepartner und Kinder versammeln sich zu einem großen Familientreffen. Und ich sehe die geliebte Insel im Sankt-Lorenz-Strom an der Grenze zu Kanada wieder, auf der wir während meiner Aufenthalte von Frühjahr bis Herbst viel Zeit verbracht haben. Sie ist mein Sehnsuchtsort.

Seit der eindrucksvollen Reise zu meiner Herzensfamilie in Übersee fühle ich mich gestärkt und spüre viel positive Energie und Auftrieb. Ich wage mich an neue berufliche Herausforderungen, präsentiere mich selbstbewusst auf der Frankfurter Buchmesse und erhalte den Zuschlag für den großen Buchauftrag über Luxusgüter, der nun meinen Alltag bestimmt.

Die praktische Umsetzung dieses umfangreichen Buchprojekts erweist sich als komplex. Wenn ich es bewältigen will, muss ich Schritt für Schritt vorgehen und alle meine Erfahrungen bündeln. Ich kann gut organisieren, mich und andere. Ich kann vorausschauend planen, realistische Terminpläne erstellen – und einhalten. Es muss gelingen.

Ausgebrannt

Ausgerechnet jetzt, Ende Februar, steht eine Operation an der Nasenscheidewand an. Den Termin hatte ich vor Monaten vereinbart. Der HNO-Arzt hatte gesagt, ich solle drei Krankenhaustage einplanen. Sicherheitshalber habe ich den OP-Termin auf einen Mittwoch gelegt, um das Wochenende zur Erholung zu haben. Aber so, wie es dann wird, hatte ich es nicht erwartet. Wegen der hohen Blutungsgefahr war die Narkose extra stark.

Tage später erzählte mir Sophie, welche Angst sie um mich hatte: »Du warst nach der Operation voller Blut und hast so komisch geatmet. Ich glaube, du hast keine Luft bekommen. Die hatten dir ja die Nase ausgestopft mit diesem weißen Zeug. Es war schlimm.«

Die Nachwirkungen machen mir lange zu schaffen. Ich lege immer wieder kurze Arbeitspausen ein, die Zeit läuft mir davon. Jetzt darf ich den Rhythmus nicht verlieren. Wichtig sind regelmäßiger, ausreichender Schlaf und gesundes Essen! Und abends pünktlich Schluss machen.

»Du reibst dich auf!« Das sagte Christian schon, als ich fest angestellt war und sich die Überstunden häuften. Zögernd habe ich es eingesehen. Erst ein geregelter Arbeitstag mit Mittagspause und Spaziergang ermöglicht auf Dauer effektives Arbeiten.

Sobald die Kinder zur Schule aufgebrochen sind, setze ich mich an den Schreibtisch. Auch in Zeiten des Wartens, der Akquise, des Grübelns. Vor dem Abendessen schalte ich den Computer aus, auch wenn noch viel zu erledigen ist. Morgen ist auch noch ein Tag! Da ich zu Hause arbeite, brauche ich viel Disziplin, um mich nicht von Abwasch oder Bügelwäsche ablenken zu lassen. Und ich habe Rosa, meine gute Fee, die unser Heim blitzblank putzt. Dafür arbeite ich gern. Das ist es mir wert.

Doch zurzeit beherrscht mich die Arbeit mehr als je zuvor. Ich kann das Ende nicht fassen. Nachts merke ich den Leistungsdruck. Ich wache ruckartig auf. Denke über eine mögliche Lösung nach. Für ein Problem, das sich tagsüber aufgetan hat. Die liegt nicht immer auf der Hand. Und mir fehlt die Ruhe, sie zu entwickeln.

Manchmal ist die Anspannung nicht mehr zu bändigen. Trotz Disziplin, trotz Erfahrung, trotz positiver Gedanken. Manchmal wächst mir die Sorge, nicht alles innerhalb des engen Zeitkorsetts bewältigen zu können, über den Kopf.

Es gibt nicht nur meine Arbeit, mein Projekt. Da sind die Kinder und der Haushalt, das Einkaufen, Essen kochen, Gespräche in der Schule führen – es ist zu viel.

Beim Mittagessen mit allen am Küchentisch bin ich häufig in Gedanken weit weg, höre nicht zu. Vor allem Florian und Sophie gegenüber ist das nicht fair. In meinem Kopf kreist alles um dieses eine Buch, das ich perfekt machen will. Und schon während des Essens fühle ich eine lähmende Schwere. Ich möchte mich hinlegen und eine Weile schlafen. Abschalten. Auftanken. Es kostet mich Kraft, meine Augen offen zu halten.

Um nicht völlig unterzugehen, entwickele ich eine Vision: Ich sehe das Buch in meinem Schoß liegen. Ich sitze im Lesesessel im Wohnzimmer, entspannt, die Füße auf dem Hocker davor, und halte es in den Händen. Mein dickes, schönes Buch. Dieses Bild erscheint sehr real vor mir. Ich betrachte es in allen Details. Es nimmt meine Zweifel und gibt mir Kraft. Ich male mir dieses klare Ziel aus, mit einem unbändigen Gefühl von Stolz und Zufriedenheit. Ich spüre, wie Ruhe einkehrt. Detailprobleme verblassen, das große Ganze leuchtet auf. Mein Atem wird ruhiger, mein Körper fühlt sich warm und wohlig an. Ich lasse mich auf dieses Gefühl ein und genieße es für eine Weile.

Aber in Wirklichkeit will ich noch gar nicht, dass das Buch fertig vor mir liegt. Ich will die Zweifel ersticken. Denn die Arbeit daran gibt mir so viel. Die Energie, neue Ideen zu entwickeln und zu spüren, dass ich genau das mache, was ich gut kann und mit Freude tue.

Ich rufe Erinnerungen an Kolleginnen und Bürosituationen ab und überlege, wie ich oder sie in einer ähnlichen Lage gehandelt haben. Ich werde sicherer in meinem Tun. Bei diesem Projekt habe ich alle Fäden in der Hand. Ein tolles Gefühl!

Bitte nicht!

An einem Sonntagabend Anfang Mai entdecke ich beim Zubettgehen eine kleine Verdickung in meiner linken Brust. Was ist das? Das wird doch nicht ...? Ich wage nicht, den Gedanken weiterzuspinnen. Ich berühre die Stelle noch einmal, und dann immer wieder. Ich hoffe, dass ich mich täusche. Aber er ist da. Ein Knoten. So groß wie eine Erdnuss mit einer scharfen Spitze.

Nein, bitte nicht! Nicht jetzt!

Ich versuche, tief durchzuatmen. Beschließe, gleich morgen bei meiner Gynäkologin anzurufen, um die Brust untersuchen zu lassen. Ich liege im Bett. Kann nicht schlafen. Vielleicht sollte ich zu Christian gehen und ihm von dem Knoten erzählen? Er sitzt gemütlich im Wohnzimmer. Ich möchte ihn nicht stören. Reicht schon, dass ich mir Sorgen mache.

Mein Herz rast und will sich nicht beruhigen. Wilde Gedanken schwirren durch meinen Kopf, lassen sich nicht vertreiben. In immer neuen Bildern dringen sie auf mich ein. Wird dieser Knoten mein ganzes Leben auf den Kopf stellen? Wie vielen Frauen ist es ebenso ergangen! Ich denke an eine Autorin, die mir genau vor einem Jahr am Telefon voller Schrecken erzählt hat, dass sie soeben die Diagnose Brustkrebs erhalten hat. Und wie sich für sie alles nur darum drehte.

»Bitte geben Sie mir möglichst bald einen Untersuchungstermin«, bitte ich am nächsten Morgen die Sprechstundenhilfe. »Ich habe einen Knoten in meiner Brust ertastet.«

Diese Worte laut auszusprechen, fällt mir schwer. Ein Kloß erstickt meine Stimme und Tränen steigen mir in die Augen. Ich erhalte einen Termin innerhalb der nächsten Stunde.

Im Wartebereich der Praxis höre ich aus dem Nebenzimmer das laute Herzklopfen eines Babys im Mutterleib. Wie lange ist das her, dass unsere Kinder in mir heranwuchsen! Damals habe ich verzaubert ihren Herztönen über Ultraschall gelauscht. Wie viel anders war dieses Gefühl! Entsetzen überfällt mich. Angst.

Leben in mir heranwachsen zu spüren, hat viele Türen in mir geöffnet. Seither bin ich eine andere Frau. Durch Florian und Sophie habe ich Liebe entdeckt. Die Liebe zu unseren beiden Babys war rein und wahrhaftig wie nichts vorher in meinem Leben.

Was wird aus den Kindern, denke ich panisch. Sie sind so jung. Und ich bin keine achtundvierzig. Jäh werde ich aus meinen Gedanken gerissen. Die Arzthelferin weist mir den Weg ins Sprechzimmer.

Statt meiner Gynäkologin empfängt mich ihre Tochter, Frau Dr. Grewe-Sina. Ich bin enttäuscht. Ich hätte lieber mit meiner Gynäkologin gesprochen. Zu ihr gehe ich, seitdem wir hierhergezogen sind. Sie ist etwas älter als ich, ihr vertraue ich.

Nachdem Frau Dr. Grewe-Sina die Brust per Ultraschall untersucht hat, redet sie beruhigend auf mich ein.

»Das ist ein völlig harmloser Gewebeknoten. Keine Angst. Er wird wahrscheinlich im Verlauf des Zyklus wieder verschwinden.«

Ich würde das gern glauben, aber eine Stimme in mir lässt mich zweifeln. Doch bevor ich etwas erwidern kann, fügt sie hinzu: »Gut, dass Sie zu mir gekommen sind. So ein Knoten geht einem nicht mehr aus dem Kopf.«

»Da haben Sie recht«, sage ich und atme tief ein.

Ein Stein fällt mir vom Herzen. Was für ein Glück! So viele Frauen erleiden dieses Schicksal. Auch mich kann irgendwann eine andere Diagnose treffen. Wie gut, dass es nicht jetzt ist!

Zu Hause erzähle ich Christian, was die Untersuchung ergeben hat. Er ist erleichtert. »Das habe ich mir schon gedacht«, sagt er scheinbar gelassen. Doch ich weiß, wie sehr ihn mein plötzlicher Gang zur Gynäkologin in Spannung versetzt hat. »Nach deinen regelmäßigen Untersuchungen hätte mich das auch gewundert.«

Er wendet sich wieder seinem Computer zu.

Ich versuche, Christians Beispiel zu folgen, und gehe in mein Büro. Aber die Gedanken an eine mögliche Krebserkrankung lassen sich schwer aus meinem Kopf verdrängen.

Was, wenn die Ärztin nicht recht hat? Der Knoten ist ja da!

Obwohl ich mich auf andere Dinge konzentrieren möchte, kommen meine Zweifel zurück. Ein bekanntes Denkmuster in meinem Kopf. Kann ich der Diagnose überhaupt trauen? Soll ich vielleicht eine zweite Meinung einholen?

Wie viel lieber hätte ich mit meiner Gynäkologin geredet! Aber erneut in die Praxis zu gehen, würde mein Misstrauen gegenüber der jungen Ärztin überdeutlich zeigen. Um noch einmal zu hören, dass es ein harmloser Gewebeknoten ist? Diese Blöße möchte ich mir nicht geben. Ich muss das akzeptieren. Ihre Aussage ist klar und eindeutig. Warum sollte das nicht stimmen?

Das Karussell in meinem Kopf steht nicht still. Obwohl bald wieder in meine Arbeit vertieft, blitzt der Gedanke, ich könnte Krebs haben, zwischendurch auf. Zweifel nagen in mir. Mit wem könnte ich darüber reden? Male ich den Teufel an die Wand? Mache ich mich verrückt? Schließlich ist es nicht die erste verdickte Stelle, die ich an meiner Brust spüre. Schon häufiger hatten sich Zysten und gutartige Geschwülste, sogenannte Fibroadenome, gebildet. Erst vor zwei Jahren war ja auch eine Biopsie an meiner anderen Brust durchgeführt worden.

In Erinnerung daran versuche ich, meine Zweifel zu ersticken. Außerdem hat Frau Dr. Grewe-Sina früher in der Leopoldklinik gearbeitet. Dorthin hätte sie oder ihre Mutter mich mit Sicherheit überwiesen, wenn ein Zweifel bestanden hätte.

»Wir müssen auf Ihre Brust aufpassen«, hat Frau Dr. Grewe bei meinen regelmäßigen Kontrolluntersuchungen wiederholt gesagt.

Soll ich um eine Überweisung in die Leopoldklinik bitten, um eine zweite Meinung einzuholen? An wen kann ich mich wenden? Über die Jahre habe ich viele junge Ärzte in diesem großen Klinikkomplex kennengelernt. Schließlich hatte ich mir einen Namen gemerkt und mich ab dann von demselben Arzt untersuchen lassen. So hatte ich mir ein wenig Vertrautheit in diesem anonymen Betrieb erkämpft. Und jetzt war dieser Arzt nicht mehr da und ich hätte wieder von vorn anfangen müssen.

Bei unserer Walkingrunde erzähle ich meiner Freundin von dem Knoten. Anna teilt meine Sorge, weiß aber auch keinen Rat.

»Wenn die Ärztin sagt, dass er harmlos ist, kannst du ihr mit Sicherheit glauben. Das ist doch eine gute Nachricht.«

In Annas Augen sehe ich, dass sie sich Sorgen um ihre Brust macht. Ihr Blick richtet sich nach innen, als überschlüge sie ängstlich im Kopf, wann sie ihre Brust das letzte Mal hat untersuchen lassen.

In den nächsten Wochen überfällt mich von Zeit zu Zeit voller Panik der Gedanke an den Knoten in meiner Brust. Dann taste ich nach ihm. Er ist noch da. Er ist nicht verschwunden. Er hat sich nicht aufgelöst, wie die junge Ärztin prognostiziert hatte. Er beunruhigt mich. Was soll ich tun, zu wem kann ich gehen?

Bleibt nur, auf die nächste Untersuchung zu warten. Die ist erst in ein paar Wochen. Zweifel an dieser Entscheidung unterdrücke ich. Ich habe mehr als genug zu tun. Ich darf nicht krank werden.

Mit der Zeit kann ich mich wieder besser auf meine Arbeit und meine sonstigen Aufgaben konzentrieren. Die innere, ängstliche Stimme wird leiser, die Sorge um meine Brust ebbt ab. Bald schweigt die Stimme ganz.

Christian hat sich völlig zurückgezogen. Er hasst es, wenn ich nervös bin. Ich bin dann schnell aufgebracht, es entstehen Missverständnisse, ich beharre darauf, recht zu haben – ich bin dann alles andere als die Clara, die ich gern wäre.

Aber ich wünsche mir doch nur, dass er meine Lage versteht und mir das eine oder andere abnimmt.

Es fällt mir schwer, das zu äußern. Deshalb erledige ich es selbst. Das geht mir sonst meist leicht von der Hand. Und alle haben sich daran gewöhnt. Aber gerade geht das nicht so leicht.

»Man kann es dir sowieso nicht recht machen«, ist Christians beharrlich wiederholtes Argument. Wahrscheinlich stimmt das.

Ich habe keine Energie, darüber nachzudenken.

Es kommt vor, dass ich nachts plötzlich wach werde. Ein missglückter Satz aus meinem Mund oder eine unschöne Episode vom Vortag echot in meinem Kopf. Mein Herz schlägt wild. Das hätte ich besser nicht gesagt. Auch wie ich es gesagt habe, war nicht gut. Die Gedanken kreisen.

An Weiterschlafen ist nicht zu denken. Leise schleiche ich mich aus dem gemeinsamen Schlafzimmer. Gehe die Treppe hinunter ins Wohnzimmer. Lege mich aufs Sofa, eine leichte Wolldecke über mir. Manchmal nehme ich den Roman, den ich lese, vom Nachttisch mit nach unten. Hoffe, auf andere Gedanken zu kommen. Irgendwann schlafe ich auf der Couch ein. Oder ich schleiche zurück in mein Bett, weil mir kalt geworden ist.

In den nächsten Wochen habe ich kaum Muße, von meinem Schreibtisch aufzuschauen. Der Knoten in meiner Brust ist noch da, aber ich denke selten daran. Ich habe keine Zeit dazu. Ende Juni erwartet der Verlag den zweiten und letzten Teil des Manuskripts. Parallel laufen noch andere Buchprojekte, wie ich sie seit Jahren für den Verlag in der Nähe lektoriere. Dieser Verlag versorgt mich regelmäßig mit Aufträgen, ich gehöre zum angestammten Team. Diesen Kontakt darf ich nicht vernachlässigen.

Seit mir Herr Groß, mein Hauptautor, seine umfangreiche Bibliothek zum Thema Luxusgüter zur Verfügung gestellt hat, schreibe ich kontinuierlich an Firmenporträts. Sie füllen den zweiten Teil des Buches aus. Es macht mir Spaß, auch mit englischen Texten zu arbeiten. Englisch ist seit meinen Amerikaaufenthalten wie meine zweite Muttersprache. Das Schreiben geht mir leicht von der Hand, aber es kostet Zeit.

Ein neuer Anlauf

Für Anfang Juli steht mein regelmäßiger Krebsabstrich an. Im Wartezimmer der Gynäkologiepraxis werfe ich einen kurzen Blick in meinen Kalender und erschrecke. Kaum zu glauben, dass mein früherer Termin schon so lange zurückliegt.

In letzter Zeit habe ich mich gehetzt gefühlt. An den seltenen Treffen mit Freundinnen und Freunden oder an Kinobesuchen habe ich kaum Spaß. Nur meine Chorproben nehme ich regelmäßig wahr. Als Stefan, der Chorleiter von Florian und Sophie, vor ein paar Jahren den Klassischen Chor gegründet hat, war ich von Anfang an dabei.

Einziges Relikt meiner gesunden Lebensführung neben dem Singen ist das regelmäßige Walken. Es bringt mich an die frische Luft und lässt mich Abstand gewinnen. Daran haben auch die Gespräche großen Anteil. Anna und ich sind schon eine Weile nicht mehr regelmäßig gelaufen.

Aber mit Bea klappt es dafür häufiger. Bea hat vor zwei Jahren ihren Mann verloren und muss neben der Trauerbewältigung ihre Tochter Frederike versorgen. Sie ist voll berufstätig. Wenn wir laufen, sprechen wir über aktuelle Dinge. Bea interessiert sich für Detailfragen, die meine Aufgaben als Lektorin betreffen. Miteinander zu reden, tut uns gut.

Wir Frauen laden uns durch unseren Beruf neben der Familie viel auf, denke ich, als mich die Arzthelferin aufruft und aus meinen Gedanken reißt. Wieder empfängt mich Dr. Grewe-Sina. Dabei hatte ich gehofft, ihre Mutter auf meinen Knoten ansprechen zu können. Warum ist sie nicht da?

Um nicht unhöflich zu sein und einen positiven Verlauf des Gesprächs nicht zu gefährden, spreche ich diesen Umstand nicht an. Stattdessen ärgere ich mich über mich selbst. Ich hätte am Telefon sagen müssen, von wem ich untersucht werden will. Mein Fehler.

Auf mein »Sorgenkind« angesprochen, beschwichtigt die junge Ärztin abermals. »Ich hatte Ihnen gesagt, dass Sie sich keine Gedanken machen müssen«, sagt sie. Sie betastet den Knoten kurz. »Er hat sich überhaupt nicht verändert.« Ist aber auch nicht weg.

Von einer weiteren Ultraschalluntersuchung sieht sie ab. Ich lasse es geschehen, ohne etwas einzuwenden. Ich bin mundtot. Wie sehr wünsche ich, meine Frauenärztin wäre hier. Die würde sicherlich anders reagieren und direkt aktiv werden.

Die junge Ärztin spürt meine Ängste nicht. Sie sagt lapidar: »Im Übrigen haben Sie demnächst Ihren Routinetermin in der Leopoldklinik. Dort werden sich die Kollegen Ihre Brust ebenfalls ansehen.«

Mit dieser weiteren Verzögerung fühle ich mich unwohl. Trotzdem misstraue ich meinem Gefühl. Werfe mir vor, übertrieben zu reagieren. Und lasse mich wieder hinhalten.

Mitte Juli steht die Abgabe des restlichen Buchmanuskripts an. Schließlich liegen fast alle Texte vor. Als ich bei meinem Mailprogramm auf »Versenden« drücke, stoße ich einen großen Seufzer aus. Geschafft. Ich habe den Termin gehalten! Ich habe die Daten von über fünfzig Unternehmen mitsamt Bildunterschriften zusammengetragen.

Ich bin stolz.

Die Texte sind noch nicht überarbeitet, das Lektorat ist jetzt dran. Darauf freue ich mich, vor allem auf die Texte von Herrn Groß. Ich werde Erstleserin des gesamten Buches sein. Nun heißt es sorgfältig lesen, Daten, Namen und Inhalte überprüfen, Kommata setzen, Rechtschreibung korrigieren, Wiederholungen eliminieren. Ich bin dankbar und glücklich, dass ich es bis hierhin geschafft habe.

Gegen Ende der Ferien meldet sich meine mahnende innere Stimme erneut. Diesmal vehement und laut. Egal, ob der Knoten gut- oder bösartig ist. Ich will ihn loswerden. Ich lasse mich nicht mehr vertrösten, schwöre ich mir.

Am 19. August habe ich einen Termin in der Leopoldklinik. Ich lasse eine einstündige Sonografie über mich ergehen. Der junge Oberarzt versucht jede Zyste, jedes Fibrom, das jemals gesichtet worden ist, zu identifizieren. Mir wird kalt bei dieser Prozedur. Ich bemühe mich um Ruhe. Ich kann ihm kaum ein Wort entlocken. Dabei will ich unbedingt wissen, wie er den Knoten einschätzt.

Jedes Mal, wenn ich mich mit einem neuen Arzt allein in einem dieser abgedunkelten kleinen Räume befinde, entsteht eine seltsame

Atmosphäre. Ich gebe einen intimen Bereich von mir preis, fühle mich schutzlos und gleichzeitig anonymisiert. Meine Scham, mein Unwohlsein haben hier keinen Platz. Es geht nicht um mich als Frau, sondern um meinen Körper, meine Brust. Etwas, das ich normalerweise nicht offen zeigen würde.

Um die Konzentration des Arztes nicht zu stören, halte ich meine Gefühle im Zaum. Er tut seine Arbeit, ich sehe ihm zu und mit ihm auf den Bildschirm. Meist beunruhigt es mich, wenn »schwarze Löcher« auftauchen. Obwohl ich weiß, dass sie wahrscheinlich harmlos sind. Diese Zysten oder Fibrome sind gutartige Geschwulste, die durch Wucherung entstehen. Alarmiert bin ich, wenn der Arzt einen Bereich bemisst und eine Aufnahme davon macht. Ich frage nach.

Der junge Oberarzt wirkt angespannt. Sein Gesicht ist verschlossen, er starrt auf den Bildschirm, dann in meine Akte. Immer wieder. Plötzlich steht er auf, murmelt etwas und verlässt den Raum. Die Neonleuchte im Flur wirft kurz einen Lichtkegel zu mir. Es ist stickig, meine Hände sind feucht. Nach kurzer Zeit kommt er mit einem Kollegen herein, stellt ihn kurz vor, ich verstehe den Namen nicht. Beide widmen sich eingehend dem, was sie auf dem Bildschirm sehen. Sie tauschen sich leise miteinander aus, als wäre ich nicht da. Dann ist die Untersuchung abgeschlossen. Beide Ärzte stehen sich gegenüber, der zweite wendet sich zum Gehen.

»Wie sieht es aus?«, erkundige ich mich. Der Oberarzt druckt den Befund aus und gibt ihn mir. »Sie sollten das mammografieren lassen und zu einer Biopsie wiederkommen«, sagt er.

Auf dem Ausdruck steht: Mammografie empfohlen, Wiedervorstellung zur Stanzbiopsie.

»Wie dringend ist das?«, frage ich.

»Wahrscheinlich gibt es keinen Grund zur Sorge. Aber eine Kontrolle ist sinnvoll. Ich würde es nicht auf die lange Bank schieben.«

Wieder keine eindeutige Aussage.

Seelenverwandtschaft

Am Wochenende sind wir mit meinem Patenonkel verabredet. Onkel Horst hat ein Hausboot in Holland und uns eingeladen, ein paar Tage mit ihm auf dem Ijsselmeer zu verbringen. Ich liebe Boote, überhaupt alles, was mit Wasser zu tun hat.

Onkel Horst war mir schon in frühester Kindheit sehr zugetan, hat mich im Auge behalten. Heute würde ich ihn meinen Mentor nennen, vielleicht sogar meinen Schutzengel. Hätte es ihn nicht gegeben, ich weiß nicht, was aus mir geworden wäre. Er hat gespürt, was in mir steckt, mich gefördert, aber nicht verwöhnt. Er hat mich gestählt, fürs Leben vorbereitet, mich kritisiert und mit mir diskutiert. Vielleicht am bedeutendsten: Er nahm mich ernst. Ich, die ich als Jüngste kaum wahrgenommen wurde. Es gab nichts, womit ich hätte glänzen können. Ich lief im Alltag mit, hatte zu funktionieren und keine Schwäche zu zeigen. Meine Tränen der Erschöpfung oder Verzweiflung wurden als Babykram abgetan.

Onkel Horst hatte ein Auge auf mich als Kind. Er mischte sich ein, zeigte Zivilcourage, auch im Kleinen, verstand meinen Hang zu Gerechtigkeit und teilte mein Interesse an allem Zwischenmenschlichen. Ich fühlte mich gestützt, wenn er mir in großer Runde zuzwinkerte oder mich zu einem Gespräch zur Seite nahm. Er kennt meine Stärken und Schwächen und weiß, dass es mir mit ihm ähnlich geht. Er schätzte meinen Rat, wählte mich aus für Aufgaben, die er nur mir zuzutrauen schien.

Zum Beispiel, wenn er bei einem der großen Familienfeste, die er regelmäßig veranstaltete, eine seiner berühmten humorigen Reden hielt. Dann sagte er vorher zu mir: »Clara, lächle mich an und hilf mir, wenn mir die Stimme versagt. Du weißt schon.« Ich saß da, unsichtbar für alle anderen, mit festem Blick auf ihn, seinen Worten folgend und seine emotionale Verfassung bewachend. Und wenn er für einen Moment stockte, und das kam nicht nur einmal vor, weil er bewegt war von dem, was er sagte, suchte er meinen Blick in der Menge. Ich hielt der eigenen Rührung stand und lächelte ihn ermutigend an. Er lächelte zurück und fuhr in seiner Rede fort.

Diese Augenblicke sind unser Geheimnis. Ich habe erst viel später verstanden, welche Rolle er in meiner Kindheit gespielt hat. Seine Würdigung bildete über Jahre mein Rückgrat. Wir sind seelenverwandt. Ich habe viel von ihm gelernt. Er ist klug und weltgewandt, großzügig, einfühlsam, hat einen gesunden Menschenverstand, ist kulturell gebildet, aber nicht gelehrig. Er hat einen herrlichen Humor. Und Charisma. Sein Mut, seine Tatkraft und seine Visionen haben meine Weltsicht geprägt und tun es bis heute.

Trotz meiner großen Lust auf das Meer und dem Wissen, dass die Tage auf dem Boot uns allen guttun, können wir nur das Wochenende dort verbringen. Der Zeitdruck greift auf meine Freizeit über. Die Arbeit nimmt mich komplett in Anspruch. Bei allem Spaß daran, merke ich, wie sehr ich andere Lebensbereiche vernachlässige.

Als Florian und Sophie gerade um die Stellung am Steuerrad feilschen und Christian sich in die Kajüte zurückgezogen hat, haben Onkel Horst und ich ein paar Minuten für uns. Ziemlich bald erzähle ich ihm von meinem Knoten.

»Weißt du, jeder tut so, als ob das nicht eilen würde. Aber ich glaube, der Knoten muss raus«, beende ich meinen Monolog mit einer heftigen Note.

Onkel Horst hört aufmerksam zu, deshalb fahre ich fort.

»Gleich am Montag werde ich einen Termin bei meiner Frauenärztin machen, und zwar bei *meiner*. Sie soll mir sagen, wo ich eine Mammografie machen lassen kann. Zu Dr. Pauli gehe ich nicht noch einmal. Das ist jedenfalls sicher.«

Ich erzähle ihm, was damals vorgefallen ist. Dr. Pauli hatte vor zwei Jahren am Vortag meiner ersten Biopsie eine Mammografie bei mir durchgeführt. Als er mit mir die Röntgenbilder betrachtete, wirkte er verstockt. Ich hatte das Gefühl, dass er mir etwas verschwieg, und hakte nach. Dann blaffte er mich plötzlich an.

»Ich verstehe nicht, warum Sie eine Biopsie durchführen lassen. Dafür gibt es keinerlei Anzeichen. Wissen Sie, welches Risiko Sie damit eingehen?« Um nach diesem Ausbruch wieder zu verstummen.

Ich war völlig irritiert. Sollte ich den Termin am nächsten Tag absagen? Dr. Grewe war nicht mehr zu erreichen. Wieso war Dr. Pauli so wütend? Worum ging es? Welche Risiken meinte er?

Nach einer unruhigen Nacht ließ ich am nächsten Tag die Biopsie durchführen. Er hatte recht. Es war alles unauffällig. Aber die Art, wie Dr. Pauli mich verunsichert und im Ungewissen gelassen hatte, fand ich damals – und finde ich immer noch – völlig inakzeptabel.

»Vielleicht«, resümiere ich, »hatte es vielmehr mit der Frage zu tun, die er am Schluss stellte: ›Warum lassen Sie das eigentlich in der Leopoldklinik machen und nicht hier im Brustzentrum?‹ Ging es nur um Konkurrenz unter den Krankenhäusern und gar nicht um mich?«

Onkel Horst bestärkt mich darin, schnellstmöglich vertrauenswürdige Ärztinnen und Ärzte aufzusuchen.

»Ich wünsche dir, dass sich alles aufklärt und deine Befürchtungen unbegründet sind«, gibt er mir mit auf den Weg.

Der Knoten muss weg!

Bei meinem Termin mit Frau Dr. Grewe ist sie, wie erwartet und befürchtet, höchst alarmiert. Was für ein Unterschied zu ihrer Tochter!

Sie überweist mich direkt zur Mammografie und lässt ihre Arzthelferin sofort einen Termin vereinbaren. Ihren Augen sehe ich an, dass sie nichts Gutes ahnt.

»Der Knoten muss weg«, spricht sie mir aus der Seele. »Wir sollten keine Zeit mehr verlieren.« Endlich steht jemand für mich ein! Ich merke, wie erleichtert ich bin. Und zugleich alarmiert. Was, wenn es Krebs ist? Was, wenn er nicht früh genug erkannt wurde?

Große Selbstzweifel nagen an mir. Warum habe ich nicht auf mein Gefühl gehört und mich schon früher durchgesetzt? Warum stehe ich nicht für mich ein? Wäre es um Sophie oder Florian gegangen, ich hätte mich längst für sie stark gemacht.

Ich muss lernen, auf meine innere Stimme zu hören und ihr mehr zu vertrauen als anderen Meinungen. Bisher habe ich mich wegen »Kleinigkeiten« nicht verrückt gemacht, bin selbstbestimmt und vertrauensvoll durchs Leben gegangen und habe mich regelmäßig untersuchen lassen.

Meine innere Stimme sagt klar: Ich allein bin für meinen Körper verantwortlich. Wenn es Auffälligkeiten gibt, muss ich diesen nachgehen. Und zwar mit Selbstbewusstsein und Stehvermögen. Anders geht es nicht.

Die Radiologin Frau Dr. Al-Hazim lässt je zwei Mammografieaufnahmen meiner Brust machen. Sie veranlasst drei Nahaufnahmen, dann noch weitere. Die Zeit dazwischen verbringe ich in der winzigen Umkleidekabine.

Ich sehe mich im Spiegel an. Meine Brust. Ich habe Angst. Noch ist nichts entschieden. Intuitiv spüre ich, dass die Chancen schlecht stehen. Hoffentlich ist es nicht zu spät. Hoffentlich kann man mir helfen. Ich wiederhole die Sätze in meinem Kopf.

Endlich darf ich mich anziehen und ins Wartezimmer gehen. Ich fröstele und zittere. Das Warten erscheint mir wie eine Ewigkeit.

Dr. Al-Hazim ist eine zierliche Frau, die Wärme und Mitgefühl ausstrahlt. Sie zeigt mir die Aufnahmen. Ich sehe sie, aber ich weiß nicht, was sie bedeuten! Warum sagt sie nichts? Handelt es sich um Krebs? Ich werde panisch.

»Das sieht nicht gut aus, oder?«, frage ich. Sie nickt bedauernd. Mehr sagt sie nicht. Sie zeigt auf das Gewebe neben dem Knoten.

»Was ist das?«, möchte ich wissen.

»Das sind Mikroverkalkungen. Sie können ein Indiz für bösartige Zellen sein.« Weniger ihren Worten als ihren Augen entnehme ich die Schwere der Nachricht. So sieht es also aus!

Mir ist eiskalt.

Dr. Al-Hazim gibt mir den Bericht in einem offenen Umschlag mit und wünscht mir alles Gute.

Im Auto lese ich: »BI-RADS 4 für Tumor sowie Mikrokalzifikationen«. Der Tumor wird als »1 cm großer krebsverdächtiger Herdbefund« bezeichnet. Verdacht auf Krebs!

Die Arzthelferin in meiner gynäkologischen Praxis, wo ich den Bericht einreiche, verspricht mir, sich um einen schnellen Termin in der Leopoldklinik zu kümmern. Christian ist bestürzt. Es ist zwar erst ein Verdacht, doch wir spüren den Ernst der Lage deutlich.

Als nach Stunden noch keine Terminbestätigung vorliegt, rufe ich in der Leopoldklinik an und erfahre, dass ich am nächsten Tag um 13 Uhr einen Termin zur Stanzbiopsie in der Radiologie habe. Endlich!

Erst als der Termin steht, komme ich etwas zur Ruhe. Ich brauche Gewissheit, ich kann nicht länger warten!

»Hören Sie mal, ich habe wahrscheinlich Krebs und möchte eine Biopsie und kein Gespräch.«

Meine Stimme ist viel zu laut, und ich erschrecke selbst bei dem Wort »Krebs«. Aber meine Nerven sind angespannt, ich kann mich nicht mehr beherrschen. Das Wort, in aller Öffentlichkeit zum ersten Mal ausgesprochen, scheint über den Klinikflur zu schallen.

Gestern hieß es, ich solle mich in der Radiologie melden. Das hatte mich einigermaßen verwundert, ich dachte, ich käme wie sonst in die Gynäkologie. Und jetzt meint die Frau von der Anmeldung, es handele sich um einen Gesprächstermin und keine Untersuchung.

Anscheinend soll sie keine weitere Auskunft geben, aber Christian und ich lassen nicht locker.

»Sie können doch in der Radiologie nachfragen, das muss doch möglich sein!« Christian ist aufgebracht.

»Das geht nicht. Sie sehen doch, dass hier noch andere warten«, lautet die schroffe Antwort. Die Frau hinter der Glasscheibe weist auf die leeren Stühle und wendet sich dem nächsten Patienten zu. Mir ist peinlich, dass alle Leute zu uns schauen. Ich will kein Aufsehen, aber ich brauche Klarheit vor dem Wochenende. Dafür reicht ein Gespräch meines Erachtens nicht aus.

Wir setzen uns in den offenen Wartebereich. Als sich eine Ärztin zu uns setzt, raunzt Christian sie an. »Hören Sie, meine Frau hat einen Biopsietermin, und deshalb sind wir hier.«

Ich gebe ihm ein Zeichen, zu hören, was sie zu sagen hat. Christian wirft mir einen wütenden Blick zu, hält sich aber zurück.

Die Ärztin ist bemüht, das Gespräch in ruhigere Bahnen zu lenken. »Es handelt sich bei dem für heute vereinbarten Termin um ein Vorgespräch für eine Vakuumbiopsie, die wir erst am Montag durchführen können. Dafür sind Vorbereitungen nötig«, sagt sie.

Ich gebe mich damit nicht zufrieden und sage: »Meine Mammografie zeigt einen wahrscheinlich bösartigen Knoten. Ich möchte vor dem Wochenende Klarheit haben. Das verstehen Sie sicher. Von einer Vakuumbiopsie weiß ich nichts. Was ist das überhaupt? Ich dachte, es geht um eine Stanzbiopsie.«

Christian rutscht nervös auf seinem Stuhl herum. »Wir kommen so nicht weiter«, sagt er in scharfem Ton. »Wir möchten einen Arzt aus der Gynäkologie sprechen.«

Die Ärztin deutet an, das Gespräch abbrechen zu wollen. Ich lege meine Hand beschwichtigend auf Christians Arm und wende mich so ruhig wie möglich an sie.

»Der Termin wurde mir von der gynäkologischen Abteilung bestätigt. Wer hat den Termin mit Ihrer Abteilung gemacht? Vielleicht kann ich mich direkt an jemanden dort wenden?«

Endlich kommt Bewegung in die Sache. Sie telefoniert. Kurz darauf sitzen Christian und ich im Wartebereich des Brustzentrums neben der gynäkologischen Abteilung.

»Ich kann schon jetzt sagen, dass es sich mit hoher Wahrscheinlichkeit um bösartiges Gewebe handelt, das zweifelsfrei entfernt werden muss«, sagt Frau Dr. Roth nach der Biopsie, als wir einander gegenübersitzen. Ich ringe nach Luft. Tränen schießen mir in die Augen.

»Wenn Sie möchten, können Sie Ihren Mann dazuholen.«

Ich stehe langsam auf und gehe zur Tür. Über den Klinikflur hinweg mache ich Christian ein Zeichen, zu uns zu kommen. Die Oberärztin klärt ihn über den Sachverhalt auf. Christian sieht mich bedauernd an und legt seine Hand auf meinen Arm.

Dr. Roth erläutert, dass jeden Dienstag- und Freitagnachmittag Tumorkonferenzen stattfinden. Radiologen, Brustspezialisten, Krebsspezialisten und Chirurgen beraten darin über die Behandlung jedes Krebspatienten oder jeder Krebspatientin.

Sie verspricht, mich am Dienstag nach 18 Uhr anzurufen, um mich über das Ergebnis der Gewebeprobe und den weiteren Verlauf der Behandlung zu informieren. Abschließend sagt sie: »Ich kann nicht absehen, ob man die Operation brusterhaltend durchführen kann.« Sie spricht von der Möglichkeit, durch kosmetische Chirurgie direkt während der Operation einen künstlichen Brustaufbau durchzuführen …

Ich höre ihre Worte und höre sie doch nicht, meine Tränen fließen, und ich wünsche mir, Christian nähme mich in den Arm und hielte mich fest. Doch auch er ist wie gelähmt.

Schweigend fährt Christian uns nach Hause. Kurz vor dem Aussteigen frage ich ihn: »Was sollen wir den Kindern sagen?«

»Die Wahrheit, so wie wir das immer gemacht haben«, antwortet er. »Aber ich würde nicht mehr sagen, wenn sie nicht nachfragen. Wir sollten sie nicht überfordern.«

Florian und Sophie stehen in der Küche. Sie durften heute ihr Mittagessen selbst machen und sind im ersten Moment enttäuscht, dass wir, in ihren Augen, viel zu früh zurück sind. Sie hätten am liebsten weiter vor sich hin gewerkelt. Als sie unsere Gesichter sehen, spüren sie jedoch, dass etwas Schlimmes passiert ist.

»Was haben die Ärzte gesagt?«, will Florian wissen.

»Ich habe einen Knoten in meiner Brust, das ist wahrscheinlich Krebs«, sage ich und gehe auf beide zu.

»Oh nein«, murmelt Sophie und nimmt mich in den Arm. Florian stellt sich dazu und legt seinen Arm um uns beide. Innige Liebe umhüllt uns.

»Es tut mir so leid für dich«, sagt Sophie immer wieder ganz leise und küsst mich.

Wir halten uns gegenseitig fest. Christian steht betreten daneben und blickt auf uns. Auch ihm werden die Augen feucht.

Als ich mich einigermaßen gefasst habe, sage ich mit rauer Stimme: »Das wird eine große Herausforderung. Wir schaffen das.«

Bedrohliche Bilder und Szenarien. Krankenhausweiß. Operationstische. Skalpell. Grüne Kittel. Mundschutz. Blut.

Ich wälze mich von einer Seite zur anderen, wirre Träume quälen mich. Wache auf, an Wiedereinschlafen ist nicht zu denken. Ich gehe hinunter ins Wohnzimmer. Lege mich auf die Couch. Lege eine Decke über mich.

Was genau empfinde ich? Kälte und Leere. Angst. Ich denke an Florian und Sophie, Christian, meine Arbeit, mein Projekt, mein Leben. Was passiert mit alldem? Wie geht es weiter? Wie viel Zeit habe ich noch? Werde ich bald sterben? In einem Jahr? In einem Monat?

Mir fällt das Telefonat mit meiner Mutter am Nachmittag ein.

»Das ist ja furchtbar«, hatte sie gesagt, als ich sie mit der Diagnose überraschte. »Du bist eine starke Frau. Viel stärker als ich. Du wirst das schaffen.« Ich hatte aus dem Fenster gestarrt, vor dem ich stand, mit dem Telefonhörer in der Hand.

»Du weißt, dass ich dir nicht helfen kann. Niemand kann dir helfen. Das kannst nur du allein.«

Mir blieb vor Schreck der Mund offenstehen. Es kam nichts heraus. Ist das so? Kann mir keiner helfen? Nicht einmal meine Mutter?

Ganz anders Onkel Horst, der auf meinen Anruf gewartet hatte. Er hörte mir aufmerksam zu, fragte nach, wollte alles wissen, jedes kleine Detail. Und dann bot er mir seine Unterstützung an. »Egal, was es ist«, sagte er. »Melde dich, wenn du mich brauchst. Und sei gewiss, dass ich bei dir bin, in Gedanken. Ganz nah. Immer.«

Im Nachhinein bin ich froh, dass Christian mitgekommen ist. Wäre er nicht gewesen, hätte ich mich wahrscheinlich vertrösten lassen. Ich mag gar nicht daran denken, wie ich mich am Wochenende gefühlt hätte. Durch sein forderndes Verhalten kamen wir schließlich weiter.

Es freut mich, dass wir an einem Strang gezogen haben. Das fühlt sich hervorragend an. Ein bisschen wie in alten Zeiten bei den Umbauten unserer Häuser. Gegenseitiges Einvernehmen und ein gemeinsames Ziel.

Trotz Decke ist mir auf der Couch kalt. Ich krieche zurück ins Bett. Ich rutsche spontan zu Christian hinüber. Er öffnet verschlafen seinen rechten Arm und bietet mir Platz darin. Ich kuschele mich hinein. »Halt mich fest«, bitte ich ihn leise. Er drückt fester. Es tut weh.

Wissen hilft

Wie fast jeden Samstag gehe ich nach dem Frühstück auf den Markt. Sophie ist schon wach und bietet mir an, mich zu begleiten. Sie spürt, dass ich sie gern bei mir habe nach dieser schrecklichen Nachricht.

Unser erstes Ziel ist die Stadtbibliothek. Ich suche Bücher zum Thema Krebs. Welche Therapiemöglichkeiten gibt es und was erwartet mich? Privat recherchiere ich selten im Internet. Außerdem meide ich am Wochenende meinen Computer, um von meiner Arbeit abzuschalten. Mit Büchern kann ich mich gemütlich niederlassen, muss nicht vor dem Bildschirm sitzen.

In den erstklassig sortierten Regalen finde ich »Mama hat Krebs. Mit Kindern die Krankheit begreifen«. Ich zeige Sophie den Titel. »Ja, nimm das mit«, ermutigt sie mich. Mit drei Büchern verlassen wir die Bibliothek. Jetzt kann ich mich in das Thema vertiefen.

Im Informationsbogen der Leopoldklinik zur OP-Vorbereitung, den Frau Dr. Roth mir mitgegeben hatte, habe ich gelesen, dass ich einen gut sitzenden, bügellosen BH mitbringen soll. Am besten einen Sport-BH. Da ich nicht weiß, wie bald ich operiert werde, möchte ich mir Modelle ansehen. Sophie wartet geduldig während der Anprobe und berät mich behutsam. Es ist schön, sie bei mir zu haben, und das sage ich ihr. Sie lächelt stolz.

Sophie gibt mir Ruhe und Sicherheit. Sie begleitet mich achtsam, umsorgt mich auf ihre Weise. Ich bin zutiefst dankbar für das wunderbare Verhältnis zu meiner Tochter. Unser gemeinsamer Ausflug ermöglicht Sophie, ihre Fragen auszusprechen.

»Was ist Brustkrebs überhaupt?«, möchte sie wissen.

»Da ist ein kleiner Knubbel direkt unter der Haut. So groß wie eine Erbse. Die Ärztin meint, Krebs greift die gesunden Zellen an.«

»Oh! Tut das weh?«

»Nein, fühlt sich nur spitz an, wenn ich darüberstreiche.«

»Wirst du operiert, Momi?« fragt sie vorsichtig.

Sophie verwendet diesen süßen Kosenamen für mich seit kurzem.

»Sieht so aus, Schätzchen«, antworte ich und nehme meine Tochter liebevoll in den Arm.

»Und wie lange bleibst du dann im Krankenhaus?«

»Weiß ich noch nicht. Ich muss den Befund abwarten. Dr. Roth hat versprochen, mich am Dienstagabend anzurufen.«

Sophie merkt, dass ich nicht auf alles eine Antwort habe. Dass ich unsicher bin, muss ich nicht verhehlen. Sie spürt das und muss sich erst daran gewöhnen. Auch für mich ist es ungewohnt. Alles ist anders. Doch ich weiß, dass ich mich besser nicht ganz so verzagt zeige, wie ich mich fühle. Das würde sie noch mehr belasten.

In einem der ausgeliehenen Bücher zeigt eine Illustration, wie Krebszellen gesunde Zellen angreifen und daraus ein Knoten entsteht. So kann ich mir die Vorgänge in meinem Körper besser vorstellen.

Ich erzähle Sophie von der Zeichnung und frage sie, ob sie sie sehen möchte. Erst zögert sie, dann stimmt sie zu. Gemeinsam machen wir es uns auf dem Sofa bequem und sehen uns die Grafik an.

»Und woher kommen diese bösen Zellen?«, fragt Sophie.

»Weiß ich nicht. Darüber muss ich noch einiges lesen.«

Ich achte darauf, Sophie nicht mit Informationen zu überfrachten. Sie soll bestimmen, wie viel sie wissen will und wann.

Sie ist mit ihrer Freundin Friderike verabredet und holt ihr blaues Einrad aus dem Vorraum. Die Inliner hängt sie sich über die Schulter. Ich finde es toll, wie sportlich sie ist und dabei so natürlich. Sie hält ihre blonden Haar mit einem grünen Stirnband zurück. Meist schauen ein paar vorwitzige Strähnen daraus hervor.

Am Nachmittag fahren Florian und ich nach Münster. Als wir im Auto sind, fragt er vorsichtig: »Mama, was ist Krebs genau?«

»Alle Organe im Körper bilden sich durch Zellwachstum immer wieder neu. Manchmal entstehen Zellen, die besonders schnell wachsen und nicht damit aufhören.«

»Und werden zu Krebszellen?«, bohrt er weiter.

»Nicht immer. Die Wucherungen können gut- oder bösartig sein. Sobald sie sich zu sehr ausbreiten und das Organ oder andere schädigen, müssen sie entfernt werden.«

Florian sagt, wie traurig er ist, dass es bei mir zu bösartigem Zellwachstum gekommen ist.

»Danke, Florian!« In einer roten Ampelphase lege ich meine Hand auf seinen Arm und wir sehen uns traurig an.

Florian und Sophie haben unterschiedliche Herangehensweise an Themen. Auch in Bezug auf sich selbst und uns als Familie. Während Sophie eher den Umgang miteinander und die häusliche Situation im Auge hat, gehen Florians Bedenken einen weiten Schritt in die Zukunft. Halb ironisch, halb ernst äußert er die Befürchtung: »Dann sind wir bald Hartz-IV-Empfänger?«

Ganz aus der Welt gegriffen ist die Vermutung nicht, wir leben zurzeit vorwiegend von meinen Einkünften. Früher hat Christian mit seinen Projekten sehr gut verdient, aber die bleiben schon seit einer Weile aus. Und wie lange ich neben meinen bevorstehenden Therapien werde arbeiten können, weiß ich nicht.

Nach unserer Rückkehr ziehe ich mich ins Schlafzimmer zurück. Ich bin froh, dass wir mit Florian und Sophie immer über alles offen gesprochen haben. Deshalb fällt es uns nicht schwer, das weiterhin zu tun. Kinder spüren in besonderer Weise, wenn sich etwas verändert. Wenn wir sie im Unklaren ließen, entstünden Verunsicherungen und Missverständnisse. Wenn ich mich zurückzöge und grübeln würde, könnten sie sich die Schuld dafür geben.

Ich spüre trotzdem auch: Die neue Situation hat mich verändert, und das ist erst der Anfang. Wenn sie das Thema ansprechen, werde ich vor ihnen nicht verheimlichen, dass mich die Nachricht genauso ängstigt und verunsichert wie sie. Sophie und Florian sind meine größte Motivation, gesund zu werden und nicht den Mut zu verlieren. Sie drücken ihre Liebe wunderbar aus und geben mir viel zurück. Dieses Miteinander erleichtert uns allen die Situation ungemein.

Rosen zum Hochzeitstag

Christian streckt mir einen wunderschönen Rosenstrauß entgegen. »Hier, für dich«, sagt er mit einem zaghaften Lächeln. Seine Blumen zum Hochzeitstag freuen mich dieses Jahr besonders. Auch sein Lächeln tut gut.

Christian ist meist ernst und in sich gekehrt. Eine Frage der Mentalität, die sich immer mehr Bahn bricht. Seinetwegen habe ich mich in den letzten Jahren darum bemüht, meine Gefühle im Zaum zu halten, ihn mit meinem Überschwang emotional nicht zu überfordern. In Momenten wie diesem wünsche ich mir, dass es anders wäre.

»Danke«, sage ich deshalb nur und lächele zurück.

Für den Abend ist ein Tisch in einem griechischen Lokal reserviert. Das weiß außer mir noch niemand. Gut, dass ich das in der letzten Woche schon gemacht habe! Ich überrasche alle eine Stunde vor Abfahrt mit der Ankündigung, dass wir zum Essen gehen und mit dem Auto dahin fahren.

Christian sitzt am Steuer. Er weiß nicht, wohin die Reise geht. Muss meinen Navigationsanweisungen folgen. Rechts. Links. Und lange geradeaus.

Als es im Auto still wird, weil ich keine weiteren Anweisungen geben muss, überkommt mich eine Art von Endzeitstimmung. Der Gedanken kann ich mich nicht erwehren. Wie oft gehen wir noch gemeinsam essen? Wie viel Zeit bleibt mir mit meinen Lieben? Wird das unser letzter Hochzeitstag sein? Angst kriecht mir unter die Haut. Ich fröstele und fühle mich allein, obwohl wir zu viert im Auto sitzen.

Leise Musik aus dem Radio hüllt mich ein, trennt mich von den anderen. Sie klingt nach Leben, ich denke an den Tod. Obwohl ich weiß, dass Brustkrebs kein Todesurteil sein muss. Aber wenn es bei mir so ist? Schließlich kann man nicht mehr von Früherkennung sprechen. Nach vier Monaten. Was, wenn es zu spät ist?

Abrupt zwinge ich mich zurück in die Gegenwart, zu unserer Fahrt zum Griechen. Das Hier und Jetzt. Ich will nicht weiter darüber nachdenken, sondern mich am Augenblick erfreuen. So selten, wie wir es uns gönnen, gemeinsam essen zu gehen. Dieses Besondere will ich nicht trüben. Auch für die Kinder ist es wichtig, diese gemeinsamen Stunden in guter Erinnerung zu behalten. Es macht keinen Sinn, darüber zu spekulieren, wie viel Zeit mir bleibt. Den Moment wahrzunehmen, ist das Beste, was ich tun kann.

Florian und Sophie strahlen, als ich Christian vor dem griechischen Restaurant zum Parken auffordere.

»Was für eine geile Idee«, ruft Florian. »Beim Griechen waren wir schon lange nicht mehr. Papa, da können wir mal wieder richtig viel Fleisch essen!«

»Toll, dass du dieses Lokal gefunden hast, liebe Momi«, ruft auch Sophie begeistert.

Es wird ein sehr schöner Abend. Sophie findet nach langem Suchen etwas Leckeres auf der Speisekarte. Florian und Christian sind sich schnell einig, dass sie sich eine große Platte mit griechischen Spezialitäten teilen, und essen bis zum letzten Bissen alles auf. Ich bestelle mir eine kleine Portion Moussaka, da fällt es nicht auf, dass ich wenig Appetit habe. Florian lässt sich wie immer viel Zeit beim Essen, und so sitzen wir lange in dem gemütlichen Lokal und genießen die warmherzige Gastfreundschaft.

Auf der Rückfahrt hänge ich meinen Gedanken nach. Ich habe unbändige Lust, alle Disziplin und Strenge, die mein Leben von klein auf bestimmt und mich von manchem Besonderen abgehalten haben, fahren zu lassen. Ich werde ab jetzt jeden Augenblick schätzen und auf das Schöne achten. Ich will aufhören, über Eventualitäten zu grübeln. Ich werde aus der Krankheit Kraft ziehen.

Und schon spüre ich viel Energie in mir. Ich bin stolz auf das, was ich bisher erreicht habe. So schnell lasse ich mich nicht unterkriegen.

Lesen und Aufschreiben

Mir einen Überblick zu verschaffen und Wesentliches schnell zu erfassen, bin ich gewohnt. Die Bücher, die ich mir ausgeliehen habe, helfen mir durch das Wochenende. Ich habe viele Fragen und viel Zeit, aber keine Ansprechpartner. Lesen hilft mir. Ich kann sowieso nicht abschalten. Das Rädchen in meinem Kopf läuft weiter. Und so läuft es nicht nur im Kreis.

Eine Betroffene rät in ihrem Erfahrungsbericht, ein Notizbuch anzulegen, um Untersuchungsergebnisse, Arztgespräche, Abläufe und Informationen niederzuschreiben. Die Idee gefällt mir. Welches Buch würde sich eignen? Mir fallen die Notizbücher meines früheren Kunstbuchverlags ein. Ich habe manchen Umschlag mitgestaltet und Belegexemplare im Schrank aufbewahrt.

Als ich den blauen Scherenschnitt von Henri Matisse auf einem Buchdeckel sehe, ist die Entscheidung gefallen. Dieses Notizbuch habe ich mir für eine spezielle Gelegenheit aufbewahrt. Jetzt ist sie da. Das Cover zeigt eine sitzende Frau im Profil. Ihr linkes Bein ist angewinkelt hochgestellt, der Fuß unter das rechte geschlagen. Einen Arm hält sie über dem Kopf. Die Partie um die Brust ist nicht eindeutig erkennbar.

Matisse ist einer meiner Lieblingskünstler. Bunte Linien und Muster vermitteln spielerische Leichtigkeit und Spannung. Dieses Buch wird mein Begleiter. Die Kladde ist gerade so groß, dass genügend hineinpasst, aber klein genug, um sie in der Handtasche mitzunehmen. Ich schreibe auf, was bisher geschehen ist, beginnend am 18. Mai, dem Tag, an dem ich meinen Knoten ertastet habe. Vorn im Buchdeckel notiere ich die Telefonnummer meines Hausarztes und seine Sprechzeiten sowie meine Krankenkassendaten.

Nicht nur zu lesen, sondern selbst zu schreiben, ist ein guter Weg für mich. Es gibt mir Auftrieb, das Heft in die Hand zu nehmen, und das im wörtlichen Sinne. Ich schlüpfe aus der Opferrolle und werde aktiv. Und entdecke etwas, das längst da war, wie dieses Buch, und nutze es. Ein wieder entdeckter Schatz.

Was ist zu tun?

Zwischendurch raffe ich mich auf und telefoniere mit meinem Bruder Markus. Er kämpft mit den Tränen. Dann sagt er: »Clara, ich habe keine Erfahrung mit Krebs. Sag mir, was du dir von mir wünschst. Ich fühle mich so hilflos. Es tut mir leid.« Nach einer Weile findet er einfühlsame Worte des Trostes. Er gibt nicht auf und bleibt bei mir. Das tut mir sehr gut.

Später rufe ich meinen Vater an. Nachdem er sein Bedauern ausgedrückt hat, folgt eine lange Pause. In die betretene Stille hinein spreche ich eine Tröstung aus, signalisiere Zuversicht, ganz automatisch. Seine Betroffenheit ist so groß, dass ihm die Worte fehlen. Brustkrebs ist nicht gerade ein Männerthema, obwohl auch Männer davon betroffen sein können. Plötzlich sagt er, dass meine Großmutter auch einmal einen Knoten hatte.

»Ich habe sie damals ins Krankenhaus gefahren«, erinnert er sich. »Dort wurde der Knoten entfernt und sie konnte nach Hause.«

»Und, war er bösartig?«, frage ich überrascht. Ich hatte noch nie davon gehört.

»Das kann ich nicht sagen«, antwortet er. »Wir haben nie mehr darüber gesprochen. Eine Chemo gab es wohl damals noch nicht.«

Brustkrebs in der Familie? Dr. Roth hatte mich nach der Biopsie gefragt, ob das in meiner Familie vorgekommen sei. Ich war ihr eine Antwort schuldig geblieben.

Die Telefonate erschöpfen mich. Jeder Anruf kostet mich Überwindung und wirkt lange nach. Wir reden nicht viel, sagen nur das Nötigste und legen wieder auf. Die Ratlosigkeit, die eintritt, ist zu groß, um sie auszuhalten. Das Gesagte muss verarbeitet werden.

Heißt es nicht, geteiltes Leid ist halbes Leid? Das Mitteilen hat bei mir nicht den Effekt von halbiertem Leid. Ich verspüre nach den Telefonaten keine Erleichterung. Im Gegenteil. Nicht ich bin es, die getröstet wird. Ich spende Trost. Seltsam ist das.

In meiner Kindheit war Tröstung nie ein Thema. Es gab diese Parolen: »Wird schon wieder« oder »So schlimm ist es doch nicht«. Ich hatte meist Glück. Keine schlimmen Brüche oder große Wunden. Meine Eltern und Großeltern sprechen stolz von ihrer »strotzenden Gesundheit«. Meine Großeltern väterlicherseits sind beide über achtzig geworden. An jedem Geburtstag wurde das hohe Alter gepriesen. Und ich? Ich bin erst achtundvierzig. Werde ich die große Ausnahme sein und vor meinem fünfzigsten Geburtstag sterben?

Trotz bester Gesundheit waren meine Eltern miteinander nicht glücklich. Es gab oft Spannungen, unterschiedliche Ansichten und Streit. Kaum ein Weihnachtsfest oder ein Familienurlaub verlief friedlich. Ihre Lebensstile passten nicht zusammen. Meine Mutter strebte nach Höherem, fühlte sich in eleganten Kleidern, die sie selbst nähte, wohl. Mein Vater war durch und durch Künstler. Allerdings setzte der wachsende Erfolg ihn zunehmend unter Druck. Er hatte wenig Zeit für die Familie, war angespannt und brauste schnell auf. Mein Vater kann sehr laut werden.

Meine Mutter fürchtete diese Situationen. In seiner Abwesenheit baute sie uns eine eigene Welt auf. Genoss die Ruhe und Alleinherrschaft. Sobald er die Wohnung betrat, ordneten wir uns ihm und seinen Stimmungen unter. Ich sah die Veränderung im Gesicht meiner Mutter. Die Angst. Vor seinen Stimmungen. Davor, dass sie nicht wusste, was diesmal kam.

Familienzeiten und gemeinsame Urlaube wurden seltener. Oft verbrachten wir drei die Wochenenden bei Onkel Horst. Mein Vater zog sich in sein Atelier zurück. Die Wege meiner Eltern gingen auseinander. Als sie sich scheiden ließen, waren Markus und ich dennoch überrascht. Mit einem Mal waren wir zu dritt. Mein Vater wohnte nicht mehr bei uns. Vor allem Markus setzte das zu.

Die folgenden Jahre verliefen ruhiger. Endlich kein Streit mehr. Es gab weniger Geld, in der Wohnung konnten wir aber bleiben. Meine Mutter zeigte eine neue Seite: Aus der elegant gekleideten Frau mit rot lackierten Fingernägeln und hoch toupiertem Haar wurde eine Mutter mit Sorgen und Nöten. Sie musste sehen, wie wir über die Runden kamen. Krempelte tatkräftig ihre Ärmel auf. Stürzte sich in Renovierungsarbeiten und tapezierte mithilfe von Bekannten die Wände neu. Ich fand es interessant, wie sich unser Zuhause veränderte. Sie befreite sich von dem Alten. Machte sich die Wohnung zu eigen. Drückte ihr ihren Stempel auf.

Die Notlage inspirierte meine Mutter zu Kreativität. So kannte ich sie nicht. Ihr Leben schien mit einem neuen Geist beseelt. Die Anspannung wich Lebensenergie. Ich mochte sie zu dieser Zeit richtig gern und bewunderte sie. Ihr ungeschminktes Gesicht fand ich wunderschön. Wie auf den Schwarz-Weiß-Fotos der 1950er-Jahre, als sie jung und abenteuerlustig war. Endlich durfte ich sie richtig in den Arm nehmen, ohne dass es hieß: »Vorsicht, meine Frisur!«

Meine Hauptsorge gilt Florian und Sophie. Wen könnte ich ihnen an die Seite stellen? Ich möchte von Herzen, dass die beiden zu glücklichen Menschen heranwachsen. Christian wird alle seine Liebe und Fürsorge aufbringen. Das beruhigt mich. Trotzdem ist klar, dass unsere Beziehung anders ist, wir viel miteinander sprechen und Spaß haben. Christian ist eher der sachliche Typ, der mit wenigen Worten auskommt. Doch gerade jetzt sind in meinen Augen emotionaler Austausch, häufige Umarmungen und viel und offen miteinander reden besonders wichtig. Ich weiß nicht, wie das werden soll, wenn ich ausfalle. Das belastet mich sehr.

Nach dem Mittagessen ziehe ich mich zu einer Ruhepause in mein Bett zurück. Christian und Florian übernehmen das Spülen. Ich schlafe für ein paar Minuten tief und fest. Danach bin ich erfrischt und offen für neue, positive Gedanken.

Eine Idee beglückt mich. Ich könnte Briefe an Florian und Sophie schreiben. Im Voraus. Zu ihren Geburtstagen und wichtigen Ereignissen. Ihrem Abitur, ihrer Hochzeit, der Geburt ihres ersten Kindes. Ja, das kann ich tun, wenn mir nicht mehr viel Zeit bleibt. Ich könnte Christian diese Briefe übergeben und ihn bitten, sie zu gegebener Zeit Florian und Sophie auf den Gabentisch zu legen. Darin könnte ich schreiben, was ich ihnen zu diesem Anlass wünsche. Ich würde ihnen erzählen, wie es mir in ihrem Alter, in einer ähnlichen Situation ergangen ist. Wenn sie diese Briefe später lesen, würden sie meine Nähe spüren.

Der Gedanke, über meinen Tod hinaus für meine Kinder auf diese Weise präsent zu sein, tröstet mich ungemein. Sollte ich erfahren, dass mir nicht mehr viel Zeit bleibt, werde ich mit dem Schreiben dieser Briefe beginnen. Auch mich wird es trösten. Ich würde mich an mein eigenes Leben erinnern, ihnen von dem erzählen, was sie nicht wissen. So könnte ich über die Jahre, bis sie erwachsen sind und eine Familie gründen, an wichtigen Stationen ihres Lebens für sie da sein. Das gibt mir etwas Sinnvolles zu tun. Für mich ist das besser, und ich fühle mich der Situation nicht so ausgeliefert.

Noch etwas fällt mir ein. Als Bea ihren Mann verlor, war sie jederzeit zugänglich für Gespräche und offen für Rat und Hilfe. Ihre Freundinnen, Freunde und Bekannten konnten sie stützen. Das tat allen gut. Bea sprach ihre Wertschätzung und Dankbarkeit sofort und direkt aus. Es war ein Geben und Empfangen im besten Sinne. Eine unglaubliche Stärkung in dieser für sie schweren Zeit.

Diesem Beispiel will ich folgen. Wie und mit wem könnte ich ein Netzwerk aufbauen, das uns, vor allem Christian, Florian und Sophie unter die Arme greifen kann? Wer könnte uns unterstützen? Wer die Kinder auffangen, wenn ich nicht mehr da sein sollte?

Es fällt mir schwer, Hilfe anzunehmen. Der Satz »Ich schaff das schon« kommt mir eher über die Lippen. Ich brauche keine Unterstützung. Komme allein klar. Wie oft habe ich andere damit verprellt.

Das werde ich ändern! Es gibt liebe Freundinnen, Freunde und Verwandte, die uns unterstützen werden, jeder auf seine Weise. Ich bin bereit, dies zuzulassen. Dieser Gedanke macht Platz für ein neues Gefühl: Zuversicht. Ab jetzt werde ich alles, was sich hilfreich anfühlt, mit Dankbarkeit und Demut annehmen.

Stärkende Anrufe

»Hallo, Clara, wie geht es dir?« Es ist Montagmorgen und Annette am Telefon. Christian hat seiner Schwester wohl von meinem Krebsverdacht erzählt. Annette lässt sich alles schildern. Sie unterbricht nicht, hört zu. Gut, einmal nicht trösten zu müssen. Ich erzähle, was mir auf der Seele liegt.

»Weißt du, da bin ich im Mai zu meiner Gynäkologin gegangen und habe ihr meinen Knoten gezeigt und wurde wieder nach Hause geschickt!« Ich spüre die Entrüstung mit Wucht in mir hochsteigen. »Und jetzt stellt sich heraus, dass ich von Anfang an richtig lag. Wie konnte das passieren! Alle reden von Früherkennung, und dann gehe ich zur Ärztin und werde nicht ernst genommen. Ich bin enttäuscht von meiner Gynäkologin.«

»Das kann ich verstehen«, sagt Annette ruhig. »Kannst du das vielleicht mit deiner Ärztin klären? Die Enttäuschung schwächt dich nur. Suche das Gespräch mit ihr. Sag ihr, wie du dich fühlst. Dann kannst du frei nach vorn schauen und steckst nicht Kraft in etwas, das nicht mehr zu ändern ist.«

»Du hast recht«, erwidere ich. »Ich bin so wütend und fürchte, den Zeitpunkt verpasst zu haben. Davor habe ich Angst.«

»Rede mit ihr«, sagt Annette. »Danach kannst du dich darauf konzentrieren, gesund zu werden.«

Mir steigen Tränen in die Augen, so dankbar bin ich meiner Schwägerin. Durch ihre klaren Worte kommt eine Wendung in meinen emotionalen Konflikt.

»Und frag die Ärztin im Brustzentrum, welcher Schaden durch den Zeitverlust entstanden ist. Darüber musst du dir dann keine Sorgen mehr machen.« Die Art, wie Annette meinen Ängsten begegnet, bestärkt mich darin, für mich Partei zu ergreifen und offene Fragen zu klären. Ich muss die Enttäuschung und Wut über das Geschehene loslassen. Ich brauche alle Kraft für das, was vor mir liegt. Ich wähle die Nummer der Praxis Dr. Grewe und erhalte einen Termin für den nächsten Vormittag. Geht doch, denke ich. Endlich kann ich mich anderen Dingen zuwenden.

Kurze Zeit später klingelt das Telefon wieder. Es ist Anika. Ich hatte sie am Freitag vor dem Biopsietermin gefragt, was ich tun kann, um den Eingriff abzumildern. Anika ist Naturheilerin. Sie gab mir vor meiner Nasen-OP ein Mittel, das die Blutung verminderte und die Selbstheilungskräfte unterstützte. Da eine Biopsie kein großer Eingriff sei, empfahl sie keine weiteren Vorkehrungen. Die Antwort überraschte mich nicht. Grund meines Anrufs war vielmehr gewesen, mir ihre seelische Unterstützung zu sichern.

Und prompt ruft Anika an und erkundigt sich nach der Biopsie.

»Es ist höchstwahrscheinlich Krebs«, sage ich unumwunden.

»Das tut mir leid.« Anika reagiert gefasst. Ich sage, dass ich den Knoten schon im Mai erspürt habe. Eine Pause entsteht.

»Wenn du meinen Rat möchtest, ...«

»Ja, bitte, ich kann jeden Rat gebrauchen«, unterbreche ich sie.

»Wenn ich du wäre, würde ich vor der Operation einen Psychokinesiologen aufsuchen.«

»Einen was? Und warum das?«

»Ein Psychokinesiologe kann dir dazu verhelfen, der Tumorursache auf die Spur zu kommen. Und deinen Schock zu verarbeiten. Die Ursachenforschung ermöglicht dir, alles, was du loswerden willst, in den Tumor zu packen. Zum Beispiel einen Konflikt. So kannst du dich nach der OP auf deine Heilung konzentrieren.«

»Und was ist das genau? Psycho ...?«

»Die Psychokinesiologie befasst sich mit deinem Körper, deinem Geist und deiner Seele als Einheit. Im Unterschied zur Schulmedizin, die den Tumor entfernt, aber nicht fragt, woher er kommt.«

»Entsteht Krebs durch einen ungelösten Konflikt?«

»Die ganzheitliche Medizin geht davon aus, dass körperliche Symptome geistige oder seelische Ursachen haben. Die Psychokinesiologie bringt Konflikte, Traumata oder ausgediente Glaubenssätze ans Licht.«

»Wie funktioniert das? Und wie lange dauert das?«

»Das ist das Besondere an dieser Methode. Stell dir deinen Körper als eine Art Biocomputer vor. Durch einen Muskeltest erhält der Therapeut Informationen über den Funktionszustand deines Körpers, ohne dass der Kopf sich einschalten kann. Die spontane

Reaktion führt zu einem akuten Problem und dringt in unbewusste Bereiche vor, die sonst nicht so schnell oder nie gefunden würden.«

Ich lasse diese Informationen auf mich wirken. In meine Gedanken hinein fragt Anika: »Hast du eine Idee, was bei dir ein Trauma ausgelöst haben könnte?«

»Ja. Ich habe eine Idee davon, was ich mit dem Tumor loswerden möchte. Die Möglichkeit gefällt mir. Ich sehe sie plastisch vor mir.«

»Na, dann nichts wie los.« Anika nennt mir Name und Adresse des Psychokinesiologen.

»Das Spezielle in dieser Praxis ist, dass ein Ehepaar zusammenarbeitet. Du wirst sie mögen. Häufig wirken sie zusammen, sodass das weibliche wie das männliche Element zum Tragen kommen. Richte Grüße von mir aus, sie werden dir sicher schnell einen Termin geben.«

Ich will das Gespräch schon beenden, als Anika hinzufügt: »Ich würde mir eine neue Frauenärztin suchen. Ich bin entsetzt, wie sie mit dir umgegangen ist. Dass du so viele Widerstände überwinden musstest, um an eine Tumordiagnose zu kommen!«

»Ja, aber wie soll ich das machen? Die andere beliebte Gynäkologin hier im Ort nimmt keine neuen Patientinnen auf.«

Wieder lodert Zorn in mir auf. Mir wird heiß.

»Bitte doch Dr. Roth um eine Empfehlung. Es kann nicht schaden, wenn sie und die Gynäkologin gut miteinander auskommen.«

Am Ende gibt Anika mir einen weiteren wertvollen Rat. »Überlege dir, wem du erzählst, dass du Krebs hast«, sagt sie mit Nachdruck. »Erzähl es nur denjenigen, von denen du dir Stärkung erhoffst. Und vergiss nicht, jeder hat sein Päckchen zu tragen. Auch wenn sich für dich im Moment alles um dieses eine Thema dreht, erwarte nicht, dass das für andere genauso gilt.«

Ihre letzten Worte berühren mich. Und schmerzen. Es ist wahr. Für mich geht es gerade nur um dieses eine Thema. Trotzdem dreht die Erde sich weiter. Selbst für Christian, selbst für die Kinder. Überall läuft alles weiter wie bisher. Zumindest fast. Nur für mich sieht plötzlich alles anders aus. Weil meine Perspektive eine andere ist. Weil ich nicht weiß, wie viel Zeit mir bleibt. Weil ich nicht weiß, was auf mich zukommt. Weil ich Angst habe.

Anikas Rat hat deshalb besondere Bedeutung, da ich grundsätzlich sehr offen bin und mein Herz auf der Zunge trage.

Letzte Nacht habe ich geträumt, wie ich in der Chorprobe aufstehe und sage, dass ich Krebs habe. Dieser Traum zeigt, wie viele Leute ich kenne, und dass ich ihnen von jetzt ab anders begegnen werde. Was soll ich sagen, wenn sie mich fragen: »Wie geht es dir?« Ich weiß, nur in wenigen Fällen wird eine ausführliche Antwort erwartet. Aber jetzt? Soll ich lügen? Soll ich sagen: »Es geht mir gut«, wo ich doch Krebs habe?

Darüber, wem ich was erzähle, denke ich eine Weile nach. Geht es um Ehrlichkeit? Oder darum, mich zu schützen? Oder auch darum, mein Gegenüber nicht mit etwas zu behelligen, womit man nicht leicht umgehen kann oder was jemanden unvorbereitet schockiert? Ich bin dankbar für Anikas Rat. Sicher ist es besser, sich auf diese Situation bewusst einzustellen, als spontan zu reagieren.

Beide Telefonate haben mich gestärkt und ich fasse neuen Mut. Ich mache für übermorgen einen Termin bei dem Psychokinesiologen aus. Es überrascht mich, wie schnell ich einen Termin erhalte. Das Wort »Krebs« löst bei den meisten Menschen eine unmittelbare Reaktion aus.

Viele Informationen prasseln auf mich ein. Und die Zeit drängt. Ich bin heilfroh, dass ich etwas für mich tun kann.

An reguläres Arbeiten ist nicht zu denken. Das lasse ich erst einmal ruhen. Zumindest zunächst.

Singen bringt die große Wende

Heute Abend ist Chor. Ein Stück Normalität in meinem wirr und unruhig gewordenen Leben.

Schon als Kind habe ich mit Freude gesungen. Deshalb ist es ein Glücksfall, dass ich zwei Chöre habe, die meinen Neigungen entsprechen. Im Montagschor studiert Stefan Songs wie »New York, New York« und »Girl from Ipanema« ein. Im Klassik-Chor am Dienstagabend proben wir das »Weihnachtsoratorium« von Bach. Für mich ist das Kontrastprogramm genau richtig. Das »Weihnachtsoratorium« habe ich als Jugendliche in einem Bachchor mitgesungen. Die Songs im Montagschor erinnern mich an mein Austauschjahr während der elften Klasse in einer amerikanischen Gastfamilie.

Beim Singen kommen Erinnerungen und Bilder zum Vorschein. Insofern bin ich Stefan dankbar für dieses anspruchsvolle Programm. Bei ihm und seinen Chören fühle ich mich bestens aufgehoben. Ich kenne ihn jetzt schon eine Weile vom Musicalchor der Kinder.

Anika, mit der ich heute Morgen telefoniert habe, singt auch im Montagschor. Sie begrüßt mich mit einer warmen Umarmung.

»Ich habe dir ein Buch mitgebracht, das dich interessieren könnte«, sagt sie leise. »Das hat eine Australierin geschrieben, die einen riesigen Tumor im Bauch durch eigene Kraft zum Schwinden gebracht hat.« Anika übergibt mir »The Journey™« von Brandon Bays.

»Lies es, wenn du magst, und mach dir ein Bild davon. Brandon beschreibt eine innere Reise, um die Selbstheilungskräfte zu aktivieren, die in jedem von uns stecken. Dabei achtet sie darauf, wem sie begegnet und welche Botschaft der Kontakt für sie haben könnte. Ich war beeindruckt.«

»Da bin ich gespannt. Danke, Anika.«

Es rührt mich, dass Anika sich seit dem Telefonat weitere Gedanken gemacht hat. Könnte sein, dass die montäglichen Chorabende durch die regelmäßigen Treffen mit Anika in Zukunft noch bereichernder sein werden als bisher.

Das Singen tut mir gut. Nachdem ich zu Anfang gegen aufsteigende Tränen ankämpfen muss, konzentriere ich mich bald auf die

Musik und spüre, wie die Spannung von mir abfällt. Die Sorgen treten in den Hintergrund. Meine Stimme festigt sich und ich fühle mich zum ersten Mal seit Tagen stimmig.

Während der Pause sagt Anika zu mir: »Du musst jetzt auf deine Ernährung achten, um dein Immunsystem zu stärken.« Sie verspricht mir, ein Rezept für eine Kraftsuppe zu mailen, die sie für sich oder ihre Familie kocht, wenn jemand krank ist oder die kalte Jahreszeit beginnt.

»Du kochst Knochen aus und erhältst das Knochenmark«, beginnt sie. Mitten im Satz wendet sie sich plötzlich um: »Weißt du eigentlich, dass Björg vor Jahren Brustkrebs hatte?« Spontan geht sie auf Björg zu und spricht sie an.

»Hör mal, Björg, wie lange ist es her, dass du Krebs hattest?«

»Sechs Jahre«, sagt Björg und schaut mich an. Ich staune. Björg und Brustkrebs? Björgs Sohn ist so alt wie Sophie. Er hat wie unsere beiden in Stefans Kindermusicalchor gesungen.

»Ja, das war eine echt schwere Zeit!« Björg redet offen über ihre Krankheit und wie sie sie überstanden hat. Ich bin völlig überwältigt. Schaue sie mit großen Augen an.

»Bei Dr. Guth, der das örtliche Brustzentrum leitet, habe ich mich absolut wohl gefühlt. Leider gab es damals noch keine Brustzentren. Dr. Guth kann ich dir sehr empfehlen.«

Ich bekomme nicht mehr alles mit. In mir passiert gerade etwas anderes. Die Tatsache, dass Björg »lebendig« und gesund vor mir steht, gibt mir einen riesigen Hoffnungsschub. Mir treten Tränen in die Augen und ich lege Björg eine Hand auf den Arm.

»Du glaubst nicht, wie schön es ist, dich so lebendig vor mir zu sehen!« Mehr bringe ich nicht heraus. Nie im Leben hätte ich gedacht, dass Björg schwer krank war. Es ist also möglich, Krebs zu überwinden und ihn eines Tages hinter sich zu lassen!

Die Begegnung mit Björg wirkt während der restlichen Probe nach. Sie gibt mir Ansporn, die Krankheit zu überwinden, vielleicht sogar gestärkt daraus hervorzugehen. Ich sehe Björg, die starke Frau.

Auf dem Heimweg beschließe ich, die Frage »Wie viel Zeit habe ich noch?« weit von mir zu schieben. Ein für alle Mal. Ich will leben und auch in sechs Jahren gesund und stark sein wie Björg.

Sie so zu sehen, gibt mir die Zuversicht, geheilt zu werden. Die Diagnose Brustkrebs ist nicht gleichzustellen mit frühem oder baldigem Tod.

In den vergangenen Tagen hat der Tod wie ein Dämon über mir geschwebt. Die Begegnung mit Björg räumt diese Angst aus dem Weg. Sie gibt mir Freiraum, den Krebs als meine zweite Chance zu begreifen. Angst hilft nicht weiter, nur Zuversicht und die Hoffnung, dass ich überlebe und meine Kräfte mobilisiere.

Bevor ich einschlafe, lese ich mich in Brandon Bays' Buch fest. Eine mutige Frau, die einen interessanten Weg gegangen ist.

Ich schlafe die Nacht durch und wache erfrischt auf. Ich bin bereit, den neuen Tag und alles, was auf mich zukommt, mit Mut und Zuversicht anzugehen.

Ein Zugeständnis und Gewissheit

Mein Magen grummelt, wenn ich an den Termin in einer Stunde bei meiner Gynäkologin denke. Um Ordnung in meine Gedanken zu bekommen, schreibe ich ein paar Stichpunkte in mein Matisse-Notizbuch. So fühle ich mich vorbereitet und hoffe, das Gespräch auf einer sachlichen Ebene führen zu können.

»Frau Berg, setzen Sie sich bitte!« Ich nehme auf der anderen Seite des Schreibtisches Platz. Frau Dr. Grewe hat ihre Arme vor der Brust verschränkt und wirkt distanzierter als sonst. Ich ringe um Worte. Die Stimmung ist eisig. Ich suche nach einem sachlichen Ton und schildere, wie ich den Knoten im Mai entdeckt habe, dass die Mammografie zeigt, dass es sich um Krebs handelt, und dass Frau Dr. Roth von der Leopoldklinik das bestätigt.

»Was mich beunruhigt, ist, dass seit Entdecken des Knotens viel Zeit verstrichen ist«, sage ich in lauterem Ton. »Ich habe mich auf die Aussage Ihrer Tochter verlassen.«

Frau Dr. Grewe antwortet, als ginge es allein um die Verteidigung ihrer Tochter.

»Der Befund nach dem Ultraschall vom 19. Mai wurde von meiner Tochter als BI-RADS 3 eingestuft. Das bedeutet, dass kein Handlungsbedarf bestanden hat.«

Von BI-RADS hatte ich bis zur Mammografie noch nie gehört und weiß nicht, was es bedeutet. Ich wünsche mir, dass meine Gynäkologin, der ich vertraut habe, ihre defensive Haltung verlässt und mir sagt, wie leid es ihr tut, dass ich Krebs habe. Stattdessen reitet sie auf medizinischen Spitzfindigkeiten herum, die ich nicht verstehe. Entscheidend ist doch, was jetzt auf mich zukommt.

Erst als ich frage: »Wie würden Sie sich an meiner Stelle fühlen?«, gibt Dr. Grewe ihre starre Haltung auf und lässt erkennen, dass sie mein Schicksal nicht so kalt lässt, wie sie vorgibt.

»Ich habe bereits mit meiner Tochter gesprochen«, lenkt sie ein. Sie lässt durchblicken, dass sie, wenn sie mich untersucht hätte, mit hoher Wahrscheinlichkeit direkt eine Mammografie veranlasst hätte. Ich fühle mich wenigstens in diesem Punkt bestätigt, auch wenn ich spüre, dass Frau Dr. Grewe keine Zugeständnisse machen würde, die ihrer Tochter schaden könnten. Sie sagt bestimmt: »Wofür sind Klassifikationen da, wenn man sich nicht danach richten kann? BI-RADS 3 bedeutet: vermutlich gutartiger Befund, Kontrolluntersuchung nach drei bis sechs Monaten. Genau das ist erfolgt.«

Mir ist bewusst, dass ich ohne eigene Recherche der Ärztin nichts entgegensetzen kann. Also verzichte ich darauf nachzuhaken. Sehe keine Chance, dazu verstehe ich zu wenig von Medizin. Ich werde ihren gynäkologischen Rat und ihre Erfahrung mit anderen Krankenhäusern und Ärztinnen und Ärzten einholen. Ich nehme meine Kladde und stelle die Fragen, die ich aufgeschrieben habe.

»Was halten Sie vom Brustzentrum hier? Und von Dr. Guth?«

»Dr. Guth ist ein begnadeter Arzt. Aber dem Brustzentrum schadet die Verteilung auf umliegende Orte. Nicht alle Ärztinnen und Ärzte sind so anerkannt wie er. Die beiden Leiterinnen des Brustzentrums der Leopoldklinik sind engagiert und sehr gut. Sie haben sich gegen den Chefarzt durchgesetzt und das Brustzentrum seinerzeit etabliert. Auch der Pathologe dort ist ausgezeichnet. Meine Tochter hat lange in der Leopoldklinik gearbeitet und kennt die Strukturen dort. Dadurch, dass alles unter einem Dach ist und enge Absprachen erfolgen können, würde ich sie Ihnen empfehlen. Auch bei plastischer Chirurgie, falls nötig, können Sie sich auf die Kompetenzen dort verlassen.«

»Und was kann ich noch tun? Worauf muss ich achten?«

Frau Dr. Grewe lächelt mich zum ersten Mal an. »Sie sind eine starke Frau, die für sich selbst einsteht, wie Sie soeben bewiesen haben. Machen Sie so weiter, stehen Sie für sich ein. Das ist das Beste, was Sie tun können.«

Beim Abschied bedanke ich mich für den persönlichen Rat. Frau Dr. Grewe wünscht mir alles Gute. Uns beiden ist klar, dass wir uns wahrscheinlich zum letzten Mal sehen.

Ich bin stolz, das zunächst destruktive Gesprächsklima umgewandelt zu haben. Wenigstens hatten wir am Ende einen Konsens.

Dass man bei BI-RADS 3 sehr wohl eine Biopsie veranlassen kann, lese ich später zu Hause im Internet. Ich finde es schwierig, einen Überblick zu gewinnen, zu viele widersprüchliche Meinungen verwirren mich, und ich möchte lieber einen Arzt oder eine Ärztin finden, denen ich vertrauen kann. Aber in diesem Fall wollte ich auf Nummer sicher gehen. Eine Bestätigung dafür, dass ich die Praxis wechseln muss.

Am Abend will Frau Dr. Roth wegen der Befunde anrufen. Um mich darauf vorzubereiten, lese ich in den ausgeliehenen Büchern, recherchiere gezielt auf der Seite des Krebsinformationsdienstes und notiere meine Fragen: Besteht Hoffnung auf Früherkennung? Hat der Tumor gestreut? Gibt es Metastasen? Kann brusterhaltend operiert werden? Wie schnell wächst der Tumor? Ist eine plastische Chirurgie nötig bzw. möglich? Viele offene Fragen!

Ab 18 Uhr sitze ich vor meinem Telefon und warte auf den versprochenen Anruf. Ich werde immer nervöser. Als Dr. Roth um Viertel nach sieben endlich anruft, bin ich entsprechend angespannt. Das Gespräch ist kurz.

»Ja, es ist Brustkrebs«, sagt sie ohne Umschweife, »aber ein guter, nicht aggressiver, G1.«

Jetzt ist es definitiv.

Vielleicht bedeutet ein nicht-aggressiver Krebs, dass er seit Mai nicht viel gewachsen ist, hoffe ich. Frau Dr. Roth fährt fort.

»Vor der Operation müssen wir prüfen, wo Mikrokalk ist und inwieweit ein Bezug zum Tastbefund besteht. Dafür muss eine Vakuumbiopsie erfolgen. Sie haben einen Termin am Donnerstag um 12 Uhr in der Radiologie. Die Kollegin kennen Sie bereits.«

»Wann kann operiert werden?«

»Das Ergebnis der Vakuumbiopsie liegt Freitag vor. Erst dann ist eine Planung möglich.«

Dr. Roth legt so schnell auf, dass ich meine drängenden Fragen nicht loswerde. Die Maschinerie rollt an und ich stecke mittendrin! Ich fürchte mich vor dem, was auf mich zukommt.

Traum von einer Blumenwiese

Am Donnerstagmorgen fahre ich allein in die Leopoldklinik. Zum Glück treffe ich nicht auf die Radiologin vom letzten Freitag, sondern auf Frau Dr. Weber, eine junge, freundliche Ärztin. Sie erinnert mich an meine Freundin Gabriela. Sofort habe ich Vertrauen zu ihr. Frau Dr. Weber erklärt mir genau, was auf mich zukommt.

»Bei einer Vakuumbiopsie wird die Biopsienadel unter Röntgenkontrolle in die nach unten gerichtete Brust eingeführt. Sie liegen mit dem Bauch auf einer speziellen Liege, die in Höhe Ihrer Brust eine Öffnung hat. Um die genaue Einstichstelle zu ermitteln, wird die Brust geröntgt, markiert, wieder geröntgt. Dann wird die Markierung verifiziert und das Gewebe entnommen. Sie müssen die ganze Zeit in derselben Position auf dem Bauch liegen.«

»Wie lange dauert das?« Ich kann mich besser darauf einstellen, wenn ich den Zeitrahmen weiß.

»Wenn alles klappt, ist es in zwanzig Minuten vorbei. Wenn wir die Stelle nicht treffen, müssen wir von vorn anfangen.«

»Das schaffen wir«, sage ich, entschlossen, mein Bestes zu geben.

»Ich denke auch. Bitte signalisieren Sie, wenn Ihr Kreislauf schlapp macht oder es Ihnen nicht gut geht. Dann brechen wir sofort ab.«

»Das wird schon klappen«, sage ich zuversichtlich. »Danke, dass Sie mir alles genau erklären.« Dr. Weber freut sich über das Lob und gibt es mit einem gewinnenden Lächeln zurück.

Ich lege mich auf die Liege und atme ruhig ein und aus. Alles Weitere überlasse ich der Radiologin. Sie achtet darauf, dass ich bequem liege, und erkundigt sich immer wieder nach mir. Ich fühle mich bestens umsorgt. Die Untersuchungssituation blende ich so weit wie möglich aus. Es kommt darauf an, die Prozedur ruhig und gelassen über mich ergehen zu lassen.

Woran könnte ich denken, um größtmögliche Ruhe zu erreichen? Mir schießen verschiedene Bilder durch den Kopf. Ich stelle mir vor, ich liege in meinem Bett, kuschelig weich. Diese Vorstellung entspannt meine unbequeme Haltung. Ich stelle mir eine Blumenwiese vor. Nah am Boden entdecken meine Augen viele Lebewesen, die sich hier wohlfühlen. Die Grashalme und Blumenstängel sind groß und dick. Die Ameisen und Käfer, die sich ihren Weg suchen, ziehen mich in ihren Bann.

Ab und zu höre ich Dr. Weber fragen: »Ist alles okay bei Ihnen?« oder »Geht es Ihnen gut, Frau Berg?«

Ich antworte, konzentriere mich aber schnell wieder auf meine Vision. Ich durchstreife die Wiese mit meinen Augen. Aus dem Nichts kommt ein kleiner weißer Schmetterling und setzt sich auf eine gelb leuchtende Butterblume. Mit seinem Rüssel saugt der Kohlweißling den Nektar ein wie mit einer Pumpe. Fasziniert sehe ich ihm zu.

Wie von fern dringt Dr. Webers Stimme sanft zu mir: »So, das hätten wir geschafft!«

Behutsam bewege ich Finger und Hände, dann Zehen und Füße. Allmählich kommt Gefühl in meine Gliedmaßen. Schläfrig setze ich mich langsam auf, bleibe eine kurze Weile sitzen, damit mein Kreislauf in Fluss kommt, und steige vorsichtig von der Liege. Dr. Weber reicht mir ihre Hand.

»Das haben Sie prima gemacht! Vielleicht entsteht ein kleiner blauer Fleck, das ist aber ohne Bedeutung.«

»Danke! Und wie geht es weiter?«

»Das Gewebe kommt in die Pathologie. Morgen liegt das Ergebnis vor. Sie hören von Frau Dr. Roth nach der Tumorkonferenz.«

Ich bedanke mich bei Frau Dr. Weber für ihre ausgesprochen freundliche Behandlung.

»Ich habe übrigens von einer Blumenwiese geträumt«, verrate ich ihr. Wir verabschieden uns mit einem Lächeln.

Was eine angenehme Atmosphäre ausmacht! Trotz der ernsten Lage bin ich beseelt von dem positiven Erlebnis.

Ich werde weiter an meinen Entspannungstechniken arbeiten, nehme ich mir vor.

Abendprogramm

Am Freitag hat Christian Geburtstag. Er möchte, dass möglichst wenig Wirbel darum gemacht wird. Über den Besuch seiner Mutter und Schwester zum Abendessen hätten wir uns alle jedoch sehr gefreut. Doch leider haben sie kurzfristig abgesagt.

Ab 18 Uhr sitze ich wieder einmal vor meinem Bürotelefon und warte auf den Anruf von Frau Dr. Roth. Um 20 Uhr wähle ich ihre Nummer. Die notdiensthabende Ärztin meldet sich nach langem Klingeln. »Einen Augenblick, ich verbinde.«

Dr. Roth klingt erstaunt. »Frau Berg? Was kann ich für Sie tun?«

Angespannt sage ich: »Sie wollten sich heute bei mir melden.«

»Es liegt kein Befund vor, Ihr Fall wurde auf der Tumorkonferenz nicht besprochen. Die nächste ist Dienstag. Ich melde mich.«

Sie legt auf.

Ich bin wie vom Donner gerührt. Ich habe zwei Stunden vor meinem Telefon gezittert, und jetzt das! Auf die Wiederholung meiner Frage, warum sie nicht angerufen habe, meinte sie lapidar: »Ihre Akte lag nicht auf dem Stapel. Also gab es keinen Anlass, Sie anzurufen.«

Keine Akte, kein Anruf. Fühlt sich mies an.

Am Montagmorgen ruf ich noch einmal an. Ich hatte am Wochenende Gary, einem befreundeten Gynäkologen, meine Situation geschildert. Der hatte gemahnt, nicht zu lange mit der Operation zu warten. »Sobald die bösartige Geschwulst durch die Biopsie geöffnet wurde, besteht ein Streuungsrisiko«, hatte Gary gesagt.

Als ich das zu bedenken gebe, sagt Frau Dr. Roth: »Es ist erwiesen, dass kein Risiko besteht. Sie haben alle Zeit der Welt. Lassen sie sich nicht aus der Ruhe bringen.«

Das klang bei Gary ganz anders!

Da mein Fall erst am folgenden Tag in der Tumorkonferenz besprochen werde, schlägt Frau Dr. Roth den Freitag der nächsten Woche als Operationstermin vor. »Dann können wir vorher miteinander sprechen«, sagt sie zum Abschluss. Wir werden sehen.

Mein Glaubenssatz

Dienstag um 9 Uhr bin ich zum zweiten Mal bei Kurt, dem Psychokinesiologen.

Während eines einstündigen Anamnesegesprächs letzte Woche habe ich Kurt aus meiner Kindheit, von meinem Beruf und meiner momentanen Situation berichtet.

»Und das hast du alles ohne Hilfe durchgestanden?«, fragte er erstaunt. »Wie hast du das geschafft? Damals und heute. Da hast du viel geleistet.« So hatte ich mein Leben noch nie gesehen. Kurts Worte drangen wie durch eine Wand zu mir. Erleichterung machte sich breit. Ich ließ meinen Tränen freien Lauf. Und schämte mich nicht. Die konzentrierte Ruhe, die er ausstrahlte, und seine bestätigenden Worte taten mir gut. Ich spürte, ich kann ihm vertrauen. Er wird meine Empfindungen ernst nehmen.

Am Ende unseres ersten Gesprächs hat Kurt mir die Technik des Muskeltests gezeigt. Daher weiß ich, was heute auf mich zukommt.

Ich mache es mir auf einer Liege bequem. Sie ist mit einem kuscheligen Schaffell und weichen Kissen bedeckt. Ein Fenster eröffnet den Blick in einen Garten mit einem großen Apfelbaum. Der Ausblick entspannt mich und meine Gedanken kommen zur Ruhe.

»Jede körperliche Erkrankung wird ganz oder teilweise durch einen ungelösten Konflikt verursacht. Anhand des Muskeltests ermitteln wir, welche Organe unter Stress stehen.«

Kurt fordert mich auf, meinen rechten Arm zu beugen. Seine Frau legt ihre Hand auf mein Handgelenk. Sanft drückt sie den Arm gegen meinen eigenen Widerstand nach unten.

Kurt erklärt: »Normalerweise trotzt du diesem Druck ohne Weiteres, der Arm bleibt im Schultergelenk ›eingerastet‹. Sobald ein Organ auf meinen Reiz reagiert, gibt der Testarm nach.«

Bei Erwähnung der Bauchspeicheldrüse schlägt mein Arm an.

Kurt sagt: »Der Stressor blockiert die durch den Körper fließende Energie. Sämtliche Muskeln werden schlagartig geschwächt. Ich nenne dir Wörter, die diesem Organ zugeordnet sind. Sag mir, wenn ein Begriff für dich relevant sein könnte.«

Bei der Nennung des Begriffes »Überbesorgtheit« nicke ich mit dem Kopf. Sofort schießen wieder Tränen in meine Augen. Ich beziehe das Wort auf meinen Kummer, meine Sorge, was aus mir, aber vor allem, was aus Sophie und Florian wird.

»Was fällt dir zu diesem Begriff ein?«, fragt Kurt behutsam.

»Ich denke an meine Kinder, Florian und Sophie. Ich mache mir Sorgen, wer ihnen Liebe geben kann, wenn ich nicht mehr da bin.«

Auch beim Dünndarm schlägt mein Arm an.

Kurt nennt Begriffe, die damit assoziiert werden. Als er »Mangel an mütterlicher Liebe« sagt, knickt mein Arm wieder ein.

»Was lösen diese Worte bei dir aus?«, erkundigt sich Kurt.

»Nicht mütterliche Liebe, elterliche Liebe«, korrigiere ich. »Ich habe um die Liebe meiner Eltern gerungen. Sie waren immer mit anderen, für sie interessanteren Dingen beschäftigt.«

Kurt schlägt vor, fehlender Liebe tiefer nachzuspüren. »Welche Bilder entstehen bei dir? Schließe deine Augen. Was siehst du?«

Ich kämpfe mit den Tränen. »Ich sehe meine Eltern vor mir stehen. Ganz dicht vor mir.«

»Wie dicht?«

»Sie sind direkt vor meinen Augen. Beide. Nebeneinander. Sie versperren mir den Blick. Ich kann nicht an ihnen vorbeisehen.«

Kurt lässt diese Aussage einen Moment lang stehen. Dann sagt er: »Geh im Geiste ein paar Schritte zurück. Wie ist das für dich?«

»Besser. Viel besser.«

»Und wen siehst du hinter deinen Eltern?«, fragt Kurt nach einer kurzen Pause.

»Meine Großeltern und deren Eltern und so weiter. Viele Menschen. Ich kann gar nicht alle erkennen.«

»Wie wirkt das auf dich?«

»Ich bin überrascht, wie groß meine Familie ist. Das fühlt sich gut an.« Ein Strahlen überzieht mein Gesicht.

»Was empfindest du, wenn du deine Vorfahren siehst?«

»Meine Eltern und Großeltern und alle anderen so zahlreich zu sehen, überwältigt mich.« Ich schlucke neu aufsteigende Tränen hinunter. »Ich bin stolz, Teil dieser Familie zu sein«, sage ich und überrasche mich damit selbst.

Kurt sagt mit sanfter Stimme: »Deine Mutter und dein Vater haben sich einmal geliebt. Das Ergebnis ihrer Liebe sind ihre Kinder, dein Bruder und du, Clara. Auch wenn ihre Liebe zueinander erloschen ist, hat das nichts mit euch zu tun. Sie sind eure Eltern und lieben euch, wie sie es vermögen. Ihre Eltern, deine Großeltern, haben dich geliebt und dir viele wertvolle Gaben mitgegeben. Sie alle sind daran beteiligt, dass du diese wunderbare Frau geworden bist.«

Ich höre seine Worte und spüre, wie sich etwas in mir verändert.

»Wende dich jetzt an deine Eltern und sag ihnen, was du für sie empfindest.«

»Danke, dass ihr mir das Leben geschenkt habt«, sage ich mit bebender Stimme. »Ich weiß, dass ihr mich lieb habt. Ich habe euch auch lieb.« Ich lasse diese neue Empfindung auf mich wirken.

Kurt sagt: »Dreh dich in Gedanken um, sodass deine Familie hinter dir steht. Spüre, wie viel Rückhalt sie dir gibt.«

Ich merke deutlich, welche Kraft mir meine Familie gibt. Jede und jeder von ihnen stärkt mir den Rücken. Das sage ich. Ich bin berührt und voller Dankbarkeit, auch Kurt gegenüber. Er hat mir die Augen für diesen Reichtum geöffnet.

Beim Abschied gibt Kurt mir einen Glaubenssatz mit auf den Weg. »Sage dir immer wieder: ›Ich weiß, dass ich die Fähigkeit habe, gesund zu werden.‹«

Diese Worte wiederhole ich im Geiste auf der Rückfahrt. Das ist ab jetzt mein Glaubenssatz.

Schulter oder Bauch?

Abends um 20 Uhr ruft Frau Dr. Roth an. »Das betroffene Areal ist über 35 mm groß. Das heißt, wir können nicht brusterhaltend operieren. Die gute Nachricht ist, Ihre Lymphknoten sind nicht befallen, der Krebs hat sich demnach nicht weiterverbreitet.«

Mein Atem stockt: Meine Brust muss amputiert werden?

Dr. Roth fährt erbarmungslos fort. »Ich kann Ihnen für Donnerstag, 17 Uhr, ein Gespräch anbieten. Am besten bringen Sie Ihren Mann mit. Dann können wir über alles sprechen. Es besteht die Möglichkeit, dass Sie während der Operation Ihre Brust rekonstruieren lassen.«

»Wie sieht das mit dem BI-RADS-3-Befund in meiner rechten Brust aus?«, fällt mir gerade noch ein.

»Wir sollten das vor der Operation biopsieren. Das können wir Donnerstag nach dem Gespräch machen. Das dauert nicht lange.«

»Ja«, murmele ich kleinlaut ins Telefon.

»Als OP-Termin schlage ich Donnerstag in einer Woche vor.«

Meine Brust muss amputiert werden! Wie schrecklich! Ich sehe mich im Geiste vor dem Spiegel stehen mit einer Brust. Ich schlage die Hände vor mein Gesicht und weine laut los.

Am Donnerstag um 10.30 Uhr ist ein Termin in meinem Hausverlag. Alle Mitarbeiter aus Vertrieb und Lektorat setzen sich jedes halbe Jahr zusammen, um über die Buchproduktion zu sprechen.

Heute würde ich den Termin am liebsten ausfallen lassen, will den Verleger aber nicht enttäuschen. Es ist etwas Besonderes, dass er mich als externe Mitarbeiterin dazu einlädt.

Wie immer ist das Gespräch von einem wohlwollenden Geist durchzogen. Ich bin stolz auf die vier Projekte für diesen Herbst, die mit den Büchern der Kollegen auf einem hohen Stapel an jedem Platz liegen. Es macht mir Freude, kurz über die Zusammenarbeit mit meinen Autoren und das Spezielle an jedem Buch zu referieren.

Immer, wenn ich über meine Arbeit spreche, durchströmt mich viel positive Energie. Auch wenn ich wie auf glühenden Kohlen sitze, bin ich froh, die Wertschätzung des Verlegers und der Kollegen zu spüren. Ich verabschiede mich früher als sonst, weil ich am Nachmittag in der Leopoldklinik das Gespräch und den Biopsietermin habe.

Bei unserem Termin um 17 Uhr bietet Frau Dr. Roth Christian und mir in ihrem Besprechungsraum Platz an.

»Das Segment, das wir Ihrer Brust operativ entnehmen werden, beträgt etwa ein Viertel Ihrer Brust. Deshalb müssen wir die Brust komplett entfernen«, leitet Dr. Roth das Gespräch ein.

»Das verstehe ich nicht. Ein Viertel erscheint mir klein im Verhältnis zum Ganzen«, wende ich ein, als würde ich feilschen.

»Ja, aber Ihre Brust ist nicht sehr groß«, legt sie nach. Ich schlucke. Ein Viertel ist ein Viertel. Egal ob groß oder klein. Außerdem, so klein ist meine Brust nicht!

»Gibt es da nicht eine andere Lösung?«, schaltet Christian sich ein. »Kann man nicht Gewebe aus der Bauchregion nehmen und in die Brust verlagern?«

Ich bin Christian dankbar, dass er sich am Gespräch beteiligt. Ich habe ihm von dem Telefonat mit Gary erzählt, der diese Option als üblich dargestellt hatte.

»Nein, so einfach ist das nicht«, sagt Dr. Roth. »Alle Gewebe müssen mit Blut- und Nervenbahnen an den Organismus angeschlossen werden. Das ist eine umfangreiche Operation, die nicht in der Leopoldklinik durchgeführt wird und die erst nach kompletter Verheilung der Narbe erfolgen kann.«

»Was kann man dann tun?«, frage ich leise.

»Wir können einen Schultermuskel nach vorn legen«, erläutert Frau Dr. Roth. »Bei der Latissimus-dorsi-Lappen-Methode wird der große Schultermuskel über die Achselhöhle zur Brust verschoben. Um festzustellen, ob dies bei Ihnen möglich ist, muss ich Ihren Muskel vermessen. Würden Sie sich bitte oben freimachen?«

Ich gehe hinter den Vorhang, der in einer Ecke des Raumes angebracht ist. Kaum habe ich meine Oberteile ausgezogen, steht Frau Dr. Roth mit einem dicken schwarzen Marker in der Hand neben mir. Sie malt auf meiner linken Schulter den Muskel nach. Dann fährt sie mit dem dicken Marker über meine linke Brust.

Entgeistert folge ich den Bewegungen des Stiftes. Was tut sie da? Geht das nicht etwas dezenter? Ich will mein Entsetzen zum Ausdruck bringen, da spricht sie schon wieder.

»Ihr Schultermuskel ist eindeutig zu klein. Der reicht nicht für Ihre Brust.« Dr. Roth wendet sich ab.

»Ach ja?«, entfährt es mir. »Gerade war meine Brust noch zu klein und jetzt ist sie zu groß?«

Warum war es mir so wichtig gewesen, zu einer Frau zu gehen? Ein Mann hätte nicht unsensibler sein können!

Dr. Roth entfernt mit einem Wattebausch grob die Markierungen auf dem Rücken. Die Striche auf der Brust lässt sie stehen, als wollte sie sagen, die können Sie selbst wegmachen. Auch das lasse ich geschehen, wehre mich nicht. Will sie nicht brüskieren. Frau Doktor. Bin viel zu aufgebracht, um den richtigen Ton zu finden.

»In Ihrem Fall ist es wahrscheinlich das Beste, ein Silikonkissen zu implantieren.«

Dr. Roth sitzt wieder an ihrem Besprechungstisch. Ich ziehe mich an und setze mich neben Christian ihr gegenüber.

»Um das Gewebe für ein Implantat zu dehnen, wird bei der Operation ein Expander aus Kunststoff an die Stelle gelegt, wo später das Implantat sein soll«, fährt sie fort. »Anhand eines Ventils wird der Expander gefüllt, bis er die Größe des Implantats erreicht hat. Das geht über mehrere Wochen.«

»Silikon? Ist das nicht riskant? Kann das Implantat nicht platzen oder auslaufen?«

Die Erläuterungen sind verwirrend und beängstigend.

»Davon liest man doch immer.«

»Die Implantate, die heute verwendet werden, sind sehr hochwertig. Da brauchen Sie keine Angst zu haben.«

»Und wie lange hält ein Implantat?«, fragt Christian nach.

»Die Silikoneinlage, die in einer zweiten Operation implantiert wird, hält acht bis zehn Jahren. Dann muss sie erneuert werden.«

Viel Zeit ist das nicht.

»Es gibt auch die Möglichkeit, nicht zu implantieren. Dann tragen Sie eine Prothese aus weichem Silikon im BH.« Christian und ich sehen uns an.

»Klingt wie die Wahl zwischen Pest und Cholera«, sagt Christian.

»Die Latissimus- und die Bauchfett-OP werde ich nicht machen«, sage ich bestimmt. »Das hieße aus einer Baustelle zwei machen. Das möchte ich nicht.«

»Sie müssen sich nicht jetzt entscheiden«, sagt Dr. Roth beschwichtigend. »Ich wollte Ihnen Ihre Optionen vorstellen. Klar, dass Sie diese Informationen überdenken müssen.«

Dr. Roth schaut auf die Uhr und wird hektisch.

»Ach, und die Biopsie müssen wir auf nächsten Montag verschieben. Ich habe noch einen Termin.«

Sie steht auf und gibt mir diverse Unterlagen. »Hier sind die Kopien aller bisherigen Untersuchungsergebnisse.« Ich hatte sie am Montag am Telefon gebeten, mir die Unterlagen zu kopieren, um mir eine zweite Meinung einholen zu können.

»Ein wahrscheinlicher OP-Termin wäre der Freitag nächster Woche, der 26.«, sagt sie, reicht uns die Hand und zieht von dannen.

Mir schwirrt der Kopf. Erst die verschiedenen Rekonstruktionsmethoden, von denen keine annehmbar erscheint, und jetzt noch der Aufschub der Biopsie und zum wiederholten Mal des Operationstermins! Es reicht mir.

Ich war mit Freundinnen zum Kino verabredet – das lasse ich sausen. Ich will nur nach Hause.

Am Abend sitze ich im Wohnzimmer und grübele vor mich hin. Als Christian für einen Augenblick aus seinem Büro kommt, wo er jeden Abend am Computer verbringt, spreche ich ihn auf das Thema Rekonstruktion an.

»Weißt du was«, sage ich, »ich lasse meine Brust nicht wiederaufbauen. Die Möglichkeiten, die Frau Dr. Roth genannt hat, überzeugen mich nicht. Die haben alle einen Haken.«

Christian bleibt stehen. Es arbeitet in seinem Hirn. Dann sagt er: »Ich weiß nicht, ob das die richtige Entscheidung ist. Du nähst dir die schönsten Kleider und legst Wert auf dein Äußeres. Du bist nicht eitel oder affektiert, aber es ist dir auf eine natürliche Art wichtig, wie du aussiehst, und dafür tust du einiges.«

»Ja, stimmt schon«, sage ich und freue mich über die vielen lieben Komplimente.

»Du bist keine Frau, die sich gehen lässt oder weite T-Shirts anzieht, damit man ihre Figur nicht erkennt«, fährt er fort.

»Naja, stimmt schon. Aber um zu überleben, verzichte ich lieber auf meine Brust.«

»Wenn es nicht anders geht, klar. Aber ich glaube, dass es dir etwas ausmachen würde, jeden Morgen im Spiegel nur eine Brust zu sehen. Das würde dich jeden Tag mit der Krankheit konfrontieren.«

»Hm, so habe ich das noch nicht gesehen. Vielleicht komme ich dann gar nicht über den Verlust hinweg.«

»Denk in Ruhe darüber nach. Du musst das nicht heute entscheiden. Wichtig ist doch jetzt, dass der Krebs entfernt wird. Alles Weitere folgt dann.«

Wie wunderbar, dass Christian das sagt! Er hat schon immer mehr in meinem Körper gesehen als ich. Gerade am Anfang unserer Beziehung hat er mir gezeigt, wie schön er mich findet. Und hat Aufnahmen von mir gemacht und ausdrucksstarke Porträts und großformatige Bilder in Acryl gemalt.

Ein warmes, dankbares Gefühl durchströmt mich. Ich sehne mich danach, dass Christian mich in den Arm nimmt oder sich für eine Weile zu mir setzt. Ich möchte intensiver mit ihm reden. So wie wir das früher oft gemacht haben. Aber er bleibt in sicherer Entfernung stehen, als wäre er auf dem Sprung. Dann nickt er mir zu und geht zurück in sein Büro.

Ich bin froh, dass er nicht gesagt hat, dass er mich ohne Brust unattraktiv fände. Manche Männer reagieren so. Das hat mir Tante Klara von einer Freundin von sich erzählt. Sie war schockiert und ich auch. Christian ist nicht so. Im Gegenteil. Er spricht mir aus der Seele und versetzt sich in mich hinein. Das habe ich an ihm von Anfang an geschätzt. Dass er den Dingen auf den Grund geht und sich intensiv damit auseinandersetzt. Dass er sensibel ist und die richtigen Worte findet.

»Danke, Christian«, sage ich, als ich bei ihm im Büro vorbeischaue, bevor ich ins Bett gehe. »Das hast du vorhin sehr schön ausgedrückt. Hat mir gutgetan. Wahrscheinlich gibt es Lösungen, die wir noch gar nicht kennen.«

Ein Unterstützungsangebot

Schon früh am Freitagmorgen rufe ich in der Krebsberatungsstelle an. Ich bin im Internet auf die Seite gestoßen. Frau Große Beermann ist direkt am Apparat und überrascht mich positiv mit ihrer beruhigenden, sanften Stimme. Ich fasse sofort Vertrauen zu ihr.

»Ich habe vor wenigen Tagen erfahren, dass ich Krebs habe«, sage ich und muss schlucken. Dann kommt der noch größere Brocken. »Und gestern wurde mir gesagt, dass meine Brust wahrscheinlich amputiert werden muss.«

»Oh, das tut mir leid«, sagt Frau Große Beermann mitfühlend und lässt die Worte erst einmal nachklingen.

Dann fragt sie: »Wo sind Sie in Behandlung?«

»Ich war im Brustzentrum der Leopoldklinik. Das war soweit okay, wenn auch sehr medizinisch. Die Leopoldklinik ist groß und unübersichtlich. Anonym. Die Ärztinnen scheinen kompetent.«

»Ja, die Leopoldklinik ist groß.«

»Bevor ich mich operieren lasse, möchte ich eine zweite Meinung einholen. Frau Dr. Roth hat mich ermuntert, mir Zeit zu lassen für meine Entscheidung. Können Sie mir sagen, an wen ich mich wenden kann? Und übernimmt die Krankenkasse die Kosten oder muss ich die selbst tragen?«

»Ich kann Ihnen ein paar Namen nennen. Wenn Sie Ihre Versicherungskarte vorzeigen, übernimmt die Krankenkasse die Kosten. Manchmal werden Sie eine Überweisung Ihres Gynäkologen brauchen. Das wird Ihnen vor Ort gesagt.«

Ich schreibe die Namen und Kliniken, die Frau Große Beermann mir nennt, in meine Kladde. Den einen oder anderen Namen lasse ich mir buchstabieren, wenn ich ihn nicht genau verstehe. Dann finde ich ihn nachher leichter.

»Wenn Sie mit einer Ärztin sprechen möchten, die einfühlsam ist und Ihnen alles über die Operation und den Wiederaufbau genau erklärt, kann ich Ihnen vor allem Frau Dr. Krone im Bruder-Franz-Hospital empfehlen. Hier ist ihre Telefonnummer ...«

»Danke. Das notiere ich mir.«

»Wie haben Sie uns gefunden?«, erkundigt sich Frau Große Beermann. »Ich frage, weil es uns am Herzen liegt, dass wir von möglichst viele Menschen, die uns brauchen, gefunden werden.«

»Ich bin im Internet auf Sie gestoßen. Was bieten Sie in der Krebsberatung genau an?«

»Wir haben ein umfassendes Unterstützungsangebot für alle, die mit dem Thema Krebs in Berührung kommen oder gekommen sind. Also nicht nur Patientinnen und Patienten, sondern auch Angehörige und weitläufiger Betroffene. Wir wollen ihnen helfen, mit den umfangreichen Veränderungen, die durch die Krankheit ausgelöst werden, umzugehen. Unsere Angebote sind in der Regel kostenlos.«

»Können Sie mir sagen, wie ich mit Ausfallzeiten umgehen kann, was die Krankenkasse trägt? Ich bin selbstständige Lektorin und arbeite mit verschiedenen Verlagen zusammen. Zurzeit produziere ich ein großes Buchprojekt. Durch die Diagnose fällt gerade alles zusammen, und ich weiß nicht, wie ich das stemmen soll.«

»Ja, bei sozialen Fragen versuchen wir, Ihnen unter die Arme zu greifen. Die Krebsberatungsstelle bietet jeden ersten und dritten Donnerstag im Monat eine Sprechstunde in Ihrem Wohnort an. Wenn Sie möchten, können Sie gern dort hinkommen.«

»Wann ist das donnerstags? Morgens oder nachmittags?«

»Die Sprechstunde findet am Vormittag von 9 bis 12 Uhr statt«, sagt Frau Große Beermann.

»Ach so. Ich halte mir nämlich die Vormittage von Terminen möglichst frei, um zu lektorieren, während meine Kinder in der Schule sind. Da geht das am besten. Nachmittags wäre für mich günstiger. Aber ich kann eine Ausnahme machen. Zurzeit ist sowieso alles anders. Ich komme kaum zum Arbeiten.«

»Das kann ich gut verstehen.« Frau Große Beermann macht eine kleine Pause.

»Was halten Sie davon, wenn Sie sich bei mir melden, sobald Sie aus der Klinik sind, und wir vereinbaren einen Termin. Dann können wir uns über alles Weitere in Ruhe unterhalten.«

»Das ist eine prima Idee.«

»Sie können sich jederzeit bei mir melden, wenn Sie etwas auf dem Herzen haben«, beendet Frau Große Beermann das Telefonat.

Wie bin ich froh, eine freundliche Ansprechpartnerin gefunden zu haben, die mir im Dschungel der Institutionen fachkundigen Rat geben kann! Auf der Internetseite sehe ich mir ihr Foto an. Sie sieht sympathisch aus. Ja, die möchte ich kennenlernen. Bei dem Gedanken durchströmt mich ein warmes Gefühl.

Nach einer Verschnaufpause rufe ich die Nummer von Frau Dr. Krone im Bruder-Franz-Hospital an. Zu meiner Überraschung erhalte ich für den kommenden Dienstag um 8.30 Uhr einen Termin bei ihr.

»Für akute Fälle hat Frau Dr. Krone immer einen Morgentermin frei, bevor sie operiert«, sagt die Stimme am Ende der Leitung.

Was für ein stressiger Job. Ich kann mir nicht vorstellen, wie eine Ärztin in solch einen Terminplan eingebunden zu sein. Das müssen außergewöhnliche Menschen sein, die sich dazu berufen fühlen.

Um 11 Uhr habe ich einen Gesprächstermin in der onkologischen Ambulanz einer kleineren Klinik in unserem Landkreis. Gary hatte mir diesen Beratungstermin bei einem Krebsspezialisten vermittelt. Christian fährt mit mir dorthin, und das ist mir sehr lieb. Denn Herr Dr. Dreier stellt sich als kluger Mediziner heraus, der Sachverhalte präzise formulieren und ein paar Grafiken dazu malen kann. Er erklärt uns den Zusammenhang zwischen hormonabhängigen Krebszellen und der Antihormontherapie.

Das ist anschaulich und vor allem für Christian methodisch interessant, weil er selbst viel mit grafischer Gestaltung von komplexen Sinnzusammenhängen arbeitet. Auch sonst ist dieses Arztgespräch wesentlich ansprechender für Christian als die vorherigen, und er stellt einige Fragen, auf die ich nicht gekommen wäre. So äußerte Dr. Dreier die verblüffende These, dass Ärztinnen und Ärzte das Verfahren empfehlen, das sie am besten beherrschen, wie die Expander-Methode in der Leopoldklinik. Für eine plastische Chirurgie empfiehlt er die Fachklinik Hansatal, in der Herr Dr. Krone gute Arbeit leiste.

»Besteht eine Verbindung zwischen Herrn Dr. Krone und Frau Dr. Krone im Bruder-Franz-Hospital«, frage ich verblüfft.

»Ja, die beiden sind verheiratet. Deshalb arbeiten beide Häuser hervorragend zusammen. Wenn Sie Ihre Brust im Bruder-Franz-Hospital amputieren lassen, bietet es sich an, dass Sie Ihre Folge-OP zum Wiederaufbau bei Herrn Dr. Krone machen lassen.«

»Aber kann der Wiederaufbau nicht während der Amputation erfolgen?«, fragt Christian. »So wurde es uns erklärt.«

»Zunächst muss gesichert sein, dass nach der Operation keine Bestrahlung erfolgt. Sonst besteht ein erhöhtes Komplikationsrisiko. Die hoch dosierte Strahlung, die die Krebszellen angreift, würde einen Expander oder ein Implantat schädigen.«

»In welchen Fällen wird bestrahlt?«, erkundigt sich Christian.

»Generell wird die Strahlentherapie bei jeder Frau nach einer brusterhaltenden Operation eingesetzt, um mögliche Krebszellen in der restlichen Brust zu zerstören. So lässt sich mit hoher Wahrscheinlichkeit das Auftreten von Rezidiven, einer Wiederholung von Brustkrebs im selben Organ, deutlich senken.«

»Und wenn die Brust entfernt werden muss? Wird dann auch bestrahlt?«, frage ich erstaunt.

»Die Bestrahlung ist bei einer Mastektomie, bei einer Entfernung der Brust, in diversen Fällen sinnvoll. Wenn zum Beispiel der Tumor sehr groß ist oder nicht vollständig entnommen werden kann, aber auch, wenn es in der befallenen Brust mehrere Krebsherde gibt. Das ist nach jetzigem Kenntnisstand bei Ihnen der Fall. Sie haben einen tastbaren Knoten und eine Mikroverkalkung direkt daneben. Das sind zwei unterschiedliche Krebsherde.«

»Dann ist es unwahrscheinlich, dass bei mir eine Rekonstruktion direkt während der Operation erfolgen wird?«

»Ja, davon ist auszugehen.« Diese Auskunft ist klar, aber ernüchternd. Und es unterscheidet sich von dem, was ich von Frau Dr. Roth verstanden habe. Also kein Aufwachen mit rekonstruierter Brust.

»Besteht nicht noch Hoffnung, dass die Brust meiner Frau erhalten werden kann? Es ist nur ein Viertel betroffen, der Rest könnte doch bestehen bleiben.«

Ich bin Christian dankbar, dass er Dr. Dreier diese Frage stellt, die auch mir unter den Nägeln brennt.

»Es ist davon auszugehen, dass sich der Mikrokalk, der durch die Mammografie sichtbar wurde, in der gesamten Brust befindet, aber so winzig klein, dass er durch ein bildgebendes Verfahren nicht sichtbar ist. Deshalb ist es ratsam, die Brust komplett zu entnehmen, um auf der sicheren Seite zu sein. Es tut mir leid, Ihnen keine andere Auskunft geben zu können.«

Ich bin am Boden zerstört. Der Mikrokalk ist nicht nur in einem Teil meiner Brust, sondern überall! Somit gehöre ich zu den knapp dreißig Prozent Frauen, deren Brust nicht erhalten werden kann.

Dr. Dreier hat das deutlich gemacht. Auch wenn die Nachricht mich erschüttert, bin ich froh, den Grund jetzt besser zu verstehen.

»Zum Abschluss möchte ich Ihnen eine Therapie ans Herz legen, die zwar von den Krankenkassen noch nicht anerkannt ist, aber nach Ansicht vieler Experten lebenserhaltend, sogar lebensrettend wirkt. Bisher wurden Bisphosphonate vor allem in der Behandlung von Knochenmetastasen eingesetzt. Aber es gibt deutliche Hinweise, dass sie das Risiko von Metastasen im Skelett, was bei Brustkrebs häufig ist, zu senken vermögen. Erfolgt eine antihormonelle Behandlung im Anschluss an Chemo und Bestrahlung, ist die Neigung zu Knochenschwund erhöht. Zur Vorbeugung und Behandlung der daraus resultierenden Osteoporose sind Bisphosphonate inzwischen zugelassen.«

Ich lasse mir den Begriff »Bisphosphonat« buchstabieren und notiere ihn in meiner Kladde.

Für die ausführlichen und klaren Erläuterungen und dafür, dass er sich kurzfristig Zeit genommen hat, bedanke ich mich bei Dr. Dreier ausdrücklich. Christian lässt er Grüße an Gary ausrichten.

»Lass uns einen Augenblick Platz nehmen. Ich muss das erst verdauen«, bitte ich Christian. Der Warteraum ist leer und ruhig.

Dann machen wir uns auf den Heimweg. Es ist still im Auto. Wir hängen beide unseren Gedanken nach.

Zu Hause angekommen sagt Christian abschließend: »So muss ein Arzt sein. Der mit seinem Wissensvorsprung einem die Alternativen aufzeigt, die möglich sind. Das war ein sehr hilfreiches und überaus informatives Gespräch.«

Tapetenwechsel

Nach diesem aufregenden Freitagvormittag fahren wir am Nachmittag zu viert zu meinen Eltern ins Frankenland. So ein Wochenendausflug tut gut.

Christian sitzt am Steuer und ich freue mich, dass er mir damit einen Teil der Verantwortung abnimmt. Der Termin für die Reise war lange ausgemacht und gibt uns Gelegenheit, meine Mutter und meinen Vater wieder einmal zu sehen.

Auch für Sophie und Florian ist es ein willkommener Tapetenwechsel. Die Aufregung der letzten Tage haben bei ihnen Spuren hinterlassen. Wir können alle Abwechslung gebrauchen, unsere verrutschte Realität ein bisschen geraderücken.

Samstagnachmittag besuchen meine Mutter und ich Frau Klaas, eine Bekannte meiner Mutter, die vor einiger Zeit Brustkrebs hatte. Ich habe meine Mutter gebeten, diesen Besuch für uns zu arrangieren. Mir geht es nicht nur darum, mit Frau Klaas zu sprechen. Ich erhoffe mir auch, dass meine Mutter und ich ins Gespräch über meine Krebserkrankung kommen.

Frau Klaas empfängt uns in ihrer großen Villa. Ich habe sie vorher ein paarmal bei Einladungen meiner Mutter getroffen. Jetzt kommt sie mir wie ein Schatten ihrer selbst vor. Spindeldürr wie sie ist. Nachdem sie uns in ihr Wohnzimmer gebeten hat, erzählt sie resigniert, was bei ihren diversen Operationen schiefgelaufen ist. Obwohl sie Privatpatientin mit den besten Beziehungen ist. Sie hat ihre Brust nicht aufbauen lassen und trägt einen eng anliegenden Pullover, sodass sich ihr Oberkörper deutlich abzeichnet. Frau Klaas tut mir leid. Sie wirkt verhärmt und verbittert.

Aus ihren Schilderungen ist herauszuhören, dass die Beziehung zu ihrem Mann völlig abgekühlt ist. Auch ihre Töchter lässt sie kaum an sich heran. Keiner kann ihr helfen, keiner sie erreichen. Das Thema Brustkrebs ist in ihrem Leben allgegenwärtig. Sie sagt, sie kann an nichts anderes denken. Sie hat mit dem Leben abgeschlossen, obwohl sie mitten im Leben steht, in dieser großen Villa, in dieser wunderschönen Stadt Würzburg.

Ich nehme ihre Einstellung bedrückt wahr und hoffe, dass es mir gelingen wird, mit meiner Situation anders, positiver, umzugehen. Auf ihre Nachfrage erzähle ich ihr, was ich bisher erlebt habe. Dass ich mich darauf konzentriere zu verstehen, was die Diagnose für mich bedeutet und welche Möglichkeiten ich habe.

»Ich finde es unglaublich, wie viele verschiedene Ansichten es zu den einzelnen Aspekten gibt«, bekenne ich geradeheraus. »Früher dachte ich, eine zweite Meinung einzuholen, würde Klarheit bringen. Jetzt sehe ich, dass das nicht reicht. Bisher bin ich nicht überzeugt von dem, was ich gehört habe. Eine Lösung scheint noch nicht in Sicht. Und bevor ich nicht die Ärztin oder den Arzt gefunden habe, die mir die Optionen plausibel erklären können, lege ich mich nicht auf den OP-Tisch. Das ist das Einzige, was momentan klar ist.«

»Ich bewundere, dass Sie so offen darüber reden können«, sagt Frau Klaas zum Abschied. »Ich konnte das nie und es fällt mir auch jetzt schwer. Aber ich glaube, es hilft, diesen Weg für sich zu finden.«

Als ich ihre kalte Hand nehme und mich bedanke, dass sie sich uns gegenüber weit geöffnet hat, ahne ich, dass ich sie nicht mehr wiedersehen werde.

Am Abend sind wir vier mit meinem Vater verabredet. Er hat uns zu einem italienischen Imbiss in sein Atelier eingeladen. Es wirkt, als würde er sich aufrichtig freuen, uns zu sehen. Sophie streicht wissbegierig um die riesigen Skulpturen herum, die ihr Opa geschaffen hat und die unvollendet im Raum stehen. Mein Vater beantwortet ihre aufgeweckten Fragen. Es macht ihm sichtlich Spaß, seine Familie um sich zu haben. Das ist seine liebevolle Seite, die ich schätze und genieße. Und mich oft danach sehne, weil er sie selten zeigt. Auf dem großen Tisch in der Mitte stehen leckere Antipasti.

»Was wollt ihr trinken?«, fragt mein Vater. Und es dauert nicht lange, da halten wir ein Glas in der Hand und trinken auf unser aller Wohl. »Vor allem auf deines, Clara«, sagt mein Vater und sieht mich bewegt an.

Und damit ist das Gespräch eröffnet. Während des Essens an einem langen Holztisch gibt er mir Gelegenheit, die bisherigen Erkenntnisse und die voraussichtlich folgenden Vorgänge zu schildern.

Er fragt behutsam nach, hört aufmerksam zu. Seine Anteilnahme und sein Interesse freuen mich. Damit es für die Kinder nicht zu ernst wird, schwenkt er nach einer Weile auf ein anderes Thema um, erzählt ein paar Anekdoten von einem verschrobenen Auftraggeber, weil er weiß, dass die beiden Spaß daran haben. Es ist ein entspannender Abend für alle trotz der Schwere, die uns bisweilen befällt.

Ich bin froh, meinen Vater ausgeglichen zu erleben. Wenn er so ist, möchte ich am liebsten viel Zeit mit ihm verbringen. Auch Christian und die Kinder hat er in seinen Bann gezogen.

Beim Abschied halten mein Vater und ich uns lange im Arm. Es hat mich erleichtert, über alles reden zu können. Auch für Florian und Sophie scheint es hilfreich gewesen zu sein. Zu erleben, dass es keine Tabus bei diesem Thema gibt und man im richtigen Augenblick von einer schweren in eine leichtere Gangart wechseln kann.

Bevor wir am Sonntagmittag nach Hause fahren, frühstücken wir mit meiner Mutter. Leider hat sich seit dem Besuch bei Frau Klaas kein weiteres Gespräch über meine Erkrankung ergeben. Wahrscheinlich fällt es ihr schwer, über das Thema zu sprechen.

Beim Abschied fragt meine Mutter unvermittelt: »Was wird eigentlich aus unserer Venedig-Reise?«

Seitdem der zweite Mann meiner Mutter verstorben ist, genießt sie ihre neu gewonnene Unabhängigkeit und ist, wie früher, oft unterwegs. Zum fünfzigsten Geburtstag meines Bruder hat sie Markus und mich zu einer einwöchigen Reise nach Venedig eingeladen. Sie soll in zwei Wochen, Anfang Oktober, stattfinden. Die Flugtickets und das Hotel sind gebucht. Es ist das erste Mal, dass meine Mutter mit ihren erwachsenen Kindern verreisen möchte. Ohne Anhang. Nur wir drei.

»Ich weiß nicht, wann ich operiert werde«, antworte ich zögernd. »Der Termin wird jede Woche verschoben.«

Die Venedig-Reise hatte ich völlig aus den Augen verloren. Dabei war sie ganz ursprünglich meine Idee gewesen. Ich hatte sie meiner Mutter vorgeschlagen, weil sie nicht gewusst hatte, was sie Markus schenken sollte. Und damit wir einmal wieder Zeit zu dritt verbringen würden. So wie früher.

»Lass dich doch nach der Reise operieren. Venedig würde dich ablenken. Wir haben das so lange geplant.« Ihren leicht nörgelnden Ton finde ich unpassend.

»Nein, Mutti, wirklich nicht. Nach Venedig kann ich im Moment nicht. Und Ablenkung brauche ich auch nicht. Für mich geht es um sehr viel. Darauf möchte ich mich voll konzentrieren. Es tut mir leid, aber aus Venedig wird wohl nichts. Jedenfalls nicht für mich.«

»Halte mich bitte auf dem Laufenden über die Untersuchungen.« Meine Mutter macht plötzlich ein sorgenvolles Gesicht, als fiele es ihr wieder ein. »Ich rufe dich in den nächsten Tagen an.«

»Weißt du«, antworte ich, »mir schwirrt der Kopf vor lauter Telefonaten. Lass mich anrufen, wenn ich etwas Neues weiß.«

»Wie du meinst.« Meine Mutter hasst Widerspruch.

Ich nehme sie kurz in den Arm. Dann wende ich mich ab und steige mit Tränen in den Augen ins Auto.

Meint meine Mutter wirklich, ich richte meinen OP-Termin nach Reiseplänen aus? Wie könnte ich durch Venedig spazieren mit zwei Krebsherden in meiner Brust und mir Sehenswürdigkeiten ansehen?

Es dauert eine Weile, bis ich zur Ruhe komme. Zum Glück merkt das auf der Autofahrt keiner. Christian steuert das Auto, Florian und Sophie haben es sich hinten gemütlich gemacht, im Radio läuft schöne Musik und wir freuen uns alle auf zu Hause.

Auf der vierstündigen Fahrt bleibt mir genügend Zeit zu grübeln, wieso ein Besuch bei meinen Eltern nach außen harmonisch, in mir drinnen aber spannungsgeladen ist.

Bei meinem Vater weiß ich vorher nie, in welcher Gemütsverfassung er gerade ist, wie sich die gemeinsame Zeit entwickeln wird. Ob seine Stimmung nicht bei einer – aus meiner Sicht – harmlosen Bemerkung oder kurz vor Schluss umschlägt. Diesmal ging es gut, das ist nicht immer so und nicht vorhersehbar. Deshalb bleibt auch bei augenscheinlicher Harmonie die ganze Zeit eine Grundspannung in mir. Aus der Erfahrung meiner Kindheit. Oder weil er in mir plötzlich meine Mutter sieht, mich mit ihr verwechselt. Alter Groll geweckt wird.

Und manchmal kommt später noch etwas nach. In einem Telefonat. Dinge, die er gehört haben will. Unterschwelliges. Emotionen, die sich Bahn brechen und nichts mit mir oder der gegenwärtigen Situation zu tun haben. Unverarbeitetes. Das kann noch kommen.

Mit meiner Mutter ist es anders. Wir hatten früher ein unkompliziertes und liebevolles Verhältnis. Ich habe sie nicht infrage gestellt und fand ihre Vorrangstellung selbstverständlich.

Dann hat Christian mir die Augen geöffnet. Ich wollte es nicht wahrhaben, stritt es ab, hielt zu ihr und meinem Bild von ihr. Erst durch Florians Geburt begriff ich die Unterschiede zwischen uns, sah sie mit anderen Augen. Hörte ihre Worte, »Du weißt doch, ich hab's nicht so mit Babys« – und erstarrte. Nein, ich hatte das nicht gewusst. Und es arbeitete in mir.

Sobald ich meiner Mutter gegenübertrete, falle ich in alte Muster, versuche, ihren Wünschen und Forderungen gerecht zu werden, ohne mich dominieren zu lassen, bin nicht ich selbst. Christian und die Kinder kennen das inzwischen und stellen sich darauf ein, nehmen sich zurück, warten ab. Jeder auf seine Weise. Sie sind es gewohnt, dass meine Mutter sie kaum wahrnimmt, ihre Konzentration richtet sich vorrangig auf mich.

»Ich bin doch deine Mutter!«, sagt sie mit Nachdruck, wenn sich in mir auch nur leiser Widerstand regt.

Meine Mutter übt eine unsichtbare Macht aus und fordert in allem, was sie tut, eine Vorrangstellung ein. Nicht nur mir gegenüber. So behandelt sie auch andere, ihr nahestehende Frauen, ihre Cousine, ihre ältere Schwester. Allerdings immer unter einem Deckmantel. Nach außen ist sie die attraktive, großzügige, gut gelaunte Frau von Welt. Abschätzige Bemerkungen wie »Was hast du denn heute wieder an?« oder »Das kannst du aber nicht anziehen, wenn du mit mir ausgehen willst« zeigen deutlich ihre Vorbehalte anderen gegenüber. Wenn jemand dagegen aufbegehrt und erklärt, dass man sich extra schön gemacht habe, sagt sie: »Sei doch froh, dass ich es dir sage.« Und schon steht man da wie der begossene Pudel und fühlt sich minderwertig. So erging es mir vor Amerika. Danach begann unsere Beziehung zu bröckeln. Auch weil ich eine andere Welt und positiven Zuspruch kennengelernt hatte.

Seit einigen Jahren habe ich durch meine Eigenkreationen einen Stil entwickelt, in dem ich mich wohlfühle. Meine Kleider in kräftigen Farben spiegeln meine Persönlichkeit wider Dafür erhalte ich häufig anerkennende Blicke und Komplimente. Nur nicht von meiner Mutter. Dabei hat sie selbst früher viel genäht.

Und obwohl ich es erkenne, fällt es mir schwer, dieses Muster zu durchbrechen. Stattdessen verfalle ich in Trotzreaktionen wie ein pubertierendes Kind, reagiere emotional. Was hält mich davon ab, ihr ehrlich zu sagen, was ich mir wünsche? Zum Beispiel Respekt. Dass ich sie liebe, aber gleichwertig von ihr behandelt werden möchte?

Insgeheim hatte ich gehofft, dass sich durch die Schwere meiner Diagnose und die Unsicherheit meiner Prognose unsere Beziehung verändern würde. Dass sie meine Ängste teilen würde, sich mütterlicher verhielte. Dass sie mir Halt geben und mich trösten würde. Aber ich muss erkennen, dass sie das nicht kann. Dass ihr genau das schwerfällt. Und dass ich diesen Umstand zurzeit besonders wenig aushalten kann.

Ich brauche Menschen um mich herum, die mich stützen. Keine, die mich schwächen, die einfordern, dass ich mich nach ihnen richte. Im Gegenteil. Ich muss mich davor schützen, wenn ich gesund werden will. Davon bin ich überzeugt. Auch deshalb muss ich eine aktivere Rollen in Bezug auf meine Eltern einnehmen und selbst bestimmen, ob und wie oft wir uns sehen oder sprechen. Es strengt mich zu sehr an.

Erfahrungswissen

Montagvormittag steht der Biopsietermin für meine rechte Brust auf dem Plan. Davor will ich einige Telefonate führen.

Das Gespräch am Samstag mit Frau Klaas hat mich bestärkt, mich weiter über Rekonstruktionsmöglichkeiten zu informieren. Ärztinnen und Ärzte können mir viel erzählen. Die Frage ist, wie komme ich an authentische Aussagen von Patientinnen heran?

Gestern, auf dem Nachhauseweg im Auto, hatte ich plötzlich Hilde im Kopf. Ich habe sie beim kreativen Schreiben kennengelernt und auf Anhieb in mein Herz geschlossen. Sie, Imke, Christa und ich nennen uns Brunnenfrauen, seitdem wir uns nach dem ersten Schreibworkshop am Marktbrunnen zu einem Glas Wein getroffen haben. Wir alle sind kreativ und schreiben gern.

Hildes offene, zugewandte Art und der Klang ihrer Stimme erinnern mich an meine Großmutter. Bei unserem ersten Treffen hatte sich herausgestellt, dass Hilde dort geboren ist, wo meine Großeltern fast ihr ganzes Leben verbracht haben. Kein Wunder, dass mir ihr Tonfall vertraut ist. Meine Großmutter ist gestorben, kurz bevor Christian und ich uns getroffen haben. Ich habe sie sehr gemocht.

Hilde ist Ende sechzig und kennt bestimmt Frauen, die Brustkrebs gehabt haben. Vielleicht ist sogar eine dabei, die ihre Brust hat rekonstruieren lassen. Einen Versuch ist es auf jeden Fall wert. Nach ein paar einleitenden Worten erzähle ich Hilde am Telefon von meiner Diagnose. Nachdem sie ihre Bestürzung zum Ausdruck gebracht hat, gibt sie mir die Telefonnummer einer Bekannten.

»Ob deren Brust amputiert wurde, weiß ich nicht. In meinem Alter spricht man über so etwas nicht beim Kaffeeklatsch. Aber meine Bekannte ist in einer Reha-Sportgruppe. Die kann dir sicherlich jemanden nennen, wenn sie dir nicht weiterhelfen kann.« Am Ende sagt Hilde noch: »Melde dich bitte, Clara, wenn ich dir helfen kann.«

»Du hast mir schon sehr geholfen, vielen Dank dafür«, antworte ich. »Und ja, ich werde gerne auf dich zukommen. Danke.«

Ich fühle mich so vertraut mit Hilde. Wie herzlich sie reagiert hat. Ein weiterer Baustein in meinem Netzwerk.

Mein nächster Anruf gilt Hildes Bekannten. Sie hört mein Anliegen an und sagt offen, dass ihre Brust erhalten geblieben sei. »Aber ich kann Ihnen eine andere Telefonnummer nennen. Frau Damme aus unserer Krebssportgruppe hat ihre Brust vor Jahren rekonstruieren lassen. Ihr geht es ausgesprochen gut. Rufen Sie sie an. Lassen Sie vielleicht etwas länger läuten. Bei dem schönen Wetter ist sie bestimmt im Garten.«

Als Frau Damme nach langem Läuten den Hörer abnimmt, höre ich sie japsen.

»Ich war im Garten, die Sonne ist so herrlich«, entschuldigt sie sich. »Was kann ich für Sie tun?«

Ich erkläre ihr meine Situation.

»Mir wurde vor dreizehn Jahren die Brust amputiert, das heißt, der Brustkörper wurde ausgeschält. Ein Großteil der Haut und vor allem die Brustwarze blieben erhalten. Das hat Dr. Brunner toll gemacht. Mein Schultermuskel wurde nach vorn verlegt und zusätzlich ein Implantat zur Unterstützung eingesetzt. Das Implantat wurde im Mai 2008 erneuert. Mir geht es damit hervorragend.«

Das kann ich hören. Frau Dammes Begeisterung springt mir regelrecht durch den Hörer entgegen. So viel Elan, so viel Lebensenergie! Vor dreizehn Jahren brustamputiert und völlig zufrieden. Ich bin total beeindruckt von ihrer Haltung!

»Darf ich fragen, wie alt Sie sind?«

»Neunundfünfzig«, schallt es aus dem Hörer. »Und ich sag Ihnen was, es geht mir gut. Rufen Sie Dr. Brunner ruhig an. Meistens ist er unterwegs, hält Vorträge. Dann beantwortet seine Frau das Telefon. Die ist über alles informiert.«

Ich kann mich nicht genug bedanken. Frau Damme macht mir Mut. »Ich hoffe, ich klinge in dreizehn Jahren so vital wie Sie«, sage ich zum Abschluss.

»Das werden Sie«, sagt Frau Damme zuversichtlich.

Genau wie bei der Begegnung mit Björg im Chor spüre ich eine positive Energie durch meinen Körper strömen. Krebs tötet nicht nur viele Menschen. Ihn zu überwinden, bedeutet viel mehr, als sich ein gesunder Mensch vorstellen kann. Sehr viel Mut und Stärke.

Ich bin plötzlich voller Zuversicht. Das Telefonat hat mich wieder aufgebaut. Ich sehe Frau Damme vergnügt in ihrem Garten werkeln. Was hat sie noch gesagt? Eine Bekannte habe sich die Brust nicht aufbauen lassen und leide bis heute darunter. Das hätte sie sich nicht antun wollen. Wie klar sie zu ihrer Entscheidung steht!

Mein Telefonat mit der Frau von Dr. Brunner verläuft ebenso freundlich. Obwohl sie schon tausend und mehr Krankheitsgeschichten kennt, hört Frau Brunner mir aufmerksam zu. Dann sagt sie, dass ihr Mann zurzeit in England Vorträge halte, aber am Sonntag zu Hause sei. Er würde noch operieren und ich könnte mich nächste Woche bei ihr melden, sie würde inzwischen mit ihrem Mann reden. Ich bedanke mich und staune, wie engagiert Dr. Brunner und seine Frau sind. Das Leben der Medizin verschrieben und mit jeder Faser ihres Seins den Patientinnen zugetan. Ich bin sehr berührt.

Eine Enttäuschung

Das Telefon klingelt. Ein Anruf aus der Leopoldklinik. »Können Sie schon um 12, statt um 15 Uhr zur Biopsie kommen?« Ich nehme meine Autoschlüssel und fahre los. Es ist nach elf und mit einer halben Stunde Fahrtzeit muss ich rechnen.

Während ich eine weitere Biopsie, diesmal an der rechten Brust, über mich ergehen lasse, bete ich, bitte, lass sie nicht befallen sein!

»Hier handelt es sich mit hoher Wahrscheinlichkeit um ein Fibroadenom, eine gutartige, scharf begrenzte Geschwulst aus Binde- und Drüsengewebe«, sagt Frau Dr. Roth. »Wir lassen das pathologisch untersuchen, aber ich gehe nicht davon aus, dass wir das entfernen müssen. Ich wollte ganz sicher sein.«

Ich habe mir fest vorgenommen, den Biopsietermin zu nutzen, um Frau Dr. Roth Fragen zu unserem Gespräch vom letzten Donnerstag zu stellen. Deshalb lege ich gleich los, nachdem ich mich wieder angezogen habe.

»Sie sagten, dass mein Schultermuskel für meine Brust zu klein ist«, leite ich ein. »Man könnte doch ein Implantat hinzufügen.«

»Eine Kombination von Latissimus dorsi und Implantat führen wir hier in der Leopoldklinik nicht durch. Das Komplikationsrisiko ist unseres Erachtens viel zu hoch«, erwidert sie.

Interessant!

»Wie oft muss der Expander mit Kochsalzlösung aufgefüllt werden, bis man das Implantat einsetzen kann?«, bohre ich nach.

»Sie müssen mit etwa acht Mal rechnen«, meint Frau Dr. Roth. »Wenn Ihre Brust bestrahlt wird, kann eine Expander-Lösung erst nach der Bestrahlung begonnen werden.«

»Ach so. Und dass man direkt ein Silikonimplantat einsetzt?« Ich lasse nicht locker. Ich will jetzt alle Alternativen kennen und ihre Vor- und Nachteile verstehen.

»Ein Implantat allein setzen wir nicht ein. Außerdem, für die Lösung mit dem Bauchgewebe, die Ihr Mann neulich ansprach, müssen Sie sehr motiviert sein. Das ist eine aufwändige und komplexe Operation.«

»Ach ja?« Heute klingt alles irgendwie anders und komplizierter als am letzten Donnerstag.

»Im Übrigen bin ich ab dem 29. für zwei Wochen in Urlaub. Meine Kollegin wird Sie dann übernehmen.«

»Und was ist mit dem OP-Termin am Freitag?«

»Den habe ich abgesagt. Durch die Biopsie heute konnte ich den nicht halten.«

Jetzt verstehe ich gar nichts mehr. Wieder wird der Termin verschoben? Das hat doch mit der Biopsie nichts zu tun. Hier geht es um ihren Urlaub, oder? Nicht dass ich ihr den nicht gönne. Ich habe sowieso den Eindruck, dass Frau Dr. Roth rund um die Uhr im Einsatz ist. Das hält kein Mensch auf Dauer aus. Aber warum hat sie die ganze Zeit den Eindruck vermittelt, sie würde sich intensiv um mich kümmern, um mir jetzt zu erklären, dass sie für zwei Wochen weg ist? Ich kenne ihre Kollegin gar nicht.

Die ewige Terminverschieberei geht mir auf die Nerven. Morgen habe ich das Gespräch im Bruder-Franz-Hospital. Hoffentlich geht Frau Dr. Krone dort nicht so mit mir um.

Vor lauter Terminen komme ich kaum dazu, mich meiner Arbeit zu widmen. Zum Glück sind meine kleineren Projekte alle entweder beim Grafiker zum Layouten oder in der Phase der Fahnenkorrektur.

Die Fahne zu korrigieren mache ich total gern. Ich bekomme vom Grafiker einen Papierausdruck des gesetzten Textes und lese ihn noch einmal von vorn bis hinten durch. Dazu muss ich mich sehr konzentrieren, aber ich kann die Arbeit jederzeit unterbrechen und wieder aufnehmen. So komme ich Stück für Stück voran.

An mein Großprojekt darf ich allerdings nicht denken, sonst überkommt mich Verzweiflung. Ich kann meine Termine nicht halten und weiß nicht, wie ich das dem Verlag sagen soll. Wann immer ich daran denke, schiebe ich den Gedanken bewusst weiter. Ich kann mich damit nicht befassen – bis ich eine Lösung für das Problem sehe. Und noch ist keine in Sicht.

Ein Lichtblick

Frau Dr. Krone sieht genauso sympathisch aus, wie ich sie mir von ihrem Profilbild im Internetportal des Bruder-Franz-Hospitals vorgestellt habe. Groß, blond, mit einem freundlichen Lächeln, das mich willkommen heißt. Zugleich merke ich der Gynäkologin an, dass sie um den Ernst der Lage weiß.

Es ist früher Dienstagmorgen. Frau Dr. Krone bietet mir einen Stuhl an und setzt sich neben mich, leicht auf Eck. Kein Tisch dazwischen. Wir sind uns nah, fast wie zwei Bekannte in einem Café.

Ich überreiche ihr die Unterlagen von der Leopoldklinik und Frau Dr. Krone vertieft sich hinein. Ich sehe ihr beim Lesen zu. Die fachkundige Ruhe der Ärztin überträgt sich auf mich. Sie wirkt kompetent. Bei ihr fühle ich mich in guten Händen.

»Können Sie sich auch vorstellen, Ihre Brust nicht wieder aufbauen zu lassen?«

»Nein«, sage ich klar und füge hinzu, »es sei denn, es geht einfach nicht anders.«

»Ausgezeichnet, dass Sie so entschieden sind. Es ist uns wichtig, Ihrem ausdrücklichen Wunsch zu entsprechen. Ich erläutere Ihnen alle Möglichkeiten, die für Sie infrage kommen.«

Frau Dr. Krone holt einen Ordner mit Fotos von amputierten und rekonstruierten Brustbildern, die ihre Erläuterungen veranschaulichen. So kann ich mir das, was ich bisher gehört habe, viel besser vorstellen. Sie empfiehlt auch die Latissimus-dorsi-Methode, aber mit einem zusätzlichen Silikonimplantat.

»Das Implantat wird zur Stützung des Rückenmuskels daruntergesetzt. Eine Kombination aus Eigengewebe und Implantat hat den Vorteil, dass Ihr Muskel bei Gewichtszunahme oder -abnahme wie jedes andere Organ in Ihrem Körper mitwächst.«

Wieder eine Information, die ich nicht kannte.

»Die Operation wird drei bis vier Stunden dauern. Wenn alles verheilt ist, kann später ambulant der Warzenhof, der kreisrund bis ellipsenförmig um die Mamille geformt wird, in einem dunkleren Ton nachtätowiert werden.«

»Tätowieren? Wie ungewöhnlich!«

»Das ist eine nicht unübliche Methode, um den dunkler gefärbten Warzenhof nachzubilden. In manchen Fällen kann man die Mamille mit dem Warzenhof ausschneiden und nachträglich einsetzen.«

Ich lasse das auf mich wirken, Frau Dr. Krone macht freundlicherweise eine kleine Pause.

»Nach fünf Tagen können Sie das Krankenhaus verlassen. Wenn Sie möchten, kann ich Sie Anfang nächster Woche operieren.«

Auf ihr Anraten vereinbare ich einen weiteren Gesprächstermin für übermorgen, an dem Christian teilnehmen kann. Ich verlasse die Abteilung mit einem positiven Gefühl. Frau Dr. Krone könnte ich mich anvertrauen, das spüre ich.

Neben dem Ausgang der Klinik befindet sich die Hauskapelle. Die Tür steht offen. Ich schlüpfe hinein. Setze mich auf eine Bank. Hier, in der Stille, dürfen die Tränen laufen. Alles, womit ich in den hektischen letzten Tagen konfrontiert wurde, strömt an meinem inneren Auge vorbei. Die Gespräche. Die Informationen. Die Biopsien. Die fremden Menschen, vor denen ich mich entblößen musste. Endlich glaube ich, die richtige Ärztin gefunden zu haben.

Am Nachmittag steht ein Gespräch bei unserem Hausarzt an. Ich habe Christian gebeten mitzukommen.

»Warum willst du noch zu Dr. Frei?«, hat Christian gefragt.

»Wir kennen ihn schon so lange. Dr. Frei ist vielleicht der einzige mir vertraute Arzt in nächster Zeit. Von ihm werde ich bestimmt viele Überweisungen brauchen. Ein ruhiges Gespräch im Vorfeld schadet sicher nicht.«

»Also gut, wenn du meinst«, lenkte Christian schließlich ein.

Dr. Frei ist sichtlich erschüttert, als ich ihm von meiner Krebsdiagnose berichte. Sein Gesicht betrübt sich und seine Augen wirken mit einem Mal verschattet.

»Wissen Sie, meine Frau hatte vor zwei Jahren auch Brustkrebs. Das war eine schwere Zeit, vor allem für unsere Mädchen, die es nicht gewohnt waren, ihre Mama krank und schwach zu sehen.«

Er braucht einen Moment und schließt die Augen.

»Sie sehen beide so gefasst aus«, staunt er, als er sich gefangen hat. »Wir haben damals sehr mit der Situation zu kämpfen gehabt.«

Vorsichtig frage ich, wo seine Frau operiert worden sei.

»Hier. Hier vor Ort. Ich kann Ihnen das hiesige Brustzentrum und Dr. Guth im Speziellen wärmstens ans Herz legen.«

Seine Miene hellt sich auf.

»Meine Frau wurde dort operiert und hat sich alles in allem wohl gefühlt. Dr. Guth ist ein besonderer Senologe, das Personal im Krankenhaus ist freundlich. Da spürt man, dass man in einer Kleinstadt wohnt und alles sehr persönlich ist.«

»Von Dr. Guth habe ich schon gehört, aber eine solche Operation in einem relativ kleinen Krankenhaus konnte ich mir bisher nicht vorstellen«, sage ich erstaunt.

»Hinzu kommt die räumliche Nähe. Unsere Kinder konnten meine Frau jederzeit besuchen.«

Bei ihrer Erwähnung sehe ich auf die Schnappschüsse mit lachenden Kinderaugen, die großformatig in der Praxis hängen.

»Und die Nachbehandlung, falls Sie eine Chemotherapie benötigen, ist vor Ort. Dr. Guth betreut Sie auch da persönlich.«

»Ach ja? Das wusste ich nicht. Ich dachte, mit so einer großen Sache kann ich nicht in ein Provinzkrankenhaus gehen.«

»Von wegen Provinz. Dr. Guth ist eine Koryphäe auf dem Gebiet der Onkologie und über unsere Stadtgrenzen hinaus bekannt. Sein Brustzentrum suchen Patientinnen aus ganz Deutschland auf. Er operiert nicht nur, sondern ist auch Psychoonkologe. Er betreut seine Patientinnen auf sehr einfühlsame und persönliche Art.«

Ich finde es rührend, wie begeistert und emotional unser Hausarzt über Dr. Guth redet. Also hat meine Gynäkologin mir auch in diesem Punkt keinen Gefallen getan, mich immer in die Leopoldklinik zu schicken, anstatt in das Brustzentrum gegenüber ihrer Praxis.

Trotz meines positiven Eindrucks von Frau Dr. Krone will ich Dr. Guth auf jeden Fall kennenlernen.

»Einen Tipp habe ich noch. Lassen Sie sich einen Port legen.«

»Was ist das denn?«, erkundigt sich Christian aufmerksam.

»Ein Portkatheter, kurz Port, wird subkutan in das Gewebe unterhalb des Schlüsselbeins gelegt. Er ermöglicht einen Zugang zum Blutkreislauf, sodass Infusionen, zum Beispiel die Chemotherapie, direkt in die Vene gelangen. So werden Blutgefäße, etwa in der Armbeuge, nicht beschädigt. Meine Frau hatte auch einen.«

Ich notiere das Wort »Port« in meinem Büchlein.

Von mehreren Seiten habe ich gehört, dass eine Misteltherapie die Nebenwirkungen der Chemotherapie abmildere. Ich spreche Dr. Frei darauf an.

»Die Misteltherapie ist eine der häufigsten Verfahren in der Komplementärmedizin, die neben den drei Säulen der Krebsbehandlung Operation, Chemotherapie und Bestrahlung angewandt wird. Sie kommt aus der Anthroposophie und wurde Anfang des 20. Jahrhunderts von deren Begründer, Rudolf Steiner, erstmals erwähnt. Allerdings ist es ratsam, nicht sofort am Anfang, sondern zum Ende der Chemotherapie damit zu beginnen.«

»Aha. Stimmt es, dass man dieses Mittel selbst spritzt?«

»Ja, das ist richtig. Meistens wird die Mistel direkt unter die Haut gespritzt. Wenn Sie so weit sind, kann ich Ihnen das Präparat verschreiben. Die meisten Krankenkassen übernehmen die Kosten. Darüber können wir später im Detail reden. Jetzt sollten Sie erst einmal die Operation gut überstehen.«

»Ja. Danke, dass Sie meinem Mann und mir so viele persönliche Einblicke gegeben haben.« Christian und ich haben uns von den Stühlen erhoben.

»Etwas möchte ich Ihnen noch empfehlen. Nehmen Sie, wenn alles vorbei ist, unbedingt das Angebot einer Anschlussheilbehandlung in Anspruch. Früher nannte man das Kur. Eine Chemotherapie hat es in sich, auch wenn man heute sehr viel gegen die Nebenwirkungen tun kann. Das, was Ihnen bevorsteht, ist kein Spaziergang. Danach sind drei oder vier Wochen Auszeit sehr wirkungsvoll. Lassen Sie sich das nicht entgehen. Meine Frau war wie ausgewechselt. Ich ...«, und damit schaut er Christian verschmitzt lächelnd an, »... habe eine neue Frau wiederbekommen.«

Darüber würde ich am liebsten mehr hören, verschiebe das aber auf später. Ich will auch den magischen Moment, den die beiden Männer miteinander teilen, nicht stören. Ob ich mich auch verändern werde?

Ich bin froh, dass wir dieses Gespräch mit Dr. Frei geführt haben. Und wie viel Zeit er sich für uns genommen hat! Dass er sich offen und in vielen Punkten engagiert geäußert hat, bestätigt mich in dem Gefühl, weiterhin bei ihm hervorragend aufgehoben zu sein.

Von zu Hause aus rufe ich das Vorzimmer von Dr. Guth an. Ich erhalte einen Gesprächstermin für den nächsten Tag um 9 Uhr.

Oder doch ein Mann?

Schon wieder sitzen Christian und ich in einem Wartezimmer, diesmal in dem von Dr. Guth. Trotz allem, was Dr. Frei gestern gesagt hat, habe ich meine Vorbehalte. Vor allem, weil er ein Mann ist. Ich will meine Brust nicht noch einmal untersuchen lassen und fühle mich in meiner Weiblichkeit sehr verletzlich. Deshalb bin ich zwar neugierig, aber auch skeptisch, wie Dr. Guth auf mich wirken wird.

Als er seinen Kopf durch die Tür des Wartezimmers steckt und uns lächelnd aufruft, fällt mir ein Stein vom Herzen. Dr. Guth wirkt sanft und freundlich, hat eine melodiöse Stimme und ein aufrichtiges Lächeln, bei dem die Augen mitstrahlen. Ich bin offen für diese Begegnung. Dr. Guth ist etwa so alt wie ich und wirkt jung. Er schaut mich mit seinen blauen Augen durch die randlose Brille hellwach an. Ich fasse sofort Vertrauen zu ihm.

Dr. Guth bietet uns beiden Platz in seinem Untersuchungszimmer an. Dann vertieft er sich eine Weile in die Unterlagen, die ich seiner Assistentin am Vortag gefaxt habe.

Warum schaut er sie sich jetzt erst an?

Erneut skeptisch, sammle ich Punkte gegen ihn. Im Prinzip bin ich sicher, mich im Bruder-Franz-Hospital operieren zu lassen. Dies hier ist nur eine Option, die ich ausloten will, zumal unser Hausarzt so positiv von ihm gesprochen hat.

Dr. Guth legt die Seiten mit allen Informationen über meinen Befund auf einem Stapel zusammen und schaut mich an.

»Ich würde Ihnen vorschlagen, zunächst eine Quadrantenresektion vorzunehmen. Das heißt, dass ein Teil der Brustdrüse entfernt wird. Das könnte schon nächsten Dienstag erfolgen. Der Befund des Pathologen wird zeigen, ob wir alles im gesunden Bereich entnommen haben oder ob eine weitere Operation notwendig ist. Die kann am Freitag – ach nein, da ist Feiertag – dann am nächsten Montag erfolgen. Bei dieser zweiten Operation würde entweder eine Ablatio, also eine Amputation der Brust, erfolgen, oder vielleicht nur zusätzliches Brustgewebe und die Lymphknoten entfernt werden. Das kann man noch nicht sagen. Es muss sichergestellt sein, dass alles befallene

Gewebe entnommen wird. Auch kann es zu einer dritten Operation kommen. Das wird sich zeigen. Das sind die Schritte, die ich Ihnen in Ihrer Situation vorschlagen würde. Sollte es bei der zweiten Operation zu einer Ablatio kommen, kann man aufgrund des Befundes des Pathologen ersehen, ob ein sofortiger Wiederaufbau möglich ist oder zunächst eine Chemotherapie und möglicherweise Bestrahlung vonnöten sind. Dann muss man mit dem Wiederaufbau warten.«

Das war eine lange Rede. Ich lasse seine Worte auf mich wirken. Dann dämmert mir: Das ist ein ganz neuer Ansatz, den er da vorschlägt. Und schon schöpfe ich Hoffnung.

»Sie meinen, wir können es versuchen, die Brust zu erhalten? Sie muss nicht direkt amputiert werden?«

»Ja, ich würde Schritt für Schritt vorgehen. Das ist völlig legitim und gibt uns die Chance, Ihre Brust möglicherweise zu erhalten. Versprechen kann ich Ihnen das nicht. Aber wir sollten es versuchen. Sie sollten nicht mehr lange warten!«

»Aber muss man nicht davon ausgehen, dass sich der Mikrokalk in der ganzen Brust verbreitet hat? So etwas hatte Herr Dr. Dreier zu uns gesagt.« Ich wende mich an Christian.

»Ja. Er sagte, dass man davon ausgehen kann, dass der Mikrokalk in der gesamten Brust besteht, man ihn nur nicht sehen kann, weil er zu klein sei«, bestätigt Christian.

»Es ist davon auszugehen, dass alles, was da ist, sichtbar ist«, wendet sich Dr. Guth an uns beide. »Das heißt, wenn der Mikrokalk sich zeigt, wie er das tut, dann lässt er sich durch bildgebende Verfahren entdecken. Wir können davon ausgehen, dass er sich nicht weiter verbreitet hat, als auf der Mammografie zu sehen ist. Weiteres wird uns der Bericht des Pathologen sagen – nach der Operation.«

Ich bin erleichtert und lächle Dr. Guth an.

Ist das die Lösung?

»Wenn Sie möchten, können Sie morgen eine Patientin treffen und mit ihr sprechen. Ich habe sie vor zwei Wochen operiert und ihre Brust nach der Latissimus-dorsi-Methode wieder aufgebaut. Sie können sie fragen, wie es ihr damit geht. Ich bin sicher, sie ist einverstanden. Als sie vor der Entscheidung stand, war sie froh, darüber mit einer anderen Patientin reden zu können.«

»Ja, das würde ich gern tun. Ich habe mit einer Patientin telefoniert, die diese Operation vor dreizehn Jahren hatte. Aber den Brustaufbau direkt sehen, das ist etwas anderes.«

»Kommen Sie morgen früh um 8 Uhr hierher. Da habe ich meine Morgensprechstunde.«

Christian und ich bedanken uns herzlich. Dieses Gespräch hat uns so viel weitergebracht! Vor allem die Tatsache, dass Dr. Guth sich völlig unabhängig macht vom Therapievorschlag der Leopoldklinik und einen eigenen Weg einschlägt, imponiert mir. Und ich bin sehr angetan von seiner konzentrierten und ruhigen Art. Nichts zu spüren von Krankenhaushektik.

»Das ist ein sehr gebildeter Mann und Arzt«, sagt Christian mit Hochachtung, als wir die Klinik verlassen. »Ich bin beeindruckt.«

»Ja, ich auch!« Und froh, dass Christian wir einer Meinung sind.

Gleich um 11 Uhr sind wir in der Fachklinik für plastische Chirurgie angemeldet, 20 km von unserem Wohnort entfernt. Heute jagt ein Termin den nächsten. Die Klinik, die als größtes Hautkrebszentrum Deutschlands gilt, liegt idyllisch in einem von Bäumen umsäumten Gebiet. Allerdings sieht es innen weniger beschaulich aus, die Wartebereiche sind übervoll. Mir wird mulmig. Wie ruhig und angenehm war es dagegen im Brustzentrum bei Dr. Guth.

Dem Rat von Dr. Dreier folgend, möchten wir uns hier über die Brustrekonstruktion nach der Tumor-OP informieren. Zuerst muss ich mich wie üblich durch eine Unmenge von Formularen kämpfen. Neu ist, dass meine Brust diesmal fotografiert wird. Dazu gehe ich in die Fotoabteilung.

»Würden Sie mir bitte einen Abzug des Bildes zuschicken oder mailen?«, bitte ich, nachdem die Aufnahmen gemacht wurden.

»Ja, kein Problem. Geben Sie das gleich bei Ihrer Ärztin an, dann schicken wir Ihnen ein Foto.«

Frau Dr. Enkel klärt uns ausführlich darüber auf, wie die Brust nach der Tumoroperation aufgebaut werden kann. Die postoperative Rekonstruktion erfolgt nach Verheilen der Wunde sechs Monate später. Ich rechne im Kopf nach, dass das erst im nächsten Frühjahr möglich wäre. Davon hat Frau Dr. Roth nicht gesprochen.

Dann sagt Frau Dr. Enkel etwas, das mich wundert. »Ich empfehle Ihnen den Wiederaufbau mit Bauchfett. Das Material ist sowieso vorhanden und wird von den meisten Menschen als überflüssig eingestuft.« Sie schmunzelt und zeigt auf ihre nicht vorhandene Bauchspeckrolle.

»Und wie sieht das mit der Schulter-OP aus? Ist die nicht weniger kompliziert?«

»Sie sagten, dass Sie viel am Computer arbeiten.«

»Ja, das stimmt.«

»Für Personen, die viel am Schreibtisch sitzen, ist die Latissimus-Methode nicht zu empfehlen. Sie dürfen nicht unterschätzen, dass der Schultermuskel durch die Operation von seiner Funktion als Stütze entbunden wird. Diese Einschränkung kann sich als sehr belastend auf die Rückenstruktur auswirken.«

»Es ist unglaublich! Jeder Arztbesuch bringt neue Erkenntnisse. Wie soll man sich als Laie auskennen?«, frage ich Christian beim eiligen Verlassen der Klinik. Wir haben noch den Termin bei Frau Dr. Krone im Bruder-Franz-Hospital.

Gut, dass ich mir ein Käsebrot mitgenommen habe. Sonst wäre ich längst unterzuckert.

Die neue Option

Der Wartebereich des Brustzentrums im Bruder-Franz-Hospital scheint verwaist. Alles ruhig. Mittagszeit. Ich versuche, mir durch das Blättern in Illustrierten die Zeit zu vertreiben. Aber ich kann mich auf nichts konzentrieren. Nichts interessiert mich. Zu viele Gedanken schwirren mir durch den Kopf.

Was soll ich machen? Das Alternativangebot von Dr. Guth, nicht zu amputieren, zumindest zunächst einmal nicht, klingt vielversprechend und verlockend. Aber ich finde Frau Dr. Krone sehr sympathisch und kompetent. Vielleicht ist sie zu einer brusterhaltenden Operation bereit? Zum Glück kann ich mir ja nun ihre Meinung zum Vorschlag von Dr. Guth einholen.

Eine junge Frau mit verweintem Gesicht kommt am Arm ihres Partners aus dem Sprechzimmer. Ich sehe sie mit großem Mitgefühl an. Wie viel schrecklicher muss eine schlimme Diagnose sein, wenn man jung ist und das Leben noch vor sich hat. Mir wird bewusst, wie froh ich sein kann, mit unsere beiden Kinder gestillt zu haben.

Wieder bin ich beeindruckt von Frau Dr. Krone, die sich für die Verspätung entschuldigt.

»Sie verstehen sicherlich, dass ich mir für dieses Paar mehr Zeit genommen habe. Es ist tragisch, wie viele junge Frauen an Krebs erkranken. Jedes Jahr werden es mehr.«

Ohne Umschweife setzt sie da an, wo sie ein paar Tage zuvor im Gespräch mit mir aufgehört hat. Frau Dr. Krone erklärt Christian ihre Methode, verzichtet aber darauf, ihm Fotos zu zeigen. Als sie geendet hat, erzähle ich ihr von Dr. Guth und seinem Vorschlag.

»Dieser Weg ist eine Option, die ich für absolut nachvollziehbar halte. Sie müssen allerdings bedenken, dass es Konsequenzen hat, wenn man eine Stelle in kurzer Zeit mehrfach operiert. Aber ja, es ist eine Möglichkeit. Ich kann verstehen, dass Sie vor einer Amputation zurückschrecken. Vielleicht kann Dr. Guth Sie davor bewahren. Ich würde mich für Sie freuen.«

Ich bin erleichtert, dass Frau Dr. Krone dafür offen ist und nicht im Mindesten gekränkt oder irritiert erscheint.

»Ich hatte Ihnen schon gesagt, dass ich Sie, wenn Sie sich für uns entscheiden sollten, in der nächsten Woche operieren würde. Allerdings muss ich dazusagen, dass ich in der darauffolgenden Woche nicht im Haus sein werde. Ich habe eine Woche Urlaub, um mich um meine Mutter zu kümmern. Sie wohnt nicht hier, und ich besuche sie immer in den Herbstferien.«

»Das ist aber schade«, drücke ich mein Bedauern spontan aus. »Unter diesen Umständen kommt eine Operation hier für mich nicht infrage. Das verstehen Sie sicher. Es ist für mich entscheidend, Sie die ganze Zeit als Ansprechpartnerin zu haben. Danke, dass Sie mir das gleich sagen.«

»Ja, Sie hatten mir von Ihrer Enttäuschung in der Leopoldklinik erzählt. Leider stehen auch meine Termine schon fest. Das verstehen Sie sicher.«

»Natürlich. Ich kann nur nicht länger warten. Seit ich alle Optionen kenne, lässt sich die Operation nicht länger aufschieben.«

»Ich wünsche Ihnen alles Gute!«

»Danke. Und danke, dass Sie sich Zeit für uns genommen haben. Das hat uns sehr geholfen.«

Klare Entscheidung

Als ich kurz nach acht am Freitagmorgen die Treppen im Brustzentrum zu Dr. Guth hochsteige, bemerke ich meine innere Anspannung. Wie muss sich die Patientin fühlen, die ich gleich sehen werde? Wird die Situation peinlich sein? Für sie? Für mich? Was wird das für eine Auswirkung auf meine Entscheidung haben? Meine Hände werden feucht.

Zunächst nehme ich im Wartezimmer Platz. Meine Bemühung, Ruhe zu bewahren, hat wenig Erfolg. Ob der junge Mann dort zu der Patientin gehört? Und die drei kleinen Kinder, die still vor sich hin spielen? Ich werde jäh aus meinen Gedanken gerissen, als Dr. Guth die Tür öffnet und mich bittet, ihm zu folgen.

Im Untersuchungszimmer steht eine attraktive junge Frau, die mich freundlich anlächelt. Ihre Brust ist mit einem weißen Tuch bedeckt. Ich gehe auf die Frau zu und gebe ihr die Hand. Dr. Guth stellt mir die Patientin vor und schildert den medizinischen Sachverhalt. Dann fragt er sie, ob es für sie in Ordnung sei, mir die vor zwei Wochen operierte Brust zu zeigen.

»Ja, klar«, sagt sie. »Ich war vor meiner Operation auch froh, dass ich mir das bei einer anderen Patientin ansehen konnte. Das hat mir geholfen, mich zu entscheiden. Obwohl, was heißt entscheiden, viel Zeit hatte ich nicht.« Dabei schaut sie Dr. Guth vieldeutig an.

»Wie geht es Ihnen damit? Fühlt sich das irgendwie fremd an?«, frage ich vorsichtig.

»Nein, das hatte ich mir alles viel schlimmer vorgestellt. Natürlich ist noch alles taub und von der Operation geschwollen. Aber ich habe mich schon daran gewöhnt.«

Dr. Guth erklärt, dass er die Brustdrüse ausgeschält habe, sodass die Oberhaut erhalten geblieben sei. Durch den Schultermuskel wurde das entnommene Gewebe ersetzt.

»Sehen Sie. Die Mamille habe ich durch einen ovalen Hautlappen vom Rücken ersetzt, der dunkler ist. In einer späteren Operation wird die Haut dann um den Warzenhof herum zusammengezogen, sodass sie wie eine Mamille geformt ist.«

Ich bin überrascht, wie schön das aussieht, einmal abgesehen von den Narben, die rot hervorleuchten. Fast wie ein Kunstwerk. Arzt und Patientin sind allem Anschein nach stolz. Beeindruckend.

»Und in den Herbstferien fahren wir, wie geplant, nach Rhodos. Dr. Guth zeigt meinem Mann, was er tun muss, falls sich Wundsekret bildet. Das soll dann wohl klappen.«

Etwas verwirrt ob der Leichtigkeit, mit der diese junge Frau mit Amputation und Rekonstruktion umzugeht, verlasse ich das Behandlungszimmer. Zugleich bin ich angetan von dem, was ich gesehen habe. Dr. Guth bittet mich zu warten, bis er das Gespräch mit der Patientin in Ruhe beendet hat.

So erlebe ich im Wartezimmer den Abschied und die Urlaubswünsche für die junge Patientin, die froh ist, erst einmal mit ihrer Familie wegzufahren.

Ich kann es kaum glauben. Nichts ist zu spüren von der bedrückenden Schwere, die häufig bei der Erwähnung von Krebs im Raum steht. Nichts von der Kühle und Distanz, die manchmal zwischen Arzt und Patientin herrscht.

Dr. Guth scheint in der Lage, nicht nur Tumore zu entfernen und Brüste zu modellieren, er weiß auch, wie er seine Patientinnen da abholt, wo sie stehen. Er kann ihnen dazu verhelfen, ihre Lebensfreude zu erhalten oder neu zu gewinnen.

»Wenn Sie möchten, können Sie morgen früh eine weitere Patientin sehen«, bietet Dr. Guth mir an.

»Am Samstag?« Ich bin erstaunt.

»Ja, ich sehe mir samstagmorgens immer meine frisch operierten Patientinnen an. Die Patientin, die ich morgen um 9 Uhr sehen werde, hatte vor einer Woche ihre Operation. Auch da haben wir den Schultermuskel nach vorn verlegt. Möchten Sie?«

»Ja, danke, gern.« Ich gebe Dr. Guth die Hand. »Bis morgen.«

Weil ich eine neue Frauenärztin finden will, bevor ich operiert werde, habe ich um 10.20 Uhr einen Termin. Frau Dr. Bach ist etwas älter als ich und macht einen freundlichen Eindruck. Dankenswerterweise verschont sie mich und sieht von einer Untersuchung der Brust ab. »Ich nehme an, dass Sie in dieser Hinsicht überstrapaziert sind.«

Wie wahr! Das gibt einen Pluspunkt für sie. Dann legt sie ein gutes Wort für Dr. Guth ein.

»Er ist ein bemerkenswerter Arzt. Ein Segen für unser Brustzentrum. Außerdem hat er sensible Hände. Er operiert die Brust sehr schön. Sie können sich ihm anvertrauen.«

Ich erkläre ihr, warum ich mich von Frau Dr. Grewe abwende.

»Das tut mir leid für Sie«, sagt sie. »Sie werden verstehen, dass ich dazu nichts sagen kann.«

Das wirkt zunächst abweisend auf mich. Ich hätte mir ein bisschen mehr Empathie gewünscht, zumal ich beim Erzählen einen Anflug von Ärger in mir gespürt habe. Aber ich respektiere ihre Position.

»Kommen Sie nach der Operation wieder zu mir. Ich bin jederzeit für Sie da. Bei Dr. Guth sind Sie in den besten Händen.«

Ich frage Christian, ob er mich am Samstagmorgen ins Brustzentrum begleitet. Mir ist klar, dass ich ihn über die Maßen strapaziere.

Wenn es um ihn ginge, wäre er längst operiert. Diese Lauferei von einem Arzt zum anderen macht ihm zu schaffen. Aber zunehmend verständnisvoll beugt er sich meinem Wunsch und toleriert mein Ringen um die richtige Entscheidung. Ich hatte ihn gleich nach der Diagnose gebeten, mich, so gut er kann, zu unterstützen. Ich weiß von seiner Abneigung gegen alles Medizinische.

Christian musste als Kind mehrmals operiert werden und hat dabei schlimme Erfahrungen gemacht. Das hat ihn geprägt. Wenn er einen weiten Bogen um Ärztinnen und Ärzte und Krankenhäuser machen kann, dann tut er es. Ich verstehe das. Aber dieses Mal brauche ich ihn unbedingt.

»Bitte mach auch du dir von Dr. Guth noch einmal ein Bild«, sage ich ihm, als er verständlicherweise zögert.

Christian wartet geduldig, während ich mit der Patientin spreche. Und wieder bin ich beeindruckt von der Art, wie Dr. Guth mit dieser nicht alltäglichen Situation umgeht.

Als er anschließend zu uns ins Wartezimmer kommt, fälle ich eine für mich wichtige Entscheidung.

»Wenn das nicht zu spät ist, würde ich gern Ihr Angebot annehmen und am Dienstag von Ihnen operiert werden«, sage ich zu ihm.

Ich schaue Christian an, um an seiner Reaktion abzulesen, ob auch er das befürwortet. Christian wirkt zunächst erstaunt, aber gleich darauf erleichtert. Er atmet hörbar ein und aus. Dr. Guth überzeugt auch ihn. Hier gibt es noch die Chance, dass meine Brust nicht entfernt werden muss. Er nickt mir sanft zu.

Dr. Guth ist sichtlich erfreut, dass ich mich so überzeugt für ihn und seinen Vorschlag entscheide.

»Es sei denn, Sie fahren nach der Operation in den Herbsturlaub«, flachse ich.

»Nein, ich gehen erst in drei Wochen in Urlaub. Das mache ich immer im Herbst. Damit entlaste ich meine Frau, die Kunstlehrerin ist und dann Ferien hat. Wir wohnen nämlich ganz in der Nähe, aber in einem anderen Bundesland.«

»Da bin ich beruhigt. Ich dachte, ich müsste weitersuchen.«

Ist schon verrückt. Zwei Ärztinnen, die mich hätten operieren können, wollten amputieren! Dr. Guth will schrittweise vorgehen. Auf diese Option kann ich mich einlassen. Was für ein steiniger Weg!

Herbst

Endlich Wochenende!

Am Mittwochabend rufe ich zu für mich später Stunde einen kleinen Familienrat ein. »Was soll ich tun?«, frage ich Sophie, Florian und Christian, die ich im Wohnzimmer zusammengetrommelt habe. Es geht um den Besuch meiner Mutter.

»Ruf Oma an und sag ihr ab«, rät Sophie vernünftig.

»Aber sie kommt so selten«, lenke ich ein. »Und jetzt, wo sie sich mal die Zeit nehmen will, sage ich ihr ab.«

»Na und? Es geht um dich und nicht um sie«, sagt Florian.

Christian stimmt zu.

»Wenn Oma kommt, dreht sich alles um sie«, sage ich traurig.

»Und du musst dich aufs Krankenhaus vorbereiten, deinen Koffer packen und so«, ergänzt Florian.

»Ihr habt recht! Ich rufe sie an, obwohl es schon spät ist.«

Das Telefonat mit meiner Mutter ist kurz. »Dann komme ich dich besuchen, wenn du im Krankenhaus bist«, schlägt sie vor.

»Ach, lass nur«, sage ich. »Christian und die Kinder besuchen mich. Das reicht. Die kümmern sich rührend um mich, das tut mir gut. Ich möchte nicht, dass sie zusätzlich belastet werden.«

Die Absage ist mir nicht leichtgefallen. Schwankte ich doch zwischen dem Wunsch, mich trösten und umsorgen zu lassen, und der Erkenntnis, dass es dazu nicht gekommen wäre. Ihr Besuch wäre eine Belastung für uns alle gewesen. Nach dem Telefonat geht es mir besser. Es fällt mir immer schwer, meiner Mutter Paroli zu bieten. Jetzt muss ich tun, was mich entlastet und froh macht.

Da fällt mir das Bild ein, das ich bei Kurt in der Praxis vor meinem inneren Auge gesehen habe. Wenn meine Familie hinter mir steht, stützt sie mich. Wenn sie zu dicht vor mir steht, versperrt sie den Blick zu mir selbst oder dem, was vor mir liegt. Mit meiner klaren Absage habe ich mich in den Blickpunkt genommen. Das fühlt sich neu und richtig angenehm an. Ich bin froh, dass in mir die Kraft und die Fähigkeit wächst, alte Strukturen aufzubrechen und neue Verhaltensweisen auszuprobieren.

Christian schlägt am Sonntag einen Spaziergang vor. In der Gegend kennt er sich aus wie in seiner Westentasche. Damit Sophie Spaß am Wandern hat, suchen die beiden einen passenden Wanderstock, an dem Christian ihr einen Griff freischnitzt. Christian und Sophie gehen voraus. Nach einer Weile Hand in Hand. Ein hübsches Bild von Vater und Tochter. Gut, wenn sich die beiden aneinander festhalten und zusammenrücken. Und dann gehen sie eine Weile Arm in Arm. Was für ein schöner Anblick! Ich mache ein Foto davon.

Florian übernimmt den Rucksack mit dem Picknick und erzählt lebhaft, was er vor Kurzem alles im Internet gelesen hat. Er genießt es sichtlich, seine Mama für sich zu haben. Florian ist ein kluger Junge, der sich für ein breites Spektrum an Themen interessiert und alles wortgenau wiedergeben kann. Schon mit acht Jahren konnte er Gedichte wie den »Zauberlehrling« auswendig vortragen oder ohne Noten stundenlang am Keyboard spielen. Man merkte ihm an, wie viel Spaß er hatte. Auch vor Publikum regte ihn das überhaupt nicht auf.

Trotz seiner vierzehn Jahre begegnen wir uns oft auf Augenhöhe. Besonders schön finde ich, dass er sich auch für emotionale Inhalte interessiert und nicht nur für harte Fakten. Wenn ich mit ihm rede, spüre ich, wie er Neues in sich aufsaugt und zu seinem reichen Fundus hinzufügt. Wir beide schätzen diese tief gehenden Gespräche.

Für unser Picknick entdecken wir einen Hochsitz. Ich liebe Hochsitze. Und so klettern die Kinder und ich nacheinander die steile Leiter hinauf und machen es uns für eine Weile bequem. Christian folgt nach kurzem Zögern. Florian macht Fotos von uns allen. Sophie trägt heute große silberne Creolen und strahlt mit der durch die Bäume scheinenden Sonne um die Wette.

Familienausflüge in die Natur macht Christian gern. Der Rest der Familie muss dazu immer erst überredet werden.

Wieder zu Hause, packe ich die Sachen zusammen, die ich für das Krankenhaus brauche. Eine Freundin hatte mir vor Florians Geburt geraten, außer einem zweiteiligen Schlafanzug bequeme Kleidung aus elastischem Baumwolljersey mitzunehmen. Die Anregungen von damals passen jetzt auch wieder. Leggins, T-Shirts und leichte Jacken kann ich schnell an- und ausziehen. So kann ich zwischendurch ins Bett schlüpfen, bin aber nicht den ganzen Tag im Schlafanzug. Ich lege Wert darauf, bequeme, aber attraktive Kleidung zu tragen. Soweit möglich, möchte ich mich morgens komplett anziehen. Dann kann ich tagsüber auf dem Bett oder in einem Stuhl im Zimmer sitzen oder auf der Station spazieren gehen. Hauptsache, ich bleibe in Bewegung.

Meine Lieblingstante Klara, die vor einigen Jahren selbst Brustkrebs hatte, ruft am Sonntagabend bei mir an. Sie spricht mir Mut zu und erklärt, warum die Operation bestimmt gut zu überstehen sein wird.

»Ich will das nicht verharmlosen«, sagt Tante Klara. »Brustkrebs ist eine schlimme Sache. Aber die Operation ist nicht so arg, wie du dir das vielleicht vorstellst. Die Brust ist dem Körper vorgelagert und es befinden sich keine anderen Organe in unmittelbarer Nähe, die von der Operation beeinträchtigt werden. Außerdem besteht sie vorrangig aus Fettgewebe. Das klingt nicht schön, ist aber so. Das Schmerzempfinden hält sich in diesem Bereich in Grenzen. Die Narkose ist nicht so stark, wie du vielleicht befürchtest. Heutzutage können das die Anästhesisten hervorragend dosieren. Mach dir keine Sorgen. Du schaffst das. Ich habe das auch überstanden. Gut sogar. Du hast damals gesehen, wie ich durch die Gegend geschlurft bin. Ich konnte direkt aufstehen und meine Runden drehen.«

Nach einer Pause fährt sie fort. »Und, Clara, sieh zu, dass du ein Einzelzimmer bekommst. Du hast doch eine Zusatzversicherung. Im Einzelzimmer kannst du dich besser erholen. Auch wenn die Operation wahrscheinlich nicht so schmerzhaft ist, wirst du viel mit dir und deinen Gedanken beschäftigt sein.«

Ich bin dankbar, dass Tante Klara mir das alles offen sagt. Ich erinnere mich daran, wie ich sie zwei Tage nach ihrer Operation besucht habe. Ich war erstaunt, wie fit und agil sie war. Das hatte ich nicht erwartet. Jetzt kann ich mir das, was sie schildert, noch besser vorstellen und habe weniger Angst vor dem Eingriff.

»Du musst darauf achten«, fügt Tante Klara eindringlich hinzu, »dass sie die Schläuche, die nach der Operation für den Ablauf des Wundsekrets direkt an der Wunde angebracht werden, an deiner Kleidung oder am Verband fixieren. Nimm am besten eine große Sicherheitsnadel mit, damit du das zur Not selbst machen kannst.

Das tut höllisch weh, wenn man aus Versehen daran zieht oder womöglich hängen bleibt. Mir ist das passiert. Das wünsche ich keinem und dir schon gar nicht, liebe Clara.«

Mit Tante Klara zu telefonieren macht mich froh. Die Cousine meiner Mutter ist die Patentante meines Bruders. Seit sie von meiner Diagnose weiß, ruft sie jeden Freitagmorgen an und erkundigt sich nach mir. Diese Regelmäßigkeit hat etwas Beruhigendes. Und ich profitiere von ihrer Erfahrung. Ich glaube, auch ihr tut es gut, über das, was sie erlebt hat, zu reden. Als sie vor Jahren erkrankt ist, hat sie vieles mit sich selbst ausgemacht.

»Übrigens danke für deinen Tipp mit dem ›Brustbuch‹ von Dr. Susan Love. Ich habe es mir übers Internet bestellt, weil es vergriffen ist. Mein Exemplar ist fast wie neu, wirkt unbenutzt. Ich habe schon viel darin gelesen«, sage ich schnell, damit ich es nicht wieder vergesse. »Toll, wie die Amerikanerin es schafft, schwierige Sachverhalte klar und verständlich zu vermitteln. Liegt wahrscheinlich daran, dass Susan Love die Leserinnen persönlich anspricht. Das Buch ist sehr wichtig für mich geworden. Zu allen Fragen, die ich habe, steht dort eine Antwort. Unglaublich.«

»Ja, stimmt wohl. Auch wenn ich selbst nicht alles so genau wissen möchte. Das überlasse ich lieber meinen Ärzten. Es freut mich, dass du das Buch noch bekommen hast. Du weißt, ich hätte dir mein Exemplar mit Freude ausgeliehen.«

»Ja, danke. Aber wenn mir ein Buch gefällt, muss ich es haben. In Sachbüchern unterstreiche ich immer wichtige Textstellen, damit ich sie schneller wiederfinde. Übrigens hätte ich das ›Brustbuch‹ gern schon früher gelesen, es geht darin um die Brust im Allgemeinen. Auch um Geburten, das Stillen, die Entwicklung der Brust in der Pubertät. Wenn ich es vorher gehabt hätte, hätte mich die Mär von der Mastopathie, meinem dichten Brustgewebe, nicht über viele Jahre tyrannisiert. Wie so viele Frauen. Susan Love widmet dem Thema ein ganzes Kapitel. Sie sagt, dass der Begriff ›Fibrozystische Mastopathie‹ bedeutungslos sei, aber wie ein ›Sammelbecken für alle möglichen Brustprobleme außer Krebs‹ diagnostiziert wird. Das verunsichere die Patientinnen, schreibt sie, um dann fortzufahren, dass bald ihre ›seelischen Qualen noch schlimmer als ihre körperlichen

Beschwerden‹ seien. Mir ist es genau so ergangen. Seit Jahren habe ich mich damit gequält, dass mein Brustgewebe angeblich so dicht ist. Die Aussage, dass Mastopathie das Krebsrisiko steigere, hat mich viele Jahre begleitet und beunruhigt.«

Tante Klara hat still zugehört und meinen Redeschwall keinmal unterbrochen. Sie kennt mich und erträgt, dass ich bei Erregung lauter werde. Aber sie fühlt sich nicht persönlich angegriffen, weil sie weiß, dass es mir um die Sache geht, die mich aufregt. Und dass es mir guttut, darüber reden zu dürfen.

Ihre Frage, ob sie mich besuchen darf, lehne ich vorsichtig ab. »Du hast so einen weiten Weg und ich glaube, dass ich ein bisschen Ruhe gebrauchen kann. Lass uns lieber telefonieren.«

Nach diesem stärkenden Telefonat sage ich zum Abschied: »Danke, Tante Klara! Du hast mir schon so viele tolle Tipps gegeben!« Ihr gerührtes Lächeln kann ich beinahe hören. Sie legt schnell auf.

Die beiden neuen Sport-BHs nehme ich mit ins Krankenhaus. Dr. Guth hatte zwar gesagt, dass er mir in den ersten Tagen einen strammen Brustverband anlegt, damit die Wunde möglichst wenig belastet wird. »Aber dann ist es von Vorteil, wenn Sie Tag und Nacht einen Sport-BH tragen. Das gilt auch für die Wochen nach der Operation. Bringen Sie ihn ruhig mit ins Krankenhaus«, hatte er ergänzt.

Ich überprüfe meine Liste: zwei Schlafanzüge, mein leichter Bademantel, eine große Sicherheitsnadeln, Handy und Ladegerät, T-Shirts und Jacken, Sport-BHs, Leggins, Bücher, MP3-Player von Florian, ein feiner Baumwollschal (falls es zieht), dicke Socken, Hausschuhe, mein kleines Kissen (womit ich immer schlafe), weiche Handtücher und Waschlappen (letztere benutze ich sonst nicht, aber man kann nie wissen), ein paar Plastiktüten (können nicht schaden), einen Wäschebeutel, weiche getrocknete Pflaumen (für eine gute Verdauung nach der Narkose).

Trotz aller Ängste, die ich in den letzten Wochen gespürt habe, bin ich zuversichtlich. Zu Dr. Guth kann ich »Ja« sagen. Dr. Roth und Dr. Krone habe ich abgesagt.

Leiser Abschied

Montag um 10.30 Uhr soll ich mich im Herz-Jesu-Hospital mit allen meinen Mammografiebildern und Befunden vorstellen. Danach soll ein Gespräch mit dem Anästhesisten stattfinden, und um 14 Uhr muss ich im Nachbarort meine Wächterlymphknoten radioaktiv markieren lassen. Vor dem letzten Termin habe ich Angst. Das klingt gefährlich. Radioaktivität, nein danke!

Als ich im Krankenhaus eintreffe, schwindet sofort die Zuversicht des Vorabends. Der Wartebereich vor der Anmeldung ist überlaufen. Mich überfällt dieses unwohle Gefühl, ab jetzt fremden Händen ausgeliefert zu sein.

Nachdem ich endlich alle ausgefüllten Formulare vorlegen darf und diverse Fragen beantwortet habe, stellt sich heraus, dass kein Anästhesist für das Vorgespräch frei ist.

»Die sind alle im OP-Saal.«

»Ich habe um 14 Uhr den Termin zur radioaktiven Markierung.«

»Dann müssen Sie danach noch einmal kommen.«

Nach dieser ersten Begegnung mit dem Krankenhausapparat reicht es mir schon. Was hatte ich mir gedacht? Dass alles glattgehen würde? Am liebsten würde ich davonlaufen.

»Ihr glaubt nicht, was da heute Morgen im Krankenhaus los war«, erzähle ich am Mittagstisch. »So ein Chaos. Meine Güte, am liebsten würde ich da nie wieder hingehen.«

Christian und die Kinder machen betretene Gesichter.

»Ich hätte längst die Nerven verloren«, sagt Christian.

Sophie schaut mich mitfühlend an. Ich lächele gequält zurück.

Florian meint lakonisch: »Mich nervt schon, wenn ich einmal im Jahr beim Zahnarzt im Wartezimmer sitze. Aber bisher hast du das doch alles toll hingekriegt«, setzt er hinzu. »Allein die vielen Termine, die du in den letzten vier Wochen hinter dich gebracht hast!« Wie recht du hast, denke ich, und sehe ihn dankbar an.

Die Gesten und Worte meiner Familie geben mir neue Energie. Ich bin wieder geerdet und fahre einigermaßen erfrischt los.

Zwei bis drei Stunden Zeit sollte ich mitbringen, hieß es. Nach einigen Minuten Warten im Gang der radiologischen Praxis werde ich in ein winzig kleines Zimmer mit Liege gebracht.

»Machen Sie sich bitte obenherum frei«, wird mir gesagt.

Der Nuklearmediziner spritzt mir Kontrastmittel in die linke Brust. »Mit der Wächter-Lymphknoten-Szintigraphie wird der Abflussweg der Lymphe, also der Gewebsflüssigkeit, abgebildet«, erläutert er. »So können die nächstgelegenen Lymphknoten sichtbar gemacht werden. Wir nennen sie Wächterknoten oder Sentinel.«

Die Nähe in diesem engen Raum ist mir unangenehm.

»Und jetzt massieren Sie Ihre Brust von der Einstichstelle bis zur Achsel eine Stunde lang ohne Unterbrechung, damit sich die radioaktive Substanz möglichst gleichmäßig verteilt.«

»Darf ich mich dazu hinlegen?«, frage ich.

»Massieren Sie lieber im Sitzen.« Und schon ist er weg.

Die Liege ist so hoch, dass meine Beine herabbaumeln. Mühsam greife ich nach meiner Jacke, die hinter mir auf der Liege liegt, und streife sie über. Mir ist kalt. Eine Stunde ohne Unterbrechung massieren! Ich wünschte, ich wäre nicht allein. Mir tut schon nach kurzer Zeit der Rücken weh.

Ob es hier manchmal Paare gibt, die mit dieser Situation besser umgehen können? Ich sehe das Bild vor mir. Er massiert liebevoll ihre Brust und sie kann sich entspannen und innerlich auf die nächsten Schritte vorbereiten.

In Gedanken versunken schrecke ich auf. Die Tür öffnet sich und die Stunde ist um.

»Bitte kommen Sie mit.« In einem großen Raum ist über der Liege eine riesige Gammakamera angebracht, ein hellgrünes, halbrundes Ungetüm. Darunter soll ich mich legen. Drum herum ist es still. Ich warte und sehne mich nach einer Decke.

Hallo, ist hier jemand?, möchte ich rufen.

Nach einer langen Weile grüßt eine männliche Stimme von der Tür her. Ich habe meine Brille nicht auf, sodass ich nicht viel erkenne, und denke, das hatten wir doch schon. Können Sie mal loslegen? Ich friere. Der Mann lässt nicht locker.

»Guten Tag«, versucht er es noch einmal.

Erst beim dritten Mal ahne ich, dass es sich nicht um den Radiologen von vorhin handelt, sondern um einen freundlichen Kollegen, und grüße meinerseits.

»Wir fangen jetzt mit den Aufnahmen an«, teilt er mir mit und verschwindet im Nebenraum, »es müssen mehrere Aufnahmen gemacht werden.« Die Assistentin kommt immer wieder herein und verändert meine Position. Schließlich malt sie ein schwarzes Kreuz an die äußere Seite meiner Brust und markiert so die Position der Wächterknoten.

»Das muss bis morgen zur Operation dranbleiben, also nicht abwaschen beim Duschen! Daran kann der Operateur erkennen, welche Knoten entfernt werden müssen.« Ich verstehe.

Endlich kann ich die Praxis verlassen. Es ist schon nach drei.

Vor dem Gespräch mit dem Anästhesisten fahre ich kurz nach Hause. Ich muss heimischen Boden spüren.

Am Abend im Bett ziehen die Bilder des Tages an mir vorüber. Die Anmeldung, das Chaos im Krankenhaus am Morgen, das Markieren der Wächterknoten am frühen Nachmittag haben mir zugesetzt. Dafür war das Gespräch mit dem jungen Anästhesisten angenehm. Auch war die Frau an der Anmeldung am Nachmittag anders als die am Vormittag. Was für ein Unterschied! Überhaupt wirkte das Krankenhaus ohne die vielen Leute wieder ruhig und angenehm.

»Wissen Sie was? Wir röntgen noch Ihre Lunge. Das muss sowieso gemacht werden und dann haben Sie das hinter sich«, sagte die freundliche Krankenschwester und führte mich durch die Gänge zur Radiologie. Das war sehr aufmerksam. Noch besser ging es mir, als der Radiologe nach den Aufnahmen sagte, dass alles in Ordnung sei.

Wie wichtig es ist, wie Menschen mit Menschen umgehen! Manchmal habe ich das Gefühl, völlig ausgeliefert zu sein. Hilf- und wehrlos. Entsteht ein angenehmer menschlicher Kontakt, fühle ich mich als Patientin unterstützt und gut aufgehoben.

Nach dem Abendessen bin ich zu Florian und dann zu Sophie in ihre Zimmer gegangen und habe ein bisschen mit ihnen geredet. Natürlich machen sie sich Sorgen, weil ich morgen operiert werde. Jeder auf seine Weise. Als Trost habe ich jedem von ihnen aus einem weichen Stoff einen Fisch zum Knuddeln genäht. Er ist etwa handtellergroß und mit Watte gefüllt. Florian freut sich sehr darüber und holt seinen Delphin aus Plüsch von seinem Bett. »Die beiden werden sich gut vertragen«, meint er. Sophie steckt ihre Händchen in die Katzenhandpuppe Moritz, ohne die sie niemals schläft, und nimmt den Fisch mit den Tatzen in Empfang. »Danke, Momi, der ist süß«, sagt sie mit Moritz-Stimme.

Später war ich sogar im Chor. Die Probe mit Stefan hat mir ebenfalls gutgetan und mich von der Angst vor der Operation abgelenkt. Anika und Björg wünschten mir alles Gute für morgen. Björg fand es toll, dass ich von Dr. Guth operiert werde.

Als ich Stefan sagte, dass ich in nächster Zeit vermutlich nicht regelmäßig in die Chorprobe kommen kann, nahm er mich liebevoll in den Arm. »Komm, wann immer du magst. Ich wünsche dir und uns, dass du bald wieder mitsingen kannst.«

Bevor ich einschlafe, packe ich im Geiste alles, was mich in der Vergangenheit gequält hat, in den Knoten in meiner Brust. Den wird Dr. Guth morgen herausoperieren.

First Class

Mir wird ein Zimmer auf Station A4 zugewiesen. Dank der privaten Zusatzversicherung fürs Krankenhaus erhalte ich ein Einzelzimmer. Christian hat seine Zeitung mitgebracht und macht es sich auf einem der Stühle bequem. Lieb, dass er bei mir ist.

Nachdem ich meine Wäsche und Kleidung in den Schrank und meine Toilettenartikel ins Bad geräumt habe, sage ich zu ihm: »Das ist eine tolle Lösung mit dem Schrank hier als Raumteiler quer vor dem Badezimmereingang.«

Christian schaut kurz von seiner Zeitung auf und nickt.

Ich öffne den kleinen Kühlschrank, der sich am Kopfende der Schrankwand befindet. »Hier ist sogar eine Minibar. Wie in einem Hotel«, rufe ich begeistert.

Der Clou des Raumes ist ein blaues Ledersofa! Es steht an der dem Zimmer zugewandten Rückseite der Schrankwand parallel zu meinem Krankenbett. Chic! Trotz meiner Nervosität steigt in mir ein wohliges Gefühl auf. Die Sorgfalt, mit der das Zimmer eingerichtet ist, hat eine beruhigende Wirkung auf mich. Ich fühle mich wohl.

»Ich bin Silke König«, stellt sich die Oberschwester lächelnd vor. Sie überreicht mir ein Hemd und Thrombosestrümpfe. »Das OP-Hemdchen können Sie schon anziehen, bei den Strümpfen helfe ich Ihnen gern.«

Noch während ich überlege, wie herum ich es anziehen muss, sagt sie: »Das Hemd bleibt vorn offen. Ihre Achselhaare haben Sie rasiert? Gut. Wie sieht es mit Deo aus?«

Ich sage, dass ich auf dem Vorbereitungsbogen gelesen habe, dass ich keine Kosmetika vor der Operation verwenden soll.

»Prima, dann sind Sie bestens gerüstet. Den Nagellack auf Ihren Zehennägeln entfernen wir noch.« Warum? Ich werde doch nicht an den Zehen operiert.

Schwester Silke hilft mir in die Thrombosestrümpfe.

»Schauen Sie, wir stülpen sie zur Hälfte um, dann sind sie leichter anzuziehen.«

Als ich wieder im Bett liege, reicht sie mir einen kleinen Plastikbecher mit einer roten Flüssigkeit.

»Trinken Sie das und entspannen Sie sich. Es dauert noch einen Moment.« Dann verlässt sie das Zimmer.

Nach einer Weile bittet mich eine andere Schwester, in einem Rollstuhl Platz zu nehmen.

»Haben Sie etwas zum Drüberziehen? Ich bringe Sie zu Dr. Guth.«

Der kommt uns auch schon auf halbem Weg entgegen und schiebt mich in die Radiologie.

»Wir machen eine Mammografie, Ihre letzte liegt einen Monat zurück. Ich fixiere mit einer Titannadel die Stelle, wo der Mikrokalk sitzt. Den kann ich mit bloßem Auge während der Operation sonst nicht lokalisieren.«

Als ich ins Zimmer zurückkomme, zeige ich Christian die beiden Titannadeln, die aus meiner Brust herausragen.

»Buh, das sieht ja aus!« Christian ist entsetzt. Ich spüre sie fast nicht. Der Dämmertrunk scheint schon zu wirken.

Es dauert noch lange, bis ich dran bin. Statt um 9 Uhr werde ich erst um 12.30 Uhr abgeholt. Ein Notfall ist dazwischengekommen. Christian schaut mir besorgt hinterher, als mein Bett zum OP-Saal geschoben wird.

Anders als nach der Begradigung der Nasenscheidewand im Frühjahr bin ich nach dieser Operation schnell bei vollem Bewusstsein. Sophie und Florian staunen, wie wach und ansprechbar ich bin. Christian ist sichtlich erleichtert. Er ist mit beiden am späten Nachmittag zu Besuch gekommen, die Kinder nehmen das Ledersofa vergnügt in Beschlag.

Auch ich bin überrascht, wie fit ich bin. Zum ersten Toilettengang muss die Schwester gerufen werden, aber als das Aufstehen problemlos klappt, darf ich auf dem Gang spazieren gehen. Christian, Florian und Sophie begleiten mich.

Sophie geht nah bei mir und achtet darauf, dass ich mich mit dem Metallsockel des Infusionsständers, an dem die Drainagebeutel hängen, nicht verheddere. Sie ist mir eine große Stütze, sehr aufmerksam und bei mir. Wir unterhalten uns leise über ihre Erlebnisse.

Christian und Florian gehen mit einigem Abstand hinter uns her und fachsimpeln lautstark. Sie haben längst vergessen, dass sie in einem Krankenhaus sind. Auch okay, denke ich, und freue mich, dass meine Familie bei mir ist.

Meine Brust ist mit einem festen Verband umwickelt, aus dem zwei Drainagen das Wundsekret in kleine Beutel abführen. Die Schläuche sind mit Heftpflaster an den Verband geklebt, sodass nichts ziehen und verrutschen kann. Die Brust fühlt sich wund an, Schmerzen habe ich keine.

Was bin ich froh!

»Schön, dass Sie wohlauf sind«, sagt Dr. Guth, der gegen Abend zu mir ins Zimmer kommt. »Die Operation ist bestens verlaufen. Am Donnerstag können wir mit dem Ergebnis des Pathologen rechnen.«

Er prüft den Verband und sagt mit einem Lächeln: »Ich habe das mit besonderer Sorgfalt gewickelt.«

»Guten Morgen«, höre ich Christians Stimme durch die einen Spaltbreit geöffnete Badezimmertür. Ich bin wackelig aufgestanden und habe mich für die Morgentoilette auf einen Hocker gesetzt. Mit dem Infusionsständer im Schlepptau ist es im Bad etwas eng.

»Komme gleich«, nuschele ich durch den Zahnpastaschaum und mache mich in Ruhe fertig.

»Du schon hier?«, begrüße ich ihn lächelnd. »Wie spät ist es?«

»8 Uhr. Ich dachte, ich kann meine Zeitung auch hier lesen.« Christian hat sich auf dem Stuhl am Fenster niedergelassen, das Gesicht hinter der Zeitung. »Wie geht's dir?« Er schaut mich an der vorgehaltenen Zeitung vorbei prüfend an. »Konntest du einigermaßen schlafen?«

»Ja, ging so.« Und ist wieder hinter der Zeitung verschwunden.

Ich habe Leggins und ein T-Shirt angezogen und hole mir eine Strickjacke aus dem Schrank. Das Frühstück steht auf dem kleinen Tisch. Es sieht lecker aus. Ich setze mich an den Tisch und fange an.

»Guten Appetit!«, sagt Christian.

»Den hab ich.«

»Dann lass ich dich mal in Ruhe frühstücken«, sagt Christian, packt seine Zeitung und geht.

Gegen 10 Uhr klopft es vorsichtig an der Tür. Herein kommt meine süße Tochter mit strahlendem Gesicht. Sophie läuft auf mich zu und nimmt mich sanft in den Arm.

»Wie geht's dir, Momi?«

»Ganz gut.«

»Schön! Tut dir nichts weh?«

»Nein, alles soweit okay.«

Sophie schaut sich neugierig im Zimmer um.

»Darf ich?« Sie geht zu dem kleinen Kühlschrank, um ihn zu inspizieren. Er ist wie für sie gemacht.

»Mmmh, Himbeerjoghurt.«

»Habe ich vom Frühstück aufgespart.«

Sophie strahlt. »Für mich?«

»Ja, für dich!«

Ich halte Sophie den Teelöffel hin und sehe ihr bei ihrem zweiten Frühstück zu.

»Gut, dass ihr Herbstferien habt. Bist du mit dem Fahrrad hier?«

Sophie nickt nur. Ihr Mund ist voll Joghurt.

Bei unserem Spaziergang durch die Station entdecken wir den Aufenthaltsraum am Ende des Ganges mit einer kleinen Teeküche und ein paar runden Tischchen.

»Hier kochen wir uns einen Tee, wenn ich morgen früh zu dir komme«, schlägt Sophie vor.

»Super Idee!«

Ich bin froh, dass Sophie sich hier wohlfühlt.

Als ich mit Florian am Nachmittag zum Aufenthaltsraum gehe, sagt er: »In so einem Raum haben wir nach meiner Mandeloperation immer gesessen.«

»Ja, genau. Die Zimmer der HNO sind ein Stockwerk tiefer.«

»Das war schön, als du mit in meinem Zimmer geschlafen hast. Abends haben wir dann zusammen in meinem Bett ferngesehen und uns den Kopfhörer geteilt.«

»Stimmt. Das war nett.«

»Weißt du noch, als die Nachtschwester reinkam und uns zutexten wollte, während gerade der ›Tatort‹ lief?«

»Ja, das war witzig. Ich hatte meine Mühe, sie einigermaßen höflich wieder loszuwerden, damit wir weiterschauen konnten.«

Zum Glück hat sich bei Florian diese amüsante Episode festgesetzt. Die Mandel-OP war nämlich nicht ohne.

Wenn Florian oder Sophie krank sind, lasse ich im Büro meist alles stehen und liegen. Das ist der Segen der Selbstständigkeit. Das Versäumte lässt sich später aufholen. Und liebevolle Zuwendung direkt zu Beginn, bis das Kind einschläft, ist Gold wert.

Beide Kinder haben eine positive Einstellung zu Ärztinnen und Ärzten und zum Krankenhaus, weil sie keine traumatischen Kindheitserlebnisse haben durchstehen müssen wie Christian. Er musste als kleiner Junge mehrere Wochen allein im Krankenhaus verbringen, ohne Elternbesuch.

»Hör mal, Florian, wie sieht es mit deinem Ausflug zu Onkel Horst aus? Willst du am Wochenende hinfahren, sodass du wenigstens die zweite Herbstferienwoche bei ihm bist?«

»Ich habe Onkel Horst gestern Abend angerufen und ihm gesagt, dass ich lieber hier bei dir sein möchte«, sagt Florian mit fester Stimme. »Wir können das in den Osterferien nachholen.«

»Wie lieb von dir.« Ich nehme meinen Großen in den Arm. Er fühlt sich gut an. Wir sind etwa gleich groß. »Morgen erkunden wir den Krankenhausgarten, was meinst du?«

Dank Christians Initiative teilen sich die Kinder und er die Besuchszeiten auf. So kommt jeder zum Zug.

Wenn ich zwischendurch allein bin, setze oder lege ich mich auf mein Bett und schaue aus dem großen Fenster in den Himmel. So für mich, muss ich vor niemandem Haltung bewahren, kann meinen Gedanken freien Lauf lassen. Da können auch Tränen fließen. Hier, in diesem Krankenzimmer, können Gefühle zum Vorschein kommen, Raum einnehmen. Allein kann ich mich mit meinen Befürchtungen und Ängsten auseinandersetzen. Spüren, wie das Warten auf die Ergebnisse mich zunehmend bedrückt. Das Krankenzimmer ist ein neutraler Ort, ohne Pflichten, ohne Aufgaben. Ich nehme mir die Zeit, die ich brauche.

Immer wieder mal klingelt das Telefon. Meine Mutter, Markus, mein Vater, Onkel Horst rufen an. Markus und mein lieber Freund

Phil aus Berlin haben Blumen geschickt. Phils lange E-Mail, die er mir direkt schrieb, als er von meiner Erkrankung hörte, habe ich ausgedruckt und mit ins Krankenhaus genommen. Wie einen Schatz. Und jetzt schickt er Blumen!

Sabine, meine treue Freundin aus Würzburg, schickt mir ein kleines Päckchen. Von anderen Freundinnen und Freunden bekomme ich Postkarten oder einen lieben Gruß. Von meiner Krankheit wissen nur die, die sich in den letzten Wochen bei mir gemeldet haben.

Ich dekoriere meine Geschenke auf der langen Fensterbank vor dem großen Fenster. Jeden Tag wird meine Ausstellung umfangreicher und ich betrachte sie mit Freude. Ich wechsele das Wasser für die Blumensträuße täglich und stelle die Postkarten auf, sodass ich sie vom Bett aus sehen kann. Mein Gabentisch.

Und ja, es ist wie ein Geburtstag. Der Krebs ist herausoperiert, ich lebe noch. Was spricht dagegen, jeden Tag besonders zu genießen?

Später Besuch

Ich habe mich schon zum Schlafen zurechtgemacht, als es an meiner Tür klopft.

»Ich bin Frau Nah, die Sozialarbeiterin hier im Haus.« Frau Nah kommt mit forschen Schritten auf mich zu und gibt mir ihre Hand. »Ich bin nächste Woche im Urlaub und wollte Sie vorher über einiges informieren. Sie können einen Schwerbehindertenausweis beantragen und eine Anschlussheilbehandlung. Das sollten Sie früh tun. Ich kann Ihnen helfen und die Formulare morgen vorbeibringen. Viele Rehakliniken sind schnell ausgebucht, etwa die an der See …«

Frau Nah spricht sehr schnell und hat viele Informationen für mich. Sie packt mir ein paar Formulare auf den kleinen Tisch, an dem ich immer frühstücke, und setzt sich an mein Bett. Sie redet und redet. Mir wird schwindelig. Ein paarmal gähne ich demonstrativ. Endlich steht Frau Nah auf und verabschiedet sich.

»Ach, jetzt ist es schon spät geworden. Dann wünsche ich Ihnen eine gute Nacht. Ich komme morgen mit den Unterlagen vorbei.«

Und endlich ist es still im Zimmer. Es ist kurz vor neun.

Ich lasse mir das Gehörte durch den Kopf gehen. Anschluss-Wie? Und was ist mit Schwerbehindertenausweis? St.-Peter-Ording klingt eigentlich ganz schön.

Lange nachdem ich das Licht ausgemacht habe, schwirren die Gedanken in meinem Kopf herum. Ich bin hellwach und würde gerne schlafen. Ich nehme dankbar die angebotene Schlaftablette der Nachtschwester an, obwohl ich sie sonst ablehne. Aber was soll ich tun? Zur Aufregung über die geballten Informationen kommt meine Verärgerung über den späten Zeitpunkt. Ich werde Frau Nah das morgen sagen. Endlich falle ich in einen unruhigen Schlaf.

Bilder von einer großen, weißen Kurklinik erscheinen mir im Traum. Es ist eine Ewigkeit her, dass ich allein für drei bis vier Wochen von zu Hause weg war. Im Moment beängstigt mich die Aussicht darauf eher.

Alles nicht so einfach

Schon früh am nächsten Morgen erscheint Christian mit seiner Zeitung. Er bleibt eine halbe Stunde.

Gegen 10 Uhr kommt meine süße Sophie. Nach einem liebevollen »Hallo, Momi« und einer sanften Umarmung geht sie direkt zum Kühlschrank. Mit Genuss verspeist sie den frisch zubereiteten Obstsalat. Dabei ist sie überraschend still.

Plötzlich bricht sie in Tränen aus.

»Was ist denn, Sophie? Komm mal zu mir.« Ich nehme Sophie in meine Arme und wiege sie behutsam hin und her. Ich schließe die Augen, um ganz in sie hinein zu spüren. Nach einer langen Weile kommt Sophie zur Ruhe.

»Putz dir erst mal dein Näschen. Hier hast du ein Taschentuch.« Sophie nimmt es dankbar an.

»Und jetzt erzähl. Was ist los?«

Stockend berichtet Sophie: »Papa redet seit gestern nicht mehr mit uns. Kein Wort. Nicht beim Frühstück, nicht beim Mittagessen!« Er habe mit Florian geschimpft, weil der mal wieder sein Zimmer in »so einen Saustall verwandelt« habe, wecke sie aufgebracht, damit sie früh genug ins Krankenhaus käme.

»Und dabei habt ihr Ferien und könntet ausschlafen«, greife ich ihre Verstimmung auf.

»Ich will ja zu dir kommen und das Wecken ist kein Problem. Wenn du mich weckst, ist das zwar auch nicht toll, aber ich erschrecke nicht und denke, es ist total spät. Du fehlst mir so, Momi.«

»Du fehlst mir auch, meine Süße.« Ich drücke Sophie an mich.

»Für Papa ist das nicht leicht, wenn ich nicht daheim bin«, versuche ich die Situation zu entschärfen. »Er macht sich Sorgen, um mich und um euch. Du weißt doch, wie genau er alles nimmt. Diese ungewohnte Situation ist schwer für ihn.«

Ich streichele Sophie mit der rechten Hand über die Wange und schaue sie zärtlich an. Ich weiß, wie schwierig es ist, wenn Christian in sich versunken ist. Unter Anspannung ist er wortkarg und streng mit sich selbst und der Welt. Dann wirkt er unfreundlich und schottet sich ab. Er meint das nicht böse, aber es wirkt trotzdem so. Das versuche ich Sophie zu erklären.

»Und wie läuft es so mit dem Kochen?«, erkundige ich mich, um Sophie ein wenig abzulenken.

»Gut.« Und plötzlich muss Sophie noch einmal weinen. Sie erzählt mir, dass sie heute Morgen ein neues T-Shirt anhatte, das sie mit Julia, einer Schulfreundin, getauscht hat, weil sie es so toll fand.

»›Zieh das aus. So kannst du nicht zu Mama gehen‹, hat Papa zu mir gesagt. Ich wusste gar nicht, was er meinte, bis er mit dem Finger auf das T-Shirt gezeigt hat. Erst da fiel mir der Totenkopf auf.«

»Oh«, sage ich.

»Ich habe es gleich wieder ausgezogen, damit ich dich nicht erschrecke. Das wollte ich doch nicht«, sagt Sophie und schluchzt auf.

»Vielleicht hätte ich es nicht einmal bemerkt«, tröste ich sie.

»Ja, vielleicht«, sagt Sophie. »Aber Papa sieht das anders. Du hättest hören sollen, wie er sich aufgeregt hat.« Christians Wut ungefiltert abzubekommen ist für Sophie ein Schock.

Normalerweise versuche ich, heftige Reaktionen von ihm abzufedern. Allein aus der Erinnerung an meine eigene Kindheit. Allerdings kommt das bei Christian selten vor. Er wendet seine Wut eher gegen sich, schimpft vor sich hin oder frisst sie in sich hinein. Die Wut ist trotzdem spürbar. Hängt im Raum. Florian und Sophie sind sehr sensibel. Es ist schwer, sich dagegen abzugrenzen. Ich bin erleichtert, dass Sophie mir davon erzählt. So bleibt sie mit ihren Gefühlen nicht allein und kann sich allmählich entspannen.

»Sorry, Momi, eigentlich wollte ich dir das gar nicht sagen. Du hast schon genug Sorgen.«

»Nein, es ist gut, dass du es mir erzählst. Weißt du, Papa meint, zu Hause muss alles klappen wie sonst auch. Er setzt sich damit selbst unter Druck. Schade ist nur, wenn ihr nicht darüber reden könnt. Reden hilft immer. Dann weiß jeder, was im anderen vorgeht.«

Sophie benutzt noch einmal das Taschentuch.

»Sollen wir nach draußen gehen und den Park erkunden? Die Sonne scheint ein wenig. Ich zieh mir schnell meine Hose über meine Leggins, dann ist mir nicht kalt.« Sophie holt hilfsbereit meine Jacke vom Garderobenhaken, dann ziehen wir los.

Als wir an der Cafeteria vorbeikommen, frage ich: »Wie wär's mit einem Eis?«

»Jetzt, am Morgen?«

»Warum denn nicht? Sind doch Ferien.« Sophie strahlt.

Am frühen Nachmittag kommt Hilde zu Besuch. »Du siehst gut aus! Wie geht es dir, Clara?« Hilde hält ihre kühle Wange an meine und nimmt mich in den Arm. »Hier, das habe ich dir mitgebracht.«

Sie überreicht mir die aktuelle Ausgabe eines neuen Landschaftsmagazins mit vielen schönen Bildern und Anregungen.

»Darin kannst du ein bisschen blättern und dich an den herrlichen Fotos erfreuen.«

Was für eine nette Idee! Und dass Hilde vorbeikommt, freut mich sehr. Ihr Mann Theo ist bei mir im Klassischen Chor. Er hat eine schwere Krebserkrankung hinter sich, dadurch ist Hilde mit den Gegebenheiten im Krankenhaus vertraut. Das merke ich sofort und entspanne mich. Sie muss ich nicht trösten, ich fühle mich in Hildes Anwesenheit bestens aufgehoben. Hilde hat so eine praktische Art, genau wie meine Omi. Die hat auch beherzt zugepackt.

»Dein Dialekt erinnert mich an meine liebe Großmutter. Und deine Art.« Hilde schmunzelt.

Sie fragt nach der OP und den Befunden.

»Naja, die Befunde sind für heute angekündigt. Das macht mich nervös.« Ich wische mir eine Träne aus dem Augenwinkel.

»Das kann ich verstehen.« Hilde lächelt mich mitfühlend an. »Du wirst sehen, es wird alles gut. Jedenfalls bist du hier in den besten Händen. Dr. Guth ist eine Koryphäe. Und er weiß auch, wie er mit Krebspatientinnen umgehen muss. Das findest du nicht überall. Bei Theo hat das manchmal gefehlt. Dr. Guth ist da anders.«

»Ja«, sage ich, »das spürt man. Heute Morgen hat er kurz den Kopf hereingestreckt und gesagt, dass er am Abend vorbeikommt, damit wir etwas Ruhe haben. Ich soll Christian Bescheid sagen, dann können wir das weitere Vorgehen miteinander besprechen.«

»Und, kommt dein Mann? Wie geht's ihm?«, erkundigt sie sich.

»Naja, es ist für ihn nicht leicht. Du weißt schon. Männer haben eine andere Art, mit Krankheit umzugehen als wir Frauen.«

»Das kenne ich von Theo. Es hilft, miteinander zu reden und zu teilen, aber das fällt ihnen meist nicht leicht«, bestätigt Hilde.

»Dr. Guth hat gesagt, dass ich morgen nach Hause darf!«

»Dann habt ihr das Wochenende für euch. Das ist wunderbar.«

Ich erzähle Hilde vom Telefonat mit Frau Damme, deren Brust rekonstruiert wurde.

»Wenn ich Glück habe, geht dieser Kelch an mir vorüber. Aber es war wertvoll zu hören, wie gut sie damit zurechtkommt. Danke noch mal, dass du mir zu dem Kontakt verholfen hast!«

Und dann erzähle ich ihr vom Besuch der Sozialarbeiterin.

»Naja, so spät am Abend ist das schlecht«, stimmt Hilde mir zu. »Aber es ist schon nett, dass sie vor ihrem Urlaub extra zu dir gekommen ist. Die haben enorm viel zu tun.«

»Ja, da hast du recht. Hat Theo damals eine Kur gemacht?«

»Nein. Er war nicht empfänglich für Zusatzangebote. Dabei hätte ihm das geholfen. Nimm diese Chance unbedingt wahr. Du hast mit deinem Job und deiner Familie genug am Hals. So eine Kur verschafft dir eine Auszeit.«

Hilde geht nach einer kleinen Weile. »Dann kannst du dich ein bisschen ausruhen.«

Ihr Besuch war angenehm kurz und anregend. Danach schlummere ich ein und denke an meine liebe Omi, die mich als kleines Mädchen liebevoll an ihren großen Busen gedrückt hat. Leider wohnten meine Großeltern weit weg. Bei Besuchen blieb ich oft in der Nähe meiner Großmutter und ließ mich von ihr verwöhnen. Auf Ausflügen hat sie mir die Schätze in ihrer Handtasche gezeigt. Da war immer etwas für mich dabei.

Anika kommt später auch noch und bringt mir ein paar von ihren Büchern. »Kannst ja sehen, ob dich etwas anspricht. Gib sie mir zurück, wenn du durch bist. Es eilt nicht.«

Es sind Bücher über Meditation und fernöstliche Weisheiten.

Ich erzähle Anika, dass ich ihr Buch »The Journey™« von Brandon Bays fast durchgelesen habe und es mich sehr bewegt.

»Es ist faszinierend, dass sie ihren riesigen Tumor zum Schrumpfen gebracht hat, indem sie alle ihre emotionalen Themen, die darin gespeichert waren, losgelassen hat«, bringt Anika es auf den Punkt.

»Das finde ich auch. Ich bin übrigens deinem Rat gefolgt und habe vor der OP alles in meinen Knoten gepackt.«

»Gut so!«

»Und jetzt werde ich mich auf meine eigene Reise begeben, um meine ungelösten emotionalen Erinnerungen und Muster aus meiner Vergangenheit zu erkennen und loszulassen. So wie Brandon Bays.«

»Den wichtigsten Schritt hast du schon gemacht. Den Rest schaffst du auch, da bin ich sicher.«

Das Gespräch mit Anika hat mich von meiner Nervosität vor dem Gespräch mit Dr. Guth weggeführt und neue Hoffnung in mir geweckt. Es ist stärkend, darüber nachzudenken, was ich für mich tun kann, um gesund zu werden und zu bleiben.

Sicher ist sicher

Christian und ich warten gespannt, als Dr. Guth am Abend im Zimmer eintrifft. Er setzt sich zu uns und strahlt Ruhe aus.

»Wie gesagt, die Operation ist zufriedenstellend verlaufen. Ich bin zuversichtlich, dass wir Ihre Brust erhalten können. Allerdings hat die pathologische Untersuchung ergeben, dass auf der einen Seite nur ein Minimalabstand zum gesunden Gewebe besteht. Deshalb ist es angezeigt nachzuoperieren. Rein medizinisch ist der Abstand von einem Zentimeter legitim. Ich möchte aber ganz sicher sein. Hinzu kommt, dass von den drei Wächterknoten, die ich entnommen habe, zwei befallen sind.«

»Oh je! Was heißt das genau?«

»Das heißt, dass der Krebs nicht nur in der Brust war, sondern auch in die Lymphbahn geraten ist. Deshalb halte ich es für notwendig, alle restlichen Lymphknoten unter der Achsel zu entfernen.«

Dr. Guth macht eine Pause, um uns die Möglichkeit zu geben, das Gehörte zu verarbeiten. Dabei sieht er mich freundlich an.

»Sie können übers Wochenende nach Hause gehen.«

»Ja, das möchte ich! Morgen ist Feiertag, kann ich schon heute Abend heim?«

»Möglicherweise. Das sehen wir gleich. Und für Montagmorgen setze ich Sie auf den OP-Plan. Das Prozedere kennen Sie schon.«

Die Aussicht darauf, nach Hause zu dürfen, überdeckt die Angst vor der nächsten Operation. Dr. Guth hatte diese Möglichkeit bei unserem ersten Gespräch angesprochen. Ich weiß, dass dieser Schritt besser ist als eine Amputation. Und das ist die gute Nachricht: Die Brust kann erhalten bleiben!

»Okay«, sage ich, »wenn ich wieder dieses schöne Zimmer mit der blauen Couch und dem kleinen Kühlschrank bekomme ...«

»Es spricht nichts dagegen«, antwortet Dr. Guth lächelnd. »Am Wochenende sind bisher keine Neuzugänge vorgesehen.«

»Und ich darf heute Abend nach Hause?«, feilsche ich.

»Ja. Ich hole den Schwesternwagen und löse den Verband. Dann kommen Sie allein zurecht. Sie haben Ihren Sport-BH dabei, oder?«

Ich staune, wie viel Dr. Guth von dem behält, was wir miteinander besprechen. Er hat so viele Patientinnen! Und das mit dem Sport-BH habe ich nur kurz erwähnt.

Dr. Guth verlässt das Zimmer.

»Ich muss mal wohin«, sagt Christian und verschwindet im Bad.

»Okay, dann packe ich meine Sachen zusammen.«

Wie ich mich auf unser Zuhause, mein eigenes Bett und vor allem die Kinder freue! Ich bin ganz aufgekratzt.

Zu sehen, wie Dr. Guth kurz darauf den Verbandswagen vor sich herschiebend ins Zimmer kommt, rührt mich. Behutsam befreit er mich von dem Brustverband und schließt mir den Sport-BH wie selbstverständlich.

»Bis Montag also«, sagt er und gibt uns die Hand. »Und genießen Sie das lange Wochenende.«

»Danke«, strahle ich ihn an, »Sie auch!«

Kurzes Auftanken

»Du glaubst nicht, wie ich mich über diese Überraschung gefreut habe!« Beim Telefonat mit meiner Mutter erzähle ich von gestern.

»Ich steige aus dem Auto und Sophie und Florian stehen in der Haustür. Aus dem Haus strömt wunderbarer Pizzaduft und die beiden sind mit Mehl bekleckert. Und dann erzählen sie begeistert beim feierlichen Abendessen im Esszimmer, nicht in der Küche wie sonst, dass sie früh geplant hatten, mich mit einer selbst gebackenen Pizza zu überraschen. Den fertigen Teig hatten sie bereits vorher gekauft. Christian hat sie dann schnell angerufen, als er angeblich auf Toilette war, und sie von meiner vorzeitigen Heimkehr informiert. Süß, oder?«

Meine Mutter pflichtet mir zögerlich bei. Was hält sie wohl davon ab, bedingungslos in meine Freude einzustimmen?

»Wir sind auf dem Sprung. Ich habe mir gewünscht, heute, am Feiertag, nach Holland zu fahren. Die ganze Familie. Die Kids sind schon auf. Es ist nicht weit. Und dort sind die Geschäfte geöffnet. Heute machen wir uns einen schönen Tag.«

»Ja, macht das.«

Meine Mutter erwähnt nicht, dass sie am Wochenende eigentlich zu uns kommen wollte. Ich bin froh darüber.

»Und wie sieht es nächste Woche aus?«, nimmt meine Mutter den alten Faden doch wieder auf. »Du weißt, dass ich danach mit Markus in Venedig bin.«

Meine Stimmung droht umzuschlagen. »Darüber können wir später sprechen«, sage ich schnell. »Ich muss los.«

Ich setze mich zu Sophie nach hinten ins Auto. Florian sitzt stolz auf dem Beifahrersitz und streckt demonstrativ die Beine aus. Nun können wir beiden beieinander sein und uns über die »wirklich wichtigen« Dinge austauschen. Sophie genießt es sichtlich, ihre Momi bei sich zu haben. Und ich übe mich darin, alte Muster loszulassen und Neues auszuprobieren.

Früher hätte ich mich nicht nach hinten gesetzt. Mein Platz war bisher immer vorn. Ich lerne.

Wertvoller Tipp

Beim Telefonat am Samstagmorgen mit meiner Schwägerin fragt Annette vorsichtig, ob ich wohl die Haare verlieren würde.

»Ja, das wird so sein. Dr. Guth hat gestern gesagt, ich muss damit zwei Wochen nach der ersten Chemo rechnen.«

»Was, so früh?«

»Ja, das hat mich auch gewundert.«

»Und es ist sicher, dass sie ausfallen?«

»Er sagt, bei dieser Medikation ist es sicher. Es gibt andere Chemotherapien, bei denen man mit einem mehr oder weniger geringen Haarausfall rechnen kann. Tante Klara hatte das Glück. Aber bei mir geht kein Weg daran vorbei.«

»Das tut mir leid.«

»Ach, weißt du, es gibt Schlimmeres. Ich hoffe einfach, dass sie wieder nachwachsen. Für die paar Monate kann ich damit leben.«

»Ich bewundere, wie gelassen du damit umgehst.«

»Danke. Noch ist es nicht so weit. Ich werde sehen, dass ich eine schöne Perücke finde.«

»Weißt du, wo du die am besten kaufen kannst?«

»Naja, die zuständige Schwester in der Klinik hat mir Prospekte von Perückenläden mitgebracht. Die muss ich mir anschauen.«

»Wenn du möchtest, kann ich ein Perückenstudio empfehlen.«

»Schieß los.«

»Ich bin mit unserem Jüngsten da immer zum Haareschneiden gegangen, weil die ein Auto mit Lenkrad als Kinderstuhl hatten. Der Salon ist auf Zweitfrisuren spezialisiert. Sie haben eine Riesenauswahl und eigene Räume für spezielle Kundinnen. Das Personal ist, wie mir scheint, extra geschult. Ich hatte einen hervorragenden Eindruck.«

»Danke für den Tipp. Da rufe ich gleich an und lasse mir einen Termin für nächste Woche geben, wenn ich aus der Klinik bin.«

»Tu das! Es tut mir leid, dass du noch einmal operiert werden musst. Wie geht es dir damit?«

»Im Moment ist das okay. Ich denke erst mal nicht dran. Am Montag sieht das bestimmt anders aus.«

»Dürfen wir dich nächste Woche besuchen?«

»Sehr gern. Florian, Sophie und Christian waren einzeln diese Woche jeden Tag einmal, manchmal zweimal bei mir. Die sollen nächste Woche mal was anderes machen dürfen. Lass uns den Donnerstagabend ins Auge fassen. Die Abende sind meist lang und bis dahin müsste es mir wieder einigermaßen gut gehen.«

»Ja, Donnerstagabend geht bei uns auch. Wenn sich daran etwas ändert, sag uns Bescheid. Jetzt wünsche ich dir ein erholsames Wochenende und alles Gute für Montag.« Wie nett, dass sie fragt, ob und wann sie mich besuchen dürfen. Darauf freue ich mich richtig. Gleich hat die nächste Woche etwas von ihrem Schrecken verloren.

Kurze Zeit später wähle ich die Nummer des Perückenstudios.

»Wir reservieren Ihnen einen Termin für nächsten Samstag. Wäre Ihnen 11 Uhr recht?«

»Ja, das passt prima.«

»Und bringen Sie Ihren Mann oder Ihre Freundin mit. Die können Ihnen helfen, das Passende für Ihren Typ auszusuchen. Wir haben eine sehr große Auswahl und bekommen immer neue Modelle herein. Unsere Beraterin wird etwas für Sie finden.«

»Und wie geht es dann weiter? Suchen wir ein Modell aus und Sie reservieren das für mich?«, erkundige ich mich.

»Wissen Sie schon Ihre Termine?«

»Nein, ich werde nächste Woche noch einmal operiert. Aber mein Onkologe sagte, dass es hundertprozentig sicher ist, dass mir bald nach der Chemo die Haare ausfallen werden. Ich möchte mich frühzeitig darauf einstellen.«

»Das ist sehr klug von Ihnen. Wir handhaben das folgendermaßen: Sie suchen eine Zweitfrisur bei uns aus und wir halten diese für Sie bereit. Manchmal muss etwas an der Passform geändert werden, sie soll perfekt sitzen. Sie können, sobald Sie spüren, dass Ihnen die Haare ausgehen, kurzfristig einen Termin mit uns vereinbaren und wir machen alles fertig.«

Am Samstagmorgen fahre ich mit dem Fahrrad zum Markt. Heute will ich kurz bei meiner Friseurin vorbeischauen.

»Kommen Sie bitte hier in unseren Aufenthaltsraum, Frau Berg«, sagt Marleen und weist mir den Weg. Ich hatte meine Friseurin vorher angerufen und um ein kurzes Gespräch gebeten. Ich wollte verhindern, dass ich sie nur zwischen Tür und Angel erwische.

»Was kann ich für Sie tun?«

Ich erzähle ihr meine Situation und frage Marleen, ob sie vielleicht eine Empfehlung für mich hat. »Denn ich muss damit rechnen, dass mir die Haare ausfallen.«

»Nein!« Marleen ist entsetzt. Ihre Augen werden für einen Moment feucht. »Sie? Das tut mir aber leid. Das ist schrecklich.«

Sie sagt, dass häufig Stammkundinnen und -kunden mit demselben Anliegen zu ihr kommen.

»Sie wirken so gefasst«, staunt sie. »Das passt zu Ihnen.«

»Danke!«

Ich erzähle, dass ich die Operation gut überstanden habe. »Alles Weitere muss ich sehen. Das ist jetzt so.«

Nachdem Marleen sich vom ersten Schreck erholt hat, bringt sie einen Ordner mit Hochglanzfotos.

»Ich würde Ihnen eine Kurzhaarperücke empfehlen. Schauen Sie, wie diese hier. Dann haben Sie nicht so viel Pflegeaufwand. Nachher, wenn Ihre eigenen Haare wieder gewachsen sind, können Sie zu ihrer jetzigen Frisur zurückkommen.«

»Ja, das mit der Kurzhaarfrisur mache ich. Wenn mir jetzt schon die Haare ausfallen, will ich mich verändern und diese Gelegenheit beim Schopf packen.«

»Genau, das sehen wir dann. Ich kann Ihnen anbieten, dass wir Ihnen eine Zweitfrisur bestellen und Ihnen anpassen Eine Auswahl haben wir hier nicht.«

Ich erzähle ihr von dem empfohlenen Perückenstudio. Marleen nickt mit dem Kopf.

»Davon habe ich nur Gutes gehört. Die sind dort auf Perücken spezialisiert. Es ist wichtig bei einer Zweitfrisur, dass sie perfekt sitzt.«

Ich bedanke mich für die Zeit, die Marleen sich genommen hat.

»Wenn ich die Perücke habe, komme ich und zeige sie Ihnen.«

»Ja, tun Sie das bitte. Ich denke an Sie!«

Die Sorge ist groß

»Wann geht es denn endlich los?«, frage ich Christian ungeduldig. Ich bin heute wesentlich nervöser als vor der ersten Operation. Wahrscheinlich, weil ich weiß, was auf mich zukommt. Ich konnte zwar wieder mein Zimmer mit dem blauen Sofa beziehen, aber im Moment tröstet mich das wenig.

Dieser Montag scheint sehr düster. Ich finde keinen Weg aus meiner inneren Unruhe.

»Stell dir vor, Dr. Guth wäre heute Morgen verhindert und ließe seine Oberärztin die Operation machen. Das wäre entsetzlich«, sage ich zu Christian, der sich hinter seiner Zeitung verschanzt hat.

Wenn es nach mir ginge, hätte er genauso gut daheimbleiben können. Was macht er hier, wenn er nicht mit mir redet? Ich bin kurz davor, Streit mit ihm anzufangen, reiße mich aber zusammen. Ohne ihn würde ich mich doch allein und ausgeliefert fühlen.

Ich ziehe mich um, setze mich auf das hohe Krankenbett und streife die Thrombosestrümpfe über. Inzwischen gelingt es mir auf Anhieb. Dann lege ich mich hin und ziehe die Decke über mich. Wenn es noch lange dauert, kann ich ruhig ein wenig dösen.

Zwei Tage nach der Operation kommt Dr. Guth zur Morgenvisite.

»Wie geht es Ihnen, Frau Berg?«

»Mir geht's heute ziemlich mies«, murmele ich. »Ich habe nur wenig geschlafen und …«

Schon laufen die Tränen.

»Sie machen sich Sorgen wegen des Befundes. Das ist nachvollziehbar. Aber das müssen Sie nicht. Morgen wissen wir beide mehr. Ich werde sie informieren, sobald ich von der Pathologie höre.«

»Es setzt mir sehr zu«, bringe ich gerade noch heraus.

»Frau Berg, es gibt wenig Grund zur Sorge«, sagt Dr. Guth. »Wir haben die zweite Operation angesetzt, um sicherzugehen. Ich habe im gesunden Bereich operiert, um weitere Risiken auszuschließen.«

»Und die Lymphknoten? Wenn noch weitere befallen sind? Wenn der Krebs gestreut hat?«

Meine Stimme ist belegt. Ich wage kaum, meine Befürchtung auszusprechen. Mir scheint, als würde ich damit das Unheil heraufbeschwören.

»Das steht nicht zu befürchten. Beide Wächterknoten waren verkapselt. Das heißt, sie sind in sich geschlossen. Es besteht die begründete Hoffnung, dass keine weiteren Knoten befallen sind. Auch deshalb habe ich ein zweites Mal operiert, um alle Eventualitäten auszuschließen. Sobald ich morgen etwas weiß, melde ich mich.«

Seine Worte beruhigen mich ein wenig. Dr. Guth zieht mit Oberärztin und Oberschwester weiter.

Hoffentlich kommt Sophie heute nicht so früh, denke ich. Dann kann ich mich erst einmal wieder fassen. Christian hatte sich für heute Morgen entschuldigt, was mir im Nachhinein ganz recht ist. So kann ich eine Weile weinen. Es kann mich gerade keiner trösten. Trotzdem haben mir die Worte von Dr. Guth geholfen. Noch einen Tag muss ich warten, dann weiß ich mehr.

Kurz vor der Essensausgabe klopft Oberschwester Silke an meine Tür. »Ich habe gerade einen Augenblick Zeit und dachte, ich schaue mal nach Ihnen. Geht es Ihnen inzwischen besser?« Sie rückt sich einen Stuhl ans Bett.

Ich erzähle ihr von den Sorgen, die ich mir mache, dass ich schon lange nicht mehr richtig arbeiten konnte und jetzt noch eine Woche im Krankenhaus bin.

»Es macht mich mürbe und unruhig. Ich weiß nicht, wie es weitergehen soll.«

Die Oberschwester hört mir ruhig zu. Ihr offenes Ohr und die Tatsache, dass sie sich für mich Zeit nimmt, helfen mir. Wir können an der Situation nichts ändern und beide wissen wir den Ausgang nicht. Es ist gut, dass Oberschwester Silke nichts beschönigt oder verharmlost. Ihr Mitgefühl gibt mir neue Energie, sodass ich die verbleibenden Stunden des Wartens besser aushalten kann.

»Danke, dass Sie sich Zeit genommen haben«, sage ich, als sie das Zimmer verlässt. »Ich weiß, wie wenig Sie davon haben!«

Dann holt sie etwas hinter ihrem Rücken hervor.

»Das darf ich Ihnen von unseren ›Herzensschwestern‹ überreichen.« Sie gibt mir ein in Cellophan gewickeltes herzförmiges Kissen.

»Das können Sie unter dem Arm tragen. Es lindert Narbenschmerzen, Lymphschwellungen oder Druck, auch beim Liegen.«

Als ich das in wunderschönen Blaugrüntönen genähte Herzkissen auspacke, ist Oberschwester Silke schon aus dem Zimmer gehuscht. Auf einer beiliegenden Karte lese ich: »Die Herzensschwestern der evangelischen Gemeinde haben im wahrsten Sinne des Wortes ein Herz für Sie und wünschen gute Besserung!«

Ein wundervoller Trostspender!

Kurz nach 11 Uhr am nächsten Morgen klopft Dr. Guth an und sagt noch an der Tür: »Ich habe lauter positive Nachrichten!«

Flinken Schrittes kommt er auf mich zu.

»Der Befund ist negativ, wir haben keinen weiteren Lymphknotenbefall. Der Sicherheitsabstand in der Brust ist völlig ausreichend. Das ist eine sehr zufriedenstellende Nachricht.«

»Danke. Das ist gut. Und wie geht es jetzt weiter?«

»Das möchte ich heute gegen Abend mit Ihnen in Ruhe und ausführlich besprechen.«

»Soll ich meinen Mann dazuholen?«

»Tun Sie das. Vier Ohren hören mehr als zwei. Bis heute Abend.«

Und schon ist er zur Tür hinaus.

Er hat sein Versprechen gehalten und mich gleich in Kenntnis gesetzt. Ich lasse diese erfreuliche Nachricht auf mich wirken. Dabei wird mir klar, wie viel Angst ich in den letzten Tagen und Stunden gehabt habe. Vor allem die Sorge, dass der Krebs im ganzen Körper gestreut haben könnte. Unvorstellbar!

Noch immer habe ich nicht gewagt zu fragen, ob man bei meinem Stadium von Früherkennung sprechen kann. Ich habe ihn früh erkannt, aber meine Frauenärztin nicht. Die Wut darüber steigt erneut in mir hoch. Heute, heute Abend noch werde ich Dr. Guth fragen. Ich will unbedingt wissen, wie viel Schaden durch die Verzögerung entstanden ist. Jetzt, wo ich weiß, dass das Schlimmste nicht eingetreten ist – Gott sei Dank! – will ich meine Befürchtungen endlich aussprechen dürfen.

Ich habe mir geschworen, dass ich, sollte ich am Krebs sterben und meine Kinder ohne mich aufwachsen müssen, meine Frauenärztin auf Schadensersatz verklage. Schließlich wäre das etwas, was ich ihnen an finanzieller Unterstützung hinterlassen könnte. Dafür muss ich aber wissen, wie Dr. Guth die versäumte Zeit einschätzt. Dann werde ich das Thema ad acta legen. Jetzt freue ich mich erst einmal.

Christian erfährt die frohe Nachricht als Erster. Dann melde ich mich bei Markus. Er freut sich riesig und beglückwünscht mich. Mein Bruder ist gerade mit unserer Mutter in Venedig, sodass ich ihr »liebe Grüße« ausrichten lasse.

Onkel Horst ruft wahrscheinlich am Abend an. Das tut er fast jeden Abend. Dann kann ich es ihm erzählen.

Um mich für das Abschlussgespräch mit Dr. Guth vorzubereiten, schreibe ich alle Fragen in meine Kladde. Das trägt dazu bei, dass mir nicht alles ständig durch den Kopf geht. Ich komme zur Ruhe und entspanne mich etwas.

Auch kurzfristige Ablenkungen wie der Besuch von Ute und Josef zeigen ihre Wirkung. Anika hatte sie getroffen und von mir erzählt. Kaum haben Ute und Josef das Zimmer verlassen, spüre ich sofort, wie die Nervosität wieder in den Vordergrund tritt. Schade, dass meine engsten Freundinnen Anna und Bea nicht kommen konnten. Sie sind in den Herbstferien weggefahren. Und Annette musste ich kurzfristig absagen, weil Dr. Guth heute Abend kommt.

So geht es weiter

Dr. Guth legt Christian und mir den Inhalt des pathologischen Befundes in aller Ausführlichkeit dar. Ich nehme mein Notizbuch und notiere Stichpunkte.

»Das intraduktale Karzinom ist 3 cm groß. Das invasive Karzinom ist über 3 cm groß. Es wurden insgesamt vierundzwanzig Lymphknoten entnommen, von denen nur zwei, nämlich die, die wir in der ersten Operation entnommen haben, befallen waren. Das kann man ohne weiteres als günstige Prognose werten, da eine Chemotherapie bei einem Befall von null bis drei Lymphknoten positiv wirken kann.«

Er nimmt Bezug auf das Grading, die Wachstumsgeschwindigkeit, und erläutert den weiteren Therapieverlauf.

»Sie erhalten alle Daten schriftlich und können sich das in Ruhe ansehen. Wenn Sie Fragen haben, melden Sie sich bei mir. Wir werden uns in Zukunft öfter sehen. Die Verabreichung der Chemotherapie werde ich persönlich betreuen.«

»Ach, das ist gut.« Ich atme erleichtert auf. Von ihm fühle ich mich kompetent betreut. Vor der Chemo habe ich Angst.

»Ich empfehle folgendes Schema: zunächst vier Gaben mit zwei Anthrazyklinen und anschließend vier Mal Taxane. Die Anthrazykline verhindern die Bildung neuer DNA, wodurch weitere Zellteilung gehemmt wird. Taxane sind ein pflanzliches Mittel, das seit Mitte der 1990er-Jahre in der Krebstherapie eingesetzt wird.«

»Und welches Mittel führt zum Haarausfall?«

»Das Mittel, mit dem wir beginnen. Sie müssen also damit rechnen, dass Ihre Haare 14 bis 17 Tage nach der ersten Chemo ausfallen. Das können wir nicht verhindern.«

»Hm.«

Es entsteht eine kleine Pause.

»Und wie genau läuft das mit der Chemo?«, frage ich mit belegter Stimme. »Ich habe das Verfahren noch nicht richtig verstanden.«

»Sie erhalten insgesamt acht Infusionen. Zwischen den einzelnen Chemos liegen drei Wochen Pause, damit Sie Zeit haben, sich zu erholen. Es ist mir sehr wichtig, dass Sie immer gut motiviert für die nächste Gabe sind. Dann vertragen Sie sie besser.«

»Ach so, verstehe. Und wann geht es los?«

»Die erste Chemo findet in zwei Wochen statt.«

»Wie lange dauert so eine Infusion?«

»In der Regel müssen Sie mit vier Stunden rechnen. Die erste dauert etwas länger, damit der Körper die Gelegenheit bekommt, sich langsam daran zu gewöhnen.«

»Kann man die Infusion nachmittags bekommen?«

»Dagegen dürfte nichts sprechen.«

»Am Vormittag sind meine Kernzeiten im Homeoffice und ich möchte wieder arbeiten. Ich muss das auch.«

»Ja, tun Sie das«, bekräftigt Dr. Guth. »Sie können sich als Selbstständige Ihre Zeit sicherlich einteilen. Es ist für den Heilungsverlauf von Vorteil, wenn Sie Ihren Alltag, soweit das geht, beibehalten. Natürlich gibt es solche und solche Tage. Aber alles in allem sind die Nebenwirkungen der Chemotherapie heute milder als noch vor Jahren. Wir können inzwischen viel zur Linderung der Übelkeit beitragen und auch das Blut wird nicht mehr so stark angegriffen.«

»Kann ich mir den Wochentag wünschen, an dem ich die Chemo erhalte? Ich habe mir überlegt, wenn ich den Freitag wähle, habe ich das Wochenende zum Erholen und bin Montag oder Dienstag wieder einsatzfähig. Das fände ich gut.«

»Das ist kein Problem, das machen wir. Heute ist Donnerstag, der 9. Oktober. Ich trage Sie für den 24. Oktober ein. Allerdings sollten wir dieses erste Mal morgens beginnen. Meine Assistentin gibt Ihnen den genauen Zeitpunkt durch.«

Ich schaue in meine Kladde, ob ich noch etwas notiert habe.

»Mit welchen Nebenwirkungen muss ich überhaupt rechnen?«, frage ich. »Was kommt da auf mich zu?«

»An den ersten drei Tagen kann es zu Frühübelkeit kommen. Sie erhalten zwar mit der Chemo ein Mittel, das diese Übelkeit vermindert, und ich gebe Ihnen Tabletten mit, die sie bei Bedarf einnehmen können. Dass sie in den darauffolgenden beiden Tagen eine Spätübelkeit spüren werden, nehme ich nicht an. Das betrifft eher Patientinnen mit einer Dreierkombination. Sie erhalten das Zweierschema.«

»Welche Nebenwirkungen sind noch möglich?«

»Sie müssen wissen, dass alle teilungsaktiven Zellen, die sich in kurzen Abständen erneuern, durch die Zytostatika abgetötet werden – nicht nur die Krebszellen, sondern auch die gesunden. Davon sind die Haarwurzelzellen betroffen. Eine Verminderung der Blutplättchen verringert die Blutgerinnung, was zu Zahnfleischbluten und einer Entzündung der Mundschleimhäute führen kann.«

»Und was kann man dagegen tun?«

»Regelmäßige Salbeispülungen regulieren das normalerweise.«

Ich notiere mir das.

»Es wird ja vor allem das Immunsystem angegriffen. Macht es Sinn, mich vorher gegen Grippe impfen zu lassen?«

»Auf jeden Fall. Durch die Chemo werden die weißen Blutkörperchen vermindert, was Ihre Immunabwehr schwächt. Am besten lassen Sie sich nächste Woche impfen, bevor die Chemo losgeht.«

Zum Abschluss möchte ich wissen, was nach der Chemo folgt, wie das zum Beispiel mit der Bestrahlung weitergeht.

»Wenn Sie die Chemotherapie abgeschlossen haben, folgen nach einer zweiwöchigen Pause die Bestrahlungen und die Antihormontherapie in Tablettenform. Darüber können wir bei Gelegenheit genauer sprechen.«

Das Gespräch geht dem Ende zu.

»Herr Dr. Guth, ich weiß, dass ich es nicht mehr ändern kann, aber sagen Sie mir, wie viel der Krebs seit Mai gewachsen ist?«

»Nach dem jetzigen Kenntnisstand und dem Grading müssen wir davon ausgehen, dass die Tumormasse um siebzig Prozent erhöht ist. Trotzdem können wir bei heutigem Wissensstand sagen, dass Sie Glück gehabt haben.«

Um siebzig Prozent erhöht! Das ist unglaublich viel! Wut steigt in mir auf. Den Begriff »Früherkennung« wage ich nicht mehr auszusprechen. Er hat keine Relevanz mehr. Der Krebs hat nicht weiter gestreut. Das ist die Hauptsache. Daran muss ich mich jetzt festhalten.

»Was kann ich noch tun?«

Dr. Guth lächelt mich an. »Treiben Sie Sport in einem gemäßigten, aber regelmäßigen Rahmen. Bewegung ist das Beste. Gibt es eine Sportart, die Sie gern ausüben?«

»Ich gehe regelmäßig walken.«

»Perfekt. Das sollten Sie bis zu viermal in der Woche eine Stunde lang tun. Radfahren ist auch sehr vorteilhaft. Sport an der frischen Luft ist sowieso zu empfehlen. Das fördert auf ganzheitliche Weise Ihr Wohlbefinden und stärkt Ihre Immunabwehr. Ich bin sicher, Sie werden den Umständen entsprechend gut durch die Zeit kommen.«

Nach einer kleinen Pause fügt er hinzu: »Und arbeiten Sie, wenn Ihnen danach ist. Es ist von Vorteil, so viel wie möglich Ihres bisherigen Lebens beizubehalten. Tun Sie weiterhin alles, was Sie mit Freude tun. Das, was Sie abgeben können, lassen Sie andere tun.«

Damit wendet er sich an Christian. »Sie haben eine tolle Familie, die Sie stützt. Gemeinsam werden Sie es bewältigen!«

Er gibt Christian die Hand und streckt sie auch mir zum Abschied hin. »Ach ja, und morgen Vormittag schicke ich Ihnen Dr. Leo vorbei. Er wird Ihren Port legen und Sie über alles aufklären.«

Ein kleines Döschen

Gegen 10 Uhr am folgenden Morgen stellt sich Dr. Leo vor und setzt sich zu mir an den kleinen Tisch.

»Dr. Guth sagte mir, dass Sie sich zu einem Portkatheter entschlossen haben. Das ist vernünftig. So können die Zytostatika der Chemotherapie problemlos in Ihren Blutkreislauf gelangen, ohne dass Ihre Vene in der Ellenbeuge oder an der Hand beeinträchtigt wird. Ich setze Ihnen den Port unter örtlicher Betäubung ein.«

»Wie muss ich mir so einen Port vorstellen?«

»Er hat die Größe eines Pillendöschens und wird Ihnen an der gegenüberliegenden Brustwand unter die Haut gelegt, unterhalb Ihres Schlüsselbeins.«

»Wie groß wird die Narbe?«

»Ich mache einen kleinen Hautschnitt da, wo ihr BH-Träger liegt. Am Port ist ein Katheter befestigt, der subkutan in die Vene gelegt wird. Der schwierigste Part ist die Vene zu treffen. Aber meistens gelingt das nach kurzer Zeit.«

»Wie lange dauert das?«, erkundige ich mich.

»Zwischen dreißig und fünfundvierzig Minuten.«

»Kann man das unter Vollnarkose machen lassen?«

Ich erinnere mich an die minutiöse Schilderung einer ambulanten Operation meiner Mutter am Schlüsselbein.

»Könnte man schon, tut man aber nur in absoluten Notfällen. Bedenken Sie, Sie haben zwei Operationen unter Totalanästhesie hinter sich. Das Einsetzen des Ports rechtfertigt keine so schwere Belastung für Ihren Gesamtorganismus. Sie werden sehen, das ist schnell erledigt. Für uns ist das reine Routine. Haben Sie Vertrauen, dann helfen Sie auf Ihre Weise mit.«

»Okay, das werde ich versuchen. Mit welchen Komplikationen muss ich rechnen?«

»Die modernen Ports mit strömungsoptimierter Kammergeometrie sind wenig verstopfungsanfällig. Wir haben damit nur positive Erfahrung gemacht.«

»Und wie lange bleibt der Port drin?«

»Das können fünf Jahre oder mehr sein. Meistens wird er früher entfernt. Das Herausnehmen ist ein kleiner Eingriff.«

Dr. Leo nennt den Termin. »Kommen Sie bitte am Mittwoch um 7.45 Uhr in unsere Chirurgische Abteilung. Alles Weitere besprechen wir dann.«

Zwei Fragen habe ich noch und bin froh, dass Dr. Guth persönlich kommt, um mir die Entlassungspapiere zu geben.

»Was halten Sie von der Misteltherapie?«

»Die Misteltherapie gehört in den Bereich der komplementärmedizinischen Krebsbehandlung. Meines Erachtens besteht ihre Wirkung mehr in der zusätzlichen Betreuung als im Präparat selbst.«

»Okay. Das heißt, ich kann darauf verzichten und muss mir nicht durch zusätzliche Spritzen das Leben schwermachen.«

Dr. Guth lässt meinen Satz im Raum stehen.

Dann ergänzt er: »Allerdings, wenn Sie sich für Homöopathie interessieren, kann ich Ihnen ein Buch von Georgos Vithoulkas empfehlen. Der Titel heißt ›Medizin der Zukunft: Homöopathie‹. Vithoulkas beschreibt ausführlich und verständlich, was Sie selbst zu Ihrer Gesunderhaltung beitragen können.«

»Ich habe gute Erfahrung mit homöopathischen Mitteln gemacht«, antworte ich. »Schön zu hören, dass Sie das unterstützen. Wie heißt der Autor noch?«

Dr. Guth buchstabiert den Namen für mich. »Er kam zur Homöopathie, nachdem er schwer erkrankte. Vithoulkas gilt als Meister der Klassischen Homöopathie.«

»In dem ›Brustbuch‹ von Dr. Susan Love steht, dass es wichtig ist, direkt nach der Entfernung von Lymphknoten mit professioneller Krankengymnastik zu verhindern, dass die Schulter versteift oder ein Lymphödem entsteht. Was meinen Sie dazu?«

»Lassen Sie sich von Ihrem Hausarzt ein paar Stunden Manuelle Therapie verschreiben. Das ist eine hervorragende Maßnahme, um in die Bewegung zu kommen und nicht zu versteifen. Wegen eines Lymphödems würde ich mir keine Sorgen machen. Die Entfernung der Lymphknoten hat heute nicht mehr unbedingt den Effekt, dass ein Ödem entsteht. Dennoch sollten Sie Ihren Arm schonen und keine schweren Lasten tragen. Vermeiden Sie jedwede Verletzung des betroffenen Arms und halten Sie bei Injektionen und Blutabnahmen immer Ihren rechten Arm hin. Das ist wichtig. Auch Mückenstiche und Sonnenbrände sollten Sie tunlichst vermeiden. Selbst einschnürende Kleidung, ein zu enger BH, kann ein Lymphödem auslösen. Leider gilt: einmal Lymphödem, immer Lymphödem.«

Nachdem ich meine Sachen gepackt und die vielen aufgestellten Karten, Geschenke und Bücher verstaut habe, sitze ich eine Weile im wieder nüchtern aussehenden Krankenzimmer.

Christian hat mir auf meinen Wunsch hin eine schöne Karte und Pralinen mitgebracht. Und so schreibe ich ein paar Zeilen an Oberschwester Silke und packe kleine Päckchen als Dankeschön für das Stationsteam. Dr. Guth habe ich ein kleines Buch von mir mit Widmung geschenkt.

Und dann schneit noch die Schwester für Brustkrebspatientinnen herein. Sie hat die Verordnungen für eine Prothese, zwei Prothesen-BHs und den Haarersatz dabei.

»Reichen Sie diese Unterlagen bitte bei Ihrer Krankenkasse ein. Dann können Sie sich ein Friseurstudio aussuchen, das den Kostenvoranschlag für den Haarersatz direkt weiterleitet.«

»Und wo erhalte ich die Brustprothese?«

»Im Orthopädie-Fachgeschäft. Ich gebe Ihnen eine Karte mit. Dort erhalten Sie auch den Prothesen-BH. Und nehmen Sie sich die eine oder andere Broschüre der Deutschen Krebshilfe mit, die Sie auf dem Gang finden. Es gibt ›Die blauen Ratgeber‹ zu allen relevanten Themen wie Chemotherapie, Strahlentherapie, Tumorerschöpfung sowie Ernährung bei Krebs und Sozialleistungen.«

In der Tat entdecke ich einige »Blaue Ratgeber« in einem Hängeständer. Daneben stehen das Jahresprogramm des lokalen Bildungs- und Gesundheitszentrums und das der Krebsberatung.

Ich bin froh, als Christian mein Gepäck zum Auto trägt und ich mit Sophie an der Hand hinterhergehe.

Wunderbar umsorgt

Christian hat bereits für das Mittagessen gesorgt. Der Tisch ist gedeckt, es gibt eine leckere Suppe (aus unserer Tiefkühltruhe) und frisches Baguette. Nach dem Mittagessen kann ich mich hinlegen, um den Abwasch kümmert er sich mit Florian. Während des Essens erzählen die Kinder, dass Christian mit ihnen vereinbart hat, dass er ab jetzt immer spült und die Kinder abtrocknen. Darüber freue ich mich sehr!

Es ist wunderbar, umsorgt zu sein und nicht alles selbst machen zu müssen. Noch im Frühjahr, als ich nach der schweren Nasenoperation aus dem Krankenhaus gekommen war, hatte ich direkt das Essen gekocht. Zufälligerweise hatte damals Anika angerufen und entrüstet gemeint: »Wie, du bist gerade aus dem Krankenhaus gekommen und stehst schon wieder am Herd?«

Was zunächst wie ein Vorwurf klang, aber fürsorglich gemeint war, hat dazu geführt, dass ich diesmal vorgebeugt habe.

»Wenn ich aus dem Krankenhaus zurückkomme, werde ich nicht so einsatzfähig sein wie vorher«, habe ich es bei einem Mittagessen angesprochen. »Wie nach der Nasen-OP wird es wohl eine Weile dauern, bis ich die Nachwirkungen überwunden habe. Deshalb wäre ich euch dankbar, wenn ihr mir das eine oder andere abnehmen könntet. Zum Beispiel das Spülen nach dem Mittagessen. Vielleicht findet ihr eine Lösung, um mich zu entlasten. Gerade mittags bin ich sehr erschöpft. Nach dem Vormittag am Schreibtisch und dem Kochen. Da fällt mir Spülen besonders schwer.«

Die Kinder hatten verständnisvoll genickt, auch wenn sie es nicht toll fanden, spülen oder abtrocknen zu müssen. Christian hatte geschwiegen. So reagierte er üblicherweise und deshalb beließ ich es dabei. Ich hatte gesagt, was ich sagen wollte, und hoffte, dass der Rest sich ergeben würde. Und ja, es hatte funktioniert. Seitdem ich aus dem Krankenhaus zurück bin, finden wir direkt einen neuen Rhythmus. Mal sehen, wie lange das anhält, denke ich schmunzelnd, und lege mich erschöpft und glücklich in mein eigenes Bett.

Bewegung und Austausch

Nach dem Mittagschlaf fühle ich mich fit wie ein Turnschuh.

»Ich gehe eine Runde walken«, rufe ich Christian zu, der in seinem Büro sitzt. Die Tür zum Wohnzimmer ist offen.

»Bist du sicher, dass das eine gute Idee ist?« Christian ist aufgestanden und kommt mit besorgtem Blick ein Stück auf mich zu.

»Wieso? Dr. Guth hat gesagt, ich soll regelmäßig Sport treiben. Bis zu viermal die Woche.«

»Ist das nicht ein bisschen früh?« Christians Sorge zu sehen, finde ich einerseits lieb, andererseits habe ich im Moment eigene Pläne.

»Ich brauche frische Luft und Bewegung. Das wird schon in Ordnung sein. Außerdem kann ich jederzeit umkehren«, sage ich und schnappe mir die Walkingstöcke.

In meiner Jugend habe ich viel Sport getrieben, war mit meinen Eltern und mit der Schulklasse beim Skifahren. Markus und ich sind im Sommer Wasserski gefahren. Ich bin gern im und am Wasser, liebe es zu schwimmen. Auch Tennis habe ich gespielt.

Durch das Walken sind Anna und ich in Bewegung und zum regelmäßigen Austausch gekommen. Bei der Vorbereitung zu Florians Kommunion hatten wir uns kennengelernt. Für Sport war für uns berufstätige Mütter viele Jahre keine Zeit. Um die Technik zu lernen, haben wir einen Kurs belegt.

Anna und ich haben ähnliche familiäre Wurzeln und sind beide in Franken geboren. Beim Walken erzählen wir uns, was uns bewegt, lachen gern und manchmal trösten wir uns gegenseitig. Wir sind beide temperamentvoll, was uns von den Menschen dieses Landstrichs unterscheidet, wo man zum Lachen schon mal in den Keller geht.

Mit Walkingstöcken gehe ich inzwischen mehrmals die Woche los. Ich walke auch allein und fühle mich dabei wohl. Es ist schon ein Ritual für mich geworden. Das Gebiet hinter unserem Grundstück führt kurz durch eine Wohnsiedlung mit Einfamilien- und Doppelhäusern, dann an Feldern und vereinzelten Höfen vorbei und später ein Stückchen durch den Wald. Der Rundweg ist zu jeder Jahreszeit schön und abwechslungsreich. Genau das, was ich brauche, um meinen Gedanken freien Lauf zu lassen oder mich angeregt mit Anna oder Bea zu unterhalten.

Bea und ich haben zwar noch keinen fixen Termin gefunden, weshalb wir meist nur sporadisch laufen. Aber das werde ich ändern, damit ich mich regelmäßig in der Natur bewege.

Nach meiner üblichen Runde komme ich leicht erhitzt und zufrieden zu Hause an. Auch heute hat mir das Walken gutgetan. Das war genau richtig, denke ich und setze mich erschöpft aufs Sofa.

Doch was ist das? Ein riesiger nasser Fleck unter meiner linken Achsel. Das Gebiet um den frisch operierten Bereich ist taub, sodass ich die Feuchtigkeit während des Laufs auf der Haut nicht bemerkt habe. Werde ich ab jetzt stark schwitzen, denke ich erschrocken. Auch noch einseitig? Ich habe bisher kaum Erfahrung mit Schweißflecken. Dass das bloß nicht Christian sieht! Ich halte meine Nase an meine Achsel, kann aber keinen Schweißgeruch feststellen.

»Na, wie war's?« Ich zucke zusammen, weil ich nicht bemerkt habe, dass Christian aus seinem Büro gekommen ist.

»Ganz okay«, antworte ich verhalten.

Er kommt näher. »Was ist los?«

»Naja, eigentlich ist alles gut. Aber jetzt habe ich gerade diesen großen Schweißfleck unter meinem linken Arm entdeckt und frage mich, was das ist.«

»Ach, das ist sicher nur Wundsekret. Da würde ich mir keine übertriebenen Gedanken machen.«

Christian ist Meister in der Kunst der Verharmlosung bei gesundheitlichen Aspekten. Anders als ich, die körperlichen Veränderungen gern auf den Grund geht. Aber im Moment bin ich froh darüber. Was er sagt, beruhigt mich sofort.

»Ja, vielleicht hast du recht.« Mir tut nichts weh, es riecht nicht nach Schweiß, es ist kein Blut zu sehen oder sonst eine Verfärbung. Christians Erklärung klingt plausibel. Also warum soll ich mir weiter Sorgen machen? Ich lächle ihn an, gehe mich waschen und ziehe mir ein neues T-Shirt an. Dann ruhe ich mich erst einmal aus.

Trost und Interesse

Nach dem Abendessen klingelt das Telefon. Es ist Meike, meine liebe Freundin aus dem Ort, in dem wir früher gewohnt haben. Wir kennen uns, seit unsere Kinder im Kindergarten waren.

Ich erzähle alles von Anfang an, meine Sorgen, meine Trauer, meinen Weg bis hierher. Meike hört aufmerksam zu. Ihre Schwester ist Gynäkologin in einem Brustzentrum. Von ihr hat sie schon einiges über ähnliche Fälle gehört. Ihre Anteilnahme und ihr Interesse sind Balsam für meine Seele. Wir telefonieren eineinhalb Stunden.

Es ist schön, ausführlich über alles reden zu dürfen. Das führt bei mir zu einer Klärung. Durch die Zusammenfassung von manchen nacheinander erfolgten Ereignissen, durch Meikes behutsames Nachfragen, kristallisieren sich wichtige Dinge heraus und andere, ärgerliche, treten in den Hintergrund. Ich bin erleichtert, dass ich die Operationen hinter mir habe und vorerst nicht mehr ins Krankenhaus muss, nur ambulant zur Chemo.

»Die Chemo kann ich hier vor Ort bekommen. Dr. Guth betreut mich da weiterhin.«

»Toll, dass du nicht weit fahren musst.«

»Ja, ich brauche nur aufs Fahrrad zu steigen und bin da.«

»Naja, zur Chemo würde ich mich von Christian bringen und vor allem abholen lassen.«

»Ja, wahrscheinlich ist das besser.«

»Aber deine Energie und deine Zuversicht hast du nicht verloren. Das ist wunderbar. Ich wünschte, ich könnte dich jetzt in den Arm nehmen und sanft wiegen. Es tut mir unendlich leid, dass du schon so viel durchmachen musstest. Ich habe heute durch Ingrid davon gehört, sonst hätte ich dich viel früher angerufen.«

»Danke, Meike, das ist lieb, dass du bei mir bist. Und der Zeitpunkt ist perfekt. Wunderbar, dass du angerufen hast. Da ist viel, worüber ich reden möchte, und ich kann und mag es vor Christian und den Kindern nicht ausbreiten. Die bekommen genug mit und leiden. Jeder auf seine Weise. Danke, dass du mir zugehört hast. Das war sehr tröstlich.«

Spieglein, Spieglein an der Wand

Christian sitzt im Auto. Der Motor läuft. Um 11 Uhr ist der Termin bei dem Perückenstudio. Ich hole meine Tasche, nehme meinen Mantel von der Garderobe und eile zum Wagen. Ich bin spät dran. Fehlt nur, dass die Reifen beim Anfahren quietschen.

Christian rast. Ansonsten schweigt er verbissen.

»Fahr nicht so schnell«, bitte ich ihn nach einer Weile. »Macht doch nichts, wenn wir ein paar Minuten zu spät kommen.«

Christian gibt keine Antwort, fährt aber etwas langsamer. Diese Raserei macht mich nervös. Aber wenn ich das sage, wird er womöglich wütend. Ich bin froh, dass er fährt, weil ich den Ort an der niederländischen Grenze womöglich nicht gefunden hätte. Außerdem soll Christian mit dabei sein. Schließlich möchte ich ihm gefallen. Auch mit Perücke.

Wenn es nach mir ginge, würden wir aus dieser Fahrt einen kleinen Ausflug zu zweit machen. Erst nach Perücken gucken und vielleicht Essen gehen. Nur wir zwei. Naja, vielleicht entspannt er sich, wenn wir pünktlich angekommen sind, beruhige ich mich, und wende mich der schönen Münsterländer Parklandschaft zu, durch die Christian fährt.

Ich sehe das Ortsschild. Gut, dass wir da sind. In dem kleinen Ort finden wir gleich das Friseurstudio. Jetzt nur noch parken.

»Ich heiße Annegret Müller. Bitte kommen Sie mit mir.« Frau Müller lächelt Christian und mich an und geht uns voraus. »Ich zeige Ihnen ein paar Zweitfrisuren, die zu Ihnen passen werden.«

Sie leitet uns durch verschiedene Räume, deren Wände allesamt mit Perücken behängt sind. »Wir haben über 2000 Zweitfrisuren, Haarteile und Toupets in allen Formen und Farben vorrätig«, sagt sie stolz.

Ich bin überwältig von der Auswahl. Die Räume sind stilvoll eingerichtet. Ich fühle mich wohl. Das Gartenzimmer, in das Frau Müller uns führt, hat einen weiten Blick ins Grüne. Im Kamin lodert ein künstliches Feuer. Ein angenehmes Ambiente.

»Bitte, setzen Sie sich. Darf ich Ihnen etwas anbieten, Kaffee oder Wasser?« Frau Müller holt Getränke, wir schauen uns um.

»Hier ist es aber nett. Findest du nicht auch?«

»Ja, unglaublich, wie viel Platz die hier haben«, sagt Christian. Er hat sich von dem Fahrstress erholt und wirkt angenehm gelöst. »Da sind einige Häuserwände durchbrochen worden. Das ist ja ein ganzes Imperium. Toll gemacht.«

Frau Müller kommt mit den Wassergläsern auf einem Tablett herein. »Möchten Sie Ihre Haarlänge so behalten oder könnten Sie sich eine Kurzhaarfrisur vorstellen?« Frau Müller richtet ihren Blick auf meinen Kopf.

»Ich bin da offen. Was empfehlen Sie mir?«

»Sie haben eine Dauerwelle, vermute ich, oder ist Ihr Haar von Natur aus leicht gewellt?«

»Ich habe eine Dauerwelle, aber ganz glatt sind meine Haare nicht.«

»Wir können Ihnen eine Perücke mit gleicher Haarlänge anbieten. Ich rate Ihnen aber zu einer Kurzhaarfrisur. Die ist wesentlich leichter zu pflegen und würde Ihnen hervorragend stehen. Je länger das Zweithaar ist, desto schneller sieht es ungepflegt aus, weil das Haar immer auf der Kleidung liegt ...«

»... und wenn es kälter wird, trage ich vorzugsweise Rollkragenpullover ...«.

Frau Müller lässt sich durch meine Unterbrechung nicht irritieren und führt ihren Satz zu Ende. »... und wird schnell strubbelig. Außerdem glaube ich, dass Ihnen ein Bob ausgezeichnet stehen würde. Ich hole da mal etwas für Sie.«

Christian und ich sehen uns um.

»Ich sehe keine, die deiner Haarfarbe entspricht«, sagt Christian enttäuscht.

»Geht mir auch so.« Auf mein naturblondes Haar bin ich stolz.

»So schönes blondes Haar haben wir nicht zu bieten«, sagt Frau Müller im Hereinkommen. »Zurzeit sind Ihre Haare von der Sonne heller.« Sie hält eine Perücke in der Hand. »Setzen Sie diese bitte einmal auf. Ich helfe Ihnen.« Sie hält die Perücke an der Stirn fest und zieht sie mit einer strammen Bewegung über meinen Kopf.

»Wow.«

»Eine Zweitfrisur sitzt anders, wenn keine Haare mehr darunter liegen. Jetzt rutscht sie noch, aber das ändert sich.«

»Wie gefällt dir das?« Ich schaue Christian durch den Spiegel an.

»Nicht schlecht. Wirklich erstaunlich chic.«

Ich wende mich Frau Müller zu. »Sie haben einen guten Blick. Ich hatte schon befürchtet, wir finden hier nichts in meiner Haarfarbe.« Ich bin überrascht, dass die Friseurin direkt mit der ersten Perücke einen Volltreffer gelandet hat.

»Dankeschön. Sehen Sie, dieser Farbton entspricht wahrscheinlich Ihrem Winterblond. Hier oben, am Haaransatz, sind die Haare dunkler als an den Spitzen.«

»Solange der Farbton natürlich wirkt und mir einigermaßen steht, habe ich kein Problem damit, wenn er etwas dunkler ist. Schließlich hoffe ich, dass meine Haare wieder nachwachsen. Das ist nur eine Übergangslösung.«

»Genau. Es ist uns wichtig, dass Sie sich mit Ihrer Zweitfrisur rundum wohlfühlen. Sie sind genug belastet.« Ich bin gerührt und drücke ein paar Tränen weg. Diese fremde Frau spricht aus, was genau meinem Empfinden entspricht. Wie wohl das tut.

Frau Müller wendet sich behutsam meinem Kopf zu. »Ich bereite Ihnen die Perücke vor, sodass sie genau sitzt. Wenn Sie wiederkommen, verpassen wir ihr einen flotten Haarschnitt.«

»Sie schneiden daran herum?«

»Ja, klar. Ihre Frisur soll so natürlich wie möglich aussehen. Sie werden staunen, wie viele Komplimente Sie erhalten werden.«

»Naja, das warten wir mal ab«, sagt Christian, der Skeptiker.

Ich lasse mich von seinem Einwand nicht irritieren und frage: »Haben Sie noch Alternativmodelle? Darf ich die probieren?« Ich zeige auf eine Kurzhaarfrisur, die im Ton etwas grauer ist.

»Selbstverständlich.«

»Huch, ich sehe aus wie Sandra.«

»Und diese da, darf ich die auch mal probieren?« Ich nehme eine Perücke mit Pagenkopf, die fast weiß ist.

»Schau mal, Christian. Wie Bea, oder? Ich fasse es nicht. Unglaublich, was Haare ausmachen!«

Ich schaue mich kurz im Spiegel an, dann streife ich die Perücke vehement vom Kopf. »Jetzt habe ich genug aufprobiert.« Ich wende mich vom Spiegel ab und suche nach einem Sessel. Mir ist plötzlich schummrig.

Etwas hat mich angestrengt. Ich fühle mich ernüchtert wie nach einem Rausch. Meine Haare sind aufgeladen vom vielen Perückenwechsel. Meine Frisur, die ich am Morgen mühsam zurechtgemacht habe, ist ramponiert. Ich sehe klar vor Augen, worum es geht. Ich werde bald meine Haare verlieren. Gerade wird mir dieser Umstand so richtig bewusst. Die Verkäuferin hat leise den Raum verlassen. Sie kommt nach einer Weile zurück. Ich bin dankbar für die Pause.

»Hier habe ich noch ein Modell. Wie gefällt Ihnen das?«

Ich habe mich wieder gefasst. Behutsam setzt Frau Müller mir die Perücke auf.

»Ja, die ist okay. Aber die erste fand ich am besten. Was meinst du, Christian?«

»Sehe ich genauso.«

»Ich schlage vor, dass ich Ihnen diese beiden vorbereite. Dann können Sie sich, wenn Sie wiederkommen, in aller Ruhe entscheiden. Das ist ein unverbindliches Angebot. Wir wären Ihnen dankbar, uns davon zu unterrichten, sollten Sie sich anderweitig entscheiden. Unser Wunsch ist, dass Sie zufrieden sind, sodass Sie keine weiteren Belastungen haben.«

»Danke. Das klingt wunderbar.«

Ich sehe mich im Raum um.

»Würden Sie mir bitte noch zeigen, wie ich mit Tüchern umgehen kann? Ich habe da vorhin ein schönes gesehen.« Ich gehe auf eine der ausgesucht schönen Gliederpuppen zu. »Dieser Turban hier gefällt mir.« Frau Müller nimmt ihn ab, löst ihn aus seiner Form und legt das Tuch geschickt wie einen Turban auf meinen Kopf.

»Nein, das sieht schrecklich aus«, sage ich spontan. Christians Gesichtsausdruck nach stimmt er mir zu. »Schade, ich liebe nämlich Farben und Sie haben hier so wunderschöne Tücher. Aber ich bin nicht der Typ dafür.«

»Was halten Sie hiervon?« Frau Müller zeigt mir eine Art Mütze aus leichter Baumwolle, die wie ein Schlauch geformt ist. »Sie setzen sie wie ein Stirnband auf den Kopf, drehen sie hier am Hinterkopf einmal um die eigene Achse und stülpen das andere Ende auf den Kopf. Das ist leicht und anschmiegsam und sitzt schön fest.«

»Ja, das ist besser. Ich will die Perücke zwar jeden Tag aufsetzen, aber für Tage, an denen ich mich nicht wohlfühle und im Bett oder auf dem Sofa liege, ist dieses Ding vielleicht ideal.«

»Genau. Sie werden merken, dass Ihnen ohne Haare schnell kalt ist. Deshalb tragen viele in der Nacht beim Schlafen eine Mütze.«

»Ach ja? Darüber habe ich noch gar nicht nachgedacht.« Ich muss an meinen Bruder denken. Markus hat nicht mehr allzu viele Haare auf dem Kopf. Meist rasiert er sie sich ganz weg.

»Sie können sich diese alternativen Kopfbedeckungen noch genau ansehen, wenn Sie wiederkommen.«

»Danke, das machen wir.« Und dann gehe ich aufs Ganze: »Rasieren Sie mir auch meinen Kopf? Ich habe gelesen, dass es sich stachelig anfühlt, wenn die Haare ausgehen. Dann habe ich lieber gleich alle Haare vom Kopf.« Christian zuckt merklich zusammen.

»Ja, wir rasieren Ihnen die Haare ab, wenn Sie das wünschen. Das lassen viele machen. Rufen Sie uns an, wir haben immer kurzfristig Termine frei.«

»Meine erste Chemo ist am 24. Oktober.«

»Das schreibe ich in Ihre Mappe. Rufen Sie uns morgens an und Sie erhalten am selben Tag einen Termin.«

»Das ist gut zu wissen.«

Ich atme tief durch. Bei der Vorstellung wird mir ganz anders.

»Danke, dass Sie diese Perücke für mich gefunden haben«, wende ich mich wieder an Frau Müller. »Wie geht es dann weiter? Was muss ich meiner Krankenkasse sagen? Wie hoch ist mein Eigenanteil?«

»Die eine Perücke kostet etwas über fünfhundert Euro. Unsere Preise schließen die Rasur und das Styling der Zweitfrisur ein. Das andere Modell kostet weniger. Je nach Krankenkasse können Sie mit einem Zuschuss von etwa dreihundert Euro rechnen. Ich schicke Ihnen Anfang nächster Woche einen Kostenvoranschlag. Den reichen Sie bitte bei Ihrer Krankenkasse ein. Innerhalb einer Woche erhalten Sie ein Schreiben über die Kostenübernahme. Das bringen Sie mit hierher. Den Rest erledigen wir.«

Christians Stimmung hat sich durch den angenehmen Besuch aufgehellt. Wir gehen spontan in ein gemütliches Lokal, das Annette vorgeschlagen hat, und essen dort zu Mittag.

»Ich würde am liebsten noch zu ein, zwei weiteren Perückenläden fahren. Um einen Vergleich zu haben.« Wir machen das sonst auch bei wichtigen Anschaffungen.

»Hast du noch eine andere Adresse?«

»Ja, ich weiß von einem in Münster beim Hauptbahnhof. Und Bea hat mir erzählt, dass eine Bekannte sich ihre Perücke in einem der großen Kaufhäuser kauft. Dort sind sie günstiger.«

Also fahren wir nach Münster. Das Perückenstudio am Hauptbahnhof hat samstagnachmittags zu. Wir fahren in eines der Parkhäuser und gehen in ein Kaufhaus. Als ich mit Christian vor der kleinen Perückenabteilung stehe, möchte ich am liebsten umkehren. Die Verkäuferin setzt mir eine Zweitfrisur auf den Kopf. Ich lasse es über mich ergehen, winke aber ab, als sie eine zweite Perücke anbietet. »Nein, danke. Ich glaube, das ist nichts für mich«, sage ich. »Es reicht mir für heute. Haben Sie vielen Dank.«

»Oh je, war das schrecklich«, raune ich Christian im Weggehen zu. »Was für ein Unterschied! Gut, dass Annette uns diesen tollen Tipp gegeben hat. Ich werde sie heute Abend anrufen und mich bei ihr bedanken.«

In Verzug

Seit Langem sitze ich heute mal wieder an meinem Schreibtisch. Ich bin überwältigt, was sich in der Zwischenzeit angesammelt hat. Zwar habe ich zwischen den Krankenhausaufenthalten meine Mails gecheckt und dringende direkt beantwortet, aber richtig arbeiten konnte ich nicht.

Seither sind einige Schreiben angekommen und ich sortiere nach Prioritäten, mache mir Notizen zu Mails, die ich noch nicht beantworten kann, und versuche, mich von der Dringlichkeit anderer nicht ins Bockshorn jagen zu lassen. Zum Glück ist in meinem Großprojekt eine ruhige Phase eingekehrt, die Autoren haben ihre Texte abgeliefert und es liegt an mir, sie zu überarbeiten. Ich bin in Verzug, weil ich im September nur an meinen kleineren Projekten gearbeitet habe, um Termine zu halten. Zu mehr bin ich nicht gekommen.

Das schlechte Gewissen nagt an mir. Unruhig laufe ich in meinem Büro hin und her. Ich habe noch nie Abgabetermine bewusst und unkommentiert verstreichen lassen. Weil jetzt viele Verlagsleute zur Frankfurter Buchmesse fahren, ergeben sich ein paar Tage Schonfrist. Hoffentlich fällt mir bald eine Lösung zu diesem Dilemma ein.

Am nächsten Tag gelingt es mir, mit mehr Ruhe für Ordnung auf meinem Schreibtisch zu sorgen. Es entsteht endlich mal wieder ein Fluss in meinem Tun, so dass ich die Zeit völlig vergesse. Der Vormittag gehört ganz meiner Arbeit. Ich bin völlig vertieft und dadurch sehr effektiv. In diesem Modus kann ich viel aufarbeiten, bevor die erste Chemo ansteht.

Behutsame Dehnung

»Sehr vernünftig, dass Sie direkt zu mir gekommen sind. Bei den meisten Patientinnen ist es oft zu spät. Dann können sie ihren Arm nur eingeschränkt benutzen und wir müssen viel tun und können doch nur bedingt helfen.«

Seit 16 Uhr liege ich in der physiotherapeutischen Praxis Paulus. Frau Paulus behandelt meinen linken Arm mit sanften Bewegungen und massiert unter der Achsel. Dr. Frei hat mir eine Verordnung gegeben, um nach der Entfernung der Lymphknoten meinen linken Arm in Bewegung zu bringen. Mein Hausarzt meinte erstaunt, als ich danach fragte: »Haben Sie denn ein Lymphödem?«

»Nein«, sagte ich ihm. »Aber ich möchte nicht, dass das Schultergelenk versteift.«

Mein linker Arm hängt seit den Operationen nutzlos an meiner Seite und nur manchmal halte ich ihn gebeugt, damit nicht alles Blut in die Hand läuft. So kann es nicht bleiben. Ich weiß bisher nur, was ich nicht tun soll. Das möchte ich ändern.

»Ich habe in dem Buch einer amerikanischen Gynäkologin gelesen, wie wichtig es ist, den Arm nicht zu lange ruhen zu lassen, weil sonst die Schulter steif wird.«

»Ja, genau, das ist die Gefahr. Sehen Sie hier.« Frau Paulus dehnt den Arm nach oben bis etwas über die Schmerzgrenze hinaus. Sie macht das sehr sanft und weiß genau, was sie da tut.

»Autsch, das zieht.«

»Sie sollten allein nicht so weit gehen, wie ich, sonst schaden Sie Ihrer frischen Narbe. Wenn Sie zweimal in der Woche zu mir kommen, haben wir das bald im Griff. Dann können Sie Ihren Arm in Kürze wieder normal bewegen.«

Ich bin noch nie bei einer Massage gewesen und habe das bisher für völlig nutzlos gehalten. Irgendwo habe ich gehört, dass man sich am besten selbst bewegt. Das kann sein, aber im Moment genieße ich es, mich verwöhnen zu lassen.

Frau Paulus nimmt mir nicht nur die Sorge um die Beweglichkeit meines Arms ab, es hilft mir auch, mit einer Fachfrau außerhalb des

Klinikbetriebes zu reden. Sanft hat sie gefragt, wie ich den Knoten in meiner Brust entdeckt habe. Das gab mir Gelegenheit, ihr zu berichten, dass ich lange im Ungewissen war und es beinahe zu einer Amputation gekommen wäre. Mir kommen die Tränen, wenn ich davon spreche.

»Ich bewundere, dass Sie darüber reden können. Ich weiß nicht, ob ich das könnte. Viele Frauen ziehen sich zurück, vergraben sich in ihrem Leid. Krebs ist eine schlimme Diagnose, die Angst hervorruft.«

Frau Paulus massiert weiter, sagt aber nichts, sodass wir beide den letzten Satz verdauen können.

»Bisher ist keine Frau direkt nach der Operation gekommen.«

»Das liegt wahrscheinlich daran, dass die wenigstens Frauen darüber Bescheid wissen. Im Krankenhaus habe ich keine Krankengymnastik erhalten, dabei hätte ich dort viel Zeit gehabt. Aber vielleicht war das auch noch zu früh. Zum Umgang mit einem Lymphödem habe ich kaum Informationen bekommen. Das meiste weiß ich aus dem ›Brustbuch‹ von Dr. Susan Love.«

»Toll, dass Sie sich informieren und nicht den Kopf in den Sand stecken. Die Beweglichkeit Ihres linken Arms ist nach Ihren beiden Operationen verständlicherweise eingeschränkt. Viele Hautschichten, die alle übereinander liegen, wurden nacheinander vernäht. Sie können schnell miteinander verkleben, wenn wir sie nicht durch sanfte Massage daran hindern. Auch wenn die Narbe ein wenig schmerzt, können Sie das sanft wegstreicheln.«

»Ach, das wusste ich nicht.«

»Wenn wir jetzt nichts tun, geraten Sie schnell in eine Schonhaltung. Womöglich kommt es zu einer Versteifung. Wir werden in den nächsten Wochen durch behutsame Dehnung erreichen, dass sie Ihren Arm allmählich normal nutzen können. Dann haben Sie viel gewonnen. Die Operationsnarbe ist bei Ihnen zurzeit noch beweglich und sehr leicht zu massieren.«

Zum Glück bekomme ich keine Übungen für zu Hause verordnet. In Susan Loves Buch stehen zwei gymnastische Übungen, die man bald nach der Operation durchführen kann.

»Wissen Sie«, gestehe ich offen, »ich mag keine Übungen. Das ist nichts für mich. Da gehe ich lieber walken oder schwimmen.«

»Das Beste ist, Sie finden eine Sportart, die Sie gern ausüben. Hauptsache, Sie bleiben in Bewegung. Ausdauersport ist sowieso das Beste. Beim Walken in der Natur erleben Sie die Jahreszeiten und können Ihren Gedanken nachgehen. Das tut auch Ihrer Seele gut. Nehmen Sie Stöcke?«

»Ja, ich habe einen Kurs belegt, damit ich das richtig mache.«

»Das ist lobenswert, viele Läufer halten ihre Stöcke wie beim Wandern fest. Dabei führt gerade der Wechsel zwischen der Spannung beim Einsetzen des Stocks und der Entspannung beim Loslassen zu einer guten Durchblutung und zum Muskelaufbau im gesamten Oberkörper. Werden die Stöcke hingegen die ganze Zeit festgehalten, verkrampfen Arm- und Schultermuskulatur.«

»Ja, ich weiß. Meine Tochter Sophie hat mir, als ich mit dem Walken angefangen habe, zum Geburtstag ein Buch geschenkt, in dem alles dazu steht. Sophie war damals erst acht Jahre alt.«

»Das ist aber aufmerksam von Ihrer Tochter.«

»Ja, sie hat sich schon immer für ihre Mitmenschen interessiert. Sie ist ein tolles Mädchen.«

»Dann ist Ihre Tochter jetzt zwölf und kommt bald in die Pubertät. Oder ist sie bereits drin? Ich habe noch keine Kinder, aber man hört ja allgemein, dass dann das Verhältnis schwierig wird.«

»Bisher kommen wir reibungslos miteinander aus. Ich mache mir da keine Sorgen. Es geht meines Erachtens darum, dass man mit den Kindern mitwächst und ihnen genügend Freiräume lässt, wenn sie reif dafür sind. Wenn ich nicht weiterweiß, lese ich in meinem Lieblingsbuch ›Mit Kindern wachsen‹. Das ist wie eine Bibel für mich. Myla und Jon Kabat-Zinn haben selbst drei Kinder und zeigen, wie man sich durch einen achtsamen Umgang miteinander und innerhalb der Familie gegenseitig bereichert.«

»Das klingt schön. Für Eltern ist das sicherlich ein tolles Buch.«

Inzwischen hat Frau Paulus meinen Arm immer wieder angehoben und gedehnt. Behutsam massiert sie die Narbe an meiner Brust.

»Es gibt übrigens ein hautregenerierendes Gel, das ich Ihnen für die Narbe empfehlen kann. Das Gel legt einen Schutzmantel auf die Haut und lässt sich in sanften, kreisenden Bewegungen schön einmassieren. So können Sie zweimal am Tag etwas für sich tun.«

»Oh, das klingt hervorragend. Das besorge ich mir in der Apotheke. Danke für den Tipp.«

Dann kommt Frau Paulus noch einmal auf den Sport zurück.

»Passen Sie bitte auf Ihre linke Seite auf und setzen Sie den Stock vorsichtig ein. Mit dem Schwimmen müssen Sie ein Weilchen warten. Dafür ist die Narbe zu frisch.«

Ich nehme mir für meine nächste Walkingrunde vor, noch behutsamer zu sein.

Ausflug zur Insel

»Sie bekommen eine Spritze für die örtliche Betäubung und dann kann es losgehen.«

Ich liege im OP-Saal – mit offenen Augen. Alles ist für die Einsetzung des Ports vorbereitet. Zunächst wurde meine Haut unterhalb des Schlüsselbeins mit jodhaltigem Desinfektionsmittel gereinigt. Dann wurde die Umgebung des Operationsbereichs mit sterilen Tüchern abgedeckt. Zum Schluss hat man einen Sichtschutz senkrecht vor mein Gesicht gehängt.

Mir wird schlagartig bewusst, was mit mir geschieht und wie nah am Kopf das stattfindet. Gleich nimmt Dr. Leo das Skalpell und schneidet meine Haut auf …

Ich muss hier weg, denke ich. Wo kann ich hin?

Damit mein Herz nicht so schnell schlägt, atme ich tief in meinen Bauch ein und aus. Ich bringe mich mental ans andere Ende der Welt und denke an meinen Lieblingsort. Rabbit Island. Diese Insel gehört meinen amerikanischen Gasteltern. Dort, am Sankt-Lorenz-Strom, habe ich sie letzten Sommer besucht. Ich sehe alles genau vor mir bei strahlendem Sonnenschein und blauem Himmel.

»Alles okay bei Ihnen?«

»Ja«, sage ich. Ich habe fast vergessen, wo ich bin.

»Ausgezeichnet! Wir haben Ihre Vene ohne Probleme gefunden. Alles Übrige ist ein Klacks.«

Die Stimme von Dr. Leo erschreckt mich. Um mich nicht zu sehr aus meinem Traum herauszulösen, brumme ich zustimmend. Und tauche wieder ab.

Ich sehe die vielen, mir sehr nahen Menschen versammelt. Denke an die liebevollen Begegnungen mit meiner amerikanischen Schwester Ellen und deren drei Kindern, die auch zur Insel gekommen sind, wo Mom und Dad ihre Sommermonate verbringen. An einem der Abende hat Dad ein großes Lagerfeuer angezündet und für seine Enkel Stöcke geschnitzt, an die sie ihre Marshmallows zum Rösten stecken konnten. Vor allem Andrew, Ellens achtjährigen Sohn, habe ich ins Herz geschlossen. Ein aufgeweckter Rotschopf mit quicklebendigen blauen Augen. Am Ende meines Aufenthalts hat er mich zum Abschied herzlich und stürmisch umarmt.

Und in dieser Haltung, mit ausgebreiteten Armen, stürzt Andrew in genau diesem Moment auf mich zu und drückt mich fest. Ich halte die Augen geschlossen und spüre, wie ein paar Tränen meinen Augen entweichen. In meinem Bauch wird es wohlig und warm.

»Thank you, Andy«, murmele ich im Geiste. Dank meiner Traumreise habe ich von der Operation nichts mitbekommen.

Wieder zu Hause, lege ich mich nach dem Mittagessen ins Bett. Die örtliche Betäubung hat nicht lang angehalten und mir tut die Stelle unter dem stramm gelegten Druckverband sehr weh. Ich wundere mich darüber, von starken Schmerzen im Anschluss an die Port-OP hatte niemand gesprochen. Die Schmerztabletten kommen dagegen nicht an. Ich versuche, mich zu entkrampfen, aber der Schmerz behält die Oberhand.

Zu allem Überfluss habe ich gerade auf dem Handy eine Mail gelesen, die mich beunruhigt. Herr Bernhard, der Verlagspartner für mein Großprojekt, bittet um Rückruf. Ich hatte gehofft, in dieser Woche noch verschont zu bleiben. Es ist Buchmessenzeit. Nachdem ich Herrn Bernhard Mitte August den zweiten Teil des Manuskripts, noch nicht lektorierte Texte, übergeben hatte, habe ich keine weiteren Termine gehalten. Es ging nicht.

Seit meiner Krebsdiagnose habe ich mein Wohl vor das meiner Projekte gestellt. Jetzt scheint dies aufgeflogen zu sein. Er schreibt in seiner Mail, dass es Unstimmigkeiten bezüglich der Textmenge gebe. Ich verlasse mein Bett und gehe ins Büro, um Einblick in die Daten zu bekommen. Ich rechne und kalkuliere, um zu verstehen, was Herr Bernhard meinen könnte. Aber ich komme nicht darauf. Also muss ich ihn wohl oder übel bald anrufen.

Aufgeflogen?

Meine rechte obere Seite tut mir weh und ich bin schrecklich angespannt. Am liebsten hätte ich bis morgen gewartet. Aber dieser Anruf duldet keinen Aufschub.

»Hallo, Herr Bernhard, hier Clara Berg«, sage ich freundlich.

»Guten Tag, Frau Berg. Schön, dass Sie sich melden. Ich hatte die Texte, die Sie mir Mitte August zur Verfügung gestellt haben, an die Übersetzer weitergegeben, und jetzt stellt sich heraus, dass wir eine viel zu große Textmenge haben.«

»Sie haben die Texte an die Übersetzer weitergegeben?! Das kann nicht sein! Diese Texte sind Rohfassungen und nicht lektoriert. Das Lektorat steht laut Terminplan noch aus.«

»Ach so.« Herr Bernhard schweigt.

Nach einer Weile sagte er: »Daher auch der Übersatz.«

Ich bin entsetzt. Was für ein Chaos! So etwas ist mir noch nicht untergekommen. Wie konnte Herr Bernhard nicht lektorierte Texte an die Übersetzer geben? Und jetzt sind die Texte auch noch zu lang! Die Freiheiten, die ich bisher im Umgang mit dem Verlag geschätzt habe, sind nicht viel wert, wenn man dort den Überblick über einzelne Abläufe verliert.

Meine Nerven sind kurz vor dem Zerreißen.

Ich weiß, dass Herr Bernhard viel zu tun hat, und kenne auch die Hektik im Verlagsalltag. Genau deshalb bin ich froh, unabhängig zu arbeiten und meine Tage selbst einzuteilen, ohne von der Hektik der Branche aufgefressen zu werden. Aber die Überforderung und der Stress scheinen uns in diesem Augenblick einzuholen.

»Was machen wir jetzt?«, frage ich verzweifelt.

Andererseits ist das vielleicht gerade ein willkommener Fehler, der von meiner eigenen misslichen Lage ablenken könnte.

Herr Bernhard scheint sich wieder gefangen zu haben und schlägt vor, die Übersetzungen zu stoppen. Dem stimme ich zu. Aber damit kommen wir unmittelbar zu dem Punkt, der für mich heikel wird.

»Ihre Lieferung von Ende September ist noch nicht bei mir eingetroffen. Oder habe ich etwas übersehen?«, fragt er prompt.

»Nein, Sie haben recht und es tut mir leid. Ich habe nicht, wie vereinbart, Ende September die lektorierten Texte abgeliefert. Das hat damit zu tun, dass ich gesundheitlich angeschlagen bin und ein paar Tage im Krankenhaus war.«

»Oh, das tut mir leid«, die Stimme von Herrn Bernhard nimmt sofort eine andere Färbung an. Über sein Mitgefühl bin ich froh. Was für ein netter Kollege, der trotz der soeben entstandenen Stresssituation menschlich reagiert.

»Ich hoffe, es ist nichts Schlimmes«, fügt er hinzu.

»Das muss man noch sehen«, bleibe ich bewusst wage. »Aber danke für Ihr Mitgefühl. Mein Krankenhausaufenthalt ist der Grund, weshalb ich mit den Texten in Verzug bin. Aber ich versichere Ihnen, dass es ab jetzt besser wird.«

Wie gut, dass er nicht sehen kann, in welchem Zustand ich mich befinde, denke ich.

»Sind Sie gar nicht auf der Buchmesse?«, erkundige ich mich, um das Thema zu wechseln und nicht weiter auf meinen Gesundheitszustand eingehen zu müssen.

»Doch, doch. Ich fahre heute Abend nach Frankfurt und bin bis Freitag auf der Messe.«

»Dann können wir vielleicht am Montag noch einmal telefonieren und über den weiteren Verlauf sprechen.«

»Das sollten wir tun. Dann wünsche ich Ihnen gute Besserung.«

»Danke. Und viel Erfolg auf der Messe.«

Ich lege den Hörer auf und atme tief durch. Erschöpft gehe ich aus dem Büro ins Schlafzimmer und lege mich hin.

Zwei Engel

Die Schmerzen haben die ganze Nacht angehalten. Am Morgen rufe ich im Krankenhaus an, um nach möglicher Linderung zu fragen.

»Das ist ungewöhnlich. Ich habe noch nie gehört, dass jemand nach einer Port-OP starke Schmerzen hat«, sagt die Arzthelferin.

»Kann nicht Dr. Guth oder ein anderer Arzt den Verband ansehen? Die Schmerzen sind sehr stark. Die Tabletten helfen nicht.«

Ich lasse nicht locker und bekomme einen Termin um 11.30 Uhr bei der stellvertretenden Chefärztin. Was nützt es mir, dass andere Patientinnen keine Schmerzen haben? Ich habe welche, und zwar ziemlich schlimme.

Frau Dr. Pawlak nimmt sich meiner an und erklärt, dass die Schmerzen durch den Druckverband ausgelöst werden, der vielleicht direkt auf einem Nerv liegt.

»Leider kann ich den Verband noch nicht lösen, sonst würde die Wunde nicht gut verheilen. Das Einsetzen des Ports hat einige Hautschichten in Mitleidenschaft gezogen. Gönnen Sie sich Ruhe, legen Sie sich hin. Bewegen Sie Ihren rechten Arm ein, zwei Tage so wenig wie möglich. Dann kann Ihr Hausarzt den Verband wechseln und die Schmerzen sind vorüber.«

Jetzt weiß ich, warum es weh tut, und entspanne etwas. Allmählich wird es besser und ich kann die Nacht durchschlafen.

Noch während ich am Samstagmorgen frühstücke, klingelt es an der Tür. Es ist der Paketbote mit einem Päckchen von Tante Klara. Normalerweise würde ich es erst öffnen, wenn zumindest Sophie dabei wäre. Sie liebt es, Päckchen zu öffnen, und meist lasse ich es sie tun. Doch heute möchte ich nicht warten. Ich glaube, dieses Päckchen ist allein für mich in diesem Moment bestimmt. Denn Tante Klara schickt sonst keine. Am Jahresanfang, wenn sie uns besuchen kommt, gibt sie mir Geld und sagt: »Such du was aus für die Geburtstags- und Weihnachtsgeschenke. Du weißt, was den Kindern gefällt oder was sie brauchen.« Dieses Geld ist für mich immer wie Luxus. Und die Geschenke, die ich aussuche, sind auch für Florian und Sophie etwas Besonderes. Weil mit Liebe geschenkt. Doppelter Liebe sozusagen.

Und jetzt ein Päckchen von Tante Klara nur für mich! Der braune, wattierte Briefumschlag ist richtig schwer. Darin verborgen sind zwei kleine silberne Engel. Mit ihrer wunderschönen Handschrift hat Tante Klara ein paar Zeilen dazu geschrieben: Nach unserem gestrigen Telefonat dachte ich, die beiden Engel kannst Du im Moment gut gebrauchen. Alles Liebe, Deine Tante Klara. Und hinter Klara hat sie, wie immer, einen Punkt gesetzt.

Danke, liebe Tante Klara, die beiden Engel kann ich wirklich gut gebrauchen! Wie deine regelmäßigen Anrufe an jedem Freitagmorgen. Du hilfst mir damit sehr!

Den Rest des Wochenendes verbringe ich viel Zeit im Bett, lese, schlafe und erhole mich von meiner Port-OP. Sophie setzt sich immer wieder mal zu mir ans Bett und wir erzählen uns, was gerade los ist. Sie ist tapfer und lässt sich die Veränderungen, die bei uns stattfinden und die sie sicherlich schmerzlich spürt, nach Möglichkeit nicht anmerken. Ganz oft überlegt sie, wie sie mich entlasten oder unterstützen kann. Bringt mir ein Glas Orangensaft ans Bett oder bietet an, das Essen zu kochen, damit ich nicht aufstehen muss. Zum Dank nehme ich sie in den Arm und lasse sie unter meine Decke schlüpfen. Ich bin stolz, dass ich eine so einfühlsame Tochter habe. Wie schön, dass diese Eigenschaften mehr und mehr zum Vorschein kommen und ich sie bewusster wahrnehme als früher. Auch weil ich auf ihre kindliche Liebe und Zuneigung, ihren Glauben an mich und meine Stärke angewiesen bin. Sophie gibt mir Kraft, und ich hoffe sehr, dass sie an diesem schicksalhaften Einschnitt in ihr junges Leben später einmal nicht zu schwer zu tragen hat.

Zurück in der Realität

Nach diesem mit viel Schmerz verbundenen Wochenende überwinde ich mich am Montagmorgen und gehe in mein Büro. Ich kann das Telefonat nicht länger aufschieben. Das ist klar. Ich muss mit Herrn Bernhard telefonieren.

Gegen 10 Uhr fasse ich mir ein Herz und rufe ihn an. Nach einer kurzen Einleitung sage ich ihm, dass ich Brustkrebs habe und mich einer Chemotherapie unterziehen muss.

»Ach, das tut mir aber leid für Sie«, reagiert Herr Bernhard mitfühlend und betroffen. »Wie geht es Ihnen damit?«

Ich erzähle ihm, dass ich den ersten Schock einigermaßen überwunden habe. »Allerdings habe ich im September auf der Suche nach einem geeigneten Arzt viel Zeit verloren.«

»Ich verstehe. Werden Sie weiterarbeiten können?«

»Ja, ich denke schon.«

»Wie können wir Sie unterstützen?«

»Im Moment weiß ich nicht, wo Unterstützung möglich wäre. Ich melde mich, wenn ich Hilfe brauche. Danke für Ihr Angebot.«

Herr Bernhard entschuldigt sich für die Verwirrungen bezüglich des Textumfangs und der vorzeitigen Übersetzungen.

»Ich habe alle Übersetzungen gestoppt«, sagt er. »Zum Glück waren die Übersetzer aufgrund von Arbeitsüberlastung nicht weit gekommen. Wir warten auf Ihre lektorierten Texte und setzen dann neu an. Das war mein Fehler.«

So einen sensiblen Ansprechpartner im Verlag zu haben, ist ein sehr großes Glück.

Um auf der sicheren Seite zu sein, berechne ich noch einmal die Textmengen, die in das Probelayout passen müssen, und vergleiche sie mit denen, die ich ihm zugeschickt habe. Die Diskrepanz ist nicht unerheblich. Hervorragend, dass wir das bei dieser Gelegenheit gemerkt haben. Beim Lektorat der Texte muss ich darauf extra achten und sie entsprechend kürzen.

Das Feuer in mir

Vor meiner ersten Chemo gibt es verschiedene Untersuchungen und Termine, die ich absolvieren muss. Zuerst ist da die Knochenszintigrafie, eine nuklearmedizinische Untersuchung meines Skeletts. Sie wird in dem dreißig Kilometer entfernten Ort durchgeführt, wo auch die Praxis für Strahlentherapie ist. Deshalb hat mir das Brustzentrum dort einen Termin zur Vorstellung gemacht.

Also sieht mein Terminplan für den Tag folgendermaßen aus: 9.30 Uhr beim Strahlentherapeuten, 11.30 Uhr und 15.30 Uhr jeweils im Zentrum für Nuklearmedizin.

Der Termin bei meinem Strahlentherapeuten, Dr. Hanssen, ist erfrischend angenehm. Mich überrascht die lichte, weitläufige, großzügig angelegte Praxis, deren Wartebereich mit Glas überdacht ist und durch ein großes Aquarium bereichert wird.

Herr Dr. Hanssen kommt mir mit einem strahlenden Lächeln entgegen. In dem halbstündigen Gespräch informiert er mich im Plauderton über die technischen Abläufe der Strahlentherapie.

»Für uns steht nicht die Technik, sondern vielmehr die Patientin oder der Patient im Mittelpunkt unserer ärztlichen Bemühungen.«

Dr. Hanssen sieht sich den operierten Bereich an meiner linken Brust genau an und meint anerkennend: »Das sieht tadellos aus. Der Bereich um die Narbe ist noch gerötet und es sind leichte Schwellungen festzustellen, ansonsten heilt es prima. Das sind beste Voraussetzungen für die weitere Therapie.«

»Da bin ich beruhigt«, lächele ich ihn an. Er fährt fort.

»Ihnen wurden sechsunddreißig Bestrahlungen verordnet. Das heißt, dass Sie insgesamt etwas über sieben Wochen lang jeden Werktag, also Montag bis Freitag, zu uns kommen müssen.«

Das ist eine lange Zeit!

Anhand meiner Mammografie und einer Skizze, die er von Hand anfertigt, erläutert er die Komplexität der exakten Dosierung.

»Um im Tumorareal eine hohe Strahlendosis zu erreichen und das umliegende gesunde Gewebe bestmöglich zu schonen, bestrahlen wir aus verschiedenen Richtungen und decken Sie mit strahlenundurchlässigem Material weiträumig ab. Das wird manchmal eigens für unsere Patientinnen angefertigt. Da für diese exakte Einstellung sorgfältige Vorbereitungen erforderlich sind, bitten wir Sie, vor Ihren Bestrahlungen zwei Vorbereitungstermine wahrzunehmen. Der erste Termin dauert eineinhalb Stunden, der zweite fünfundvierzig Minuten. Dabei werden wir an einem Planungscomputer die Bestrahlung simulieren und ihre Bestrahlungsfelder auf der Haut markieren.«

Das klingt kompliziert und mein Gesicht verdüstert sich.

»Machen Sie sich keine Sorgen«, reagiert er sofort darauf. »Wir haben die Erfahrung gemacht, dass Patientinnen und Patienten, die eine Chemo ohne weiteres überstanden haben, kaum bis keine Nebenwirkungen haben. Die Bestrahlung tut nicht weh, und durch modernste Technik wird die Belastung möglichst gering gehalten.«

Dr. Hanssen streckt mir den Praxisflyer entgegen und lächelt.

»Im Augenblick muss Sie das noch nicht im Detail interessieren. Lassen Sie sich einen Termin geben, sobald Sie zwischen der vorletzten und letzten Chemo sind. Dann besprechen wir alles genau. Vielleicht möchten Sie dazu Ihren Mann mitbringen.«

»Ja, möglich. Bis dahin ist noch Zeit«, murmele ich etwas erschöpft.

»Gefallen Ihnen unsere neuen Praxisräume? Wir sind richtig stolz«, wechselt Dr. Hanssen das Thema und weckt meine Lebensgeister wieder.

»Ich bin beeindruckt. Vor allem Ihre Bilder gefallen mir ausgezeichnet. Und dass es so hell ist.«

»Das freut mich. Wir möchten unseren Patientinnen und Patienten die kurzen Wartezeiten so angenehm wie möglich gestalten. Sie werden frühzeitig einen exakten Plan mit Ihren individuellen Terminen erhalten. Im Gegenzug bitten wir Sie, immer ein paar Minuten vorher da zu sein.«

»Wäre es wohl möglich, meine Termine auf den Nachmittag zu legen? Morgens arbeite ich. Unsere Kinder kommen relativ spät aus der Schule, und nach dem Mittagessen lege ich mich kurz hin.«

»Wenn Sie wollen, sind wir bis 23 Uhr für Sie da«, flachst er.

»Naja, so spät nun auch nicht. Da bin ich längst im Bett.«

»Sie haben sich vielleicht gefragt, warum wir schon jetzt um ein Gespräch gebeten haben, obwohl Ihre Strahlentherapie erst in einem halben Jahr stattfindet«, leitet er zurück zum Thema.

»Ja, ich war überrascht«, gebe ich zu.

»Es ist uns wichtig, unsere Patientinnen und Patienten frühzeitig kennenzulernen, um uns ein Bild von ihnen zu machen, auch als Mensch. Sie haben den ersten Schock der Diagnose hinter sich und sind operiert worden. Ich nehme an, in Kürze beginnen Sie mit der Chemotherapie?«

»Ja, am Freitag.«

»Wie geht es Ihnen damit? Sie wirken gelassen.«

»Naja, ein wenig Angst habe ich, vor allem vor den Nebenwirkungen. Auf der anderen Seite hat mir Herr Dr. Guth versichert, dass durch die gezielte Dosierung die Nebenwirkungen nicht mehr so stark sind wie früher, und dass es Mittel gibt, die Übelkeit nicht aufkommen zu lassen.«

»Dr. Guth ist ein versierter Senologe und Psychoonkologe. Er bezieht immer den ganzen Menschen in seine Überlegungen mit ein. Wir arbeiten gern zusammen und ich freue mich, dass Sie ihn ebenso schätzen. Eine positive Einstellung wirkt sich auf die Verträglichkeit sowohl der Chemo-, als auch der Strahlentherapie aus. Wenn Sie diese Behandlungen annehmen können als bewährte Mittel zur Verhinderung von weiterer bösartiger Zellbildung, werden Sie wesentlich weniger Nebenwirkungen verspüren.«

»Ich versuche das. Mal sehen, wie es wird.«

»Was machen Sie beruflich, wenn ich fragen darf?«

»Ich bin selbstständige Lektorin.«

»Das klingt sehr interessant. Werden Sie in Ihrem Beruf weiterarbeiten in nächster Zeit?«

»Ja, soweit das möglich ist, auf jeden Fall. Deswegen auch die Nachmittagstermine. Ich brauche die Vormittage für meine Buchprojekte.« Ich erzähle von meinem Buch über Luxusgüter. Herr Dr. Hanssen hört mit Interesse zu. Das freut mich, denn wenn ich von meiner Arbeit erzählen darf, kommt mein Körper in Schwingung. Ich richte mich auf, meine Augen strahlen, meine Leidenschaft für meinen Beruf bricht sich Bahn. Dr. Hanssen lächelt mich an.

»Ich bin neugierig, was Sie in einem halben Jahr sagen werden. Das hört sich faszinierend an. Danke, dass Sie mir von Ihrem Beruf als Herausgeberin ein wenig erzählt haben.«

Es ist angenehm, dass neben meiner Erkrankung einmal meine Arbeit und meine Interessen im Vordergrund stehen.

»Ich möchte eine Weisheit mit Ihnen teilen.« Dr. Hanssen steht auf und kommt auf mich zu. »Lassen Sie Ihre Erkrankung nicht zu sehr in den Mittelpunkt Ihres Seins rücken. Ich weiß, das ist leichter gesagt als getan. Aber so, wie ich Sie im Augenblick erlebe, brennt da ein anderes Feuer in Ihnen. Sorgen Sie dafür, dass die Glut nicht erlischt. Auch das wird Ihre Nebenwirkungen erheblich reduzieren. Sie werden keine Zeit haben, viel darüber nachzudenken.«

»Ach ja, meinen Sie?« Ich bin überrascht vom Verlauf dieses Gesprächs. Unter einem Strahlentherapeuten hatte ich mir einen technikorientierten Mann vorgestellt.

»Sie hatten einen Tumor in Ihrer Brust und der ist entfernt. Ansonsten sind Sie ja gesund. Auf Wiedersehen in einem halben Jahr, Frau Berg.«

»Auf Wiedersehen, Herr Dr. Hanssen, und vielen Dank für die Zeit, die Sie mir geschenkt haben.«

Bitte viel trinken

»Ansonsten sind Sie ja gesund!« Dieser Satz hallt eine Weile in mir nach. So richtig verstehe ich ihn nicht. Wie kann er behaupten, dass ich gesund bin, obwohl ich Krebs habe? Allerdings hat er recht. Der Tumor ist weg. Ich bin gesund. Chemo und Bestrahlung dienen der Prophylaxe, damit kein Krebs mehr entsteht.

Da ich genügend Zeit vor dem ersten Termin im Zentrum für Nuklearmedizin habe, parke ich mein Auto in der Nähe und gehe ein wenig spazieren. Ich setze mich auf eine Bank, packe ein paar Weintrauben aus und lasse das soeben Erlebte nachwirken.

Auch wenn das Gespräch mit Dr. Hanssen angenehm war, bemerke ich seit einer Weile, dass ich insgesamt nicht mehr aufnahmebereit bin. Es sind zu viele Informationen und zu viele neue Menschen, die mein Leben bestimmen. Deshalb suche ich Möglichkeiten, zwischen Terminen Abstand zu gewinnen und mich zu erden. Nur so kann ich ergründen, wie es mir geht. Früher wäre ich von einem Termin zum anderen gehetzt und hätte auf die Uhr gesehen, um pünktlich zu sein.

Ich atme ein und aus. Die Bank, auf der ich sitze, wird von einem Baum beschattet, in dem ein fröhlich trällerndes Rotkehlchen sitzt. Ich höre dem Gezwitscher zu und schließe meine Augen.

Nach dieser Pause gehe ich erfrischt zum Zentrum für Nuklearmedizin. Ein alter Bau mit langen, dunklen Gängen. An der Pforte reiche ich meine Unterlagen durch das Fensterchen. Viele leere Stühle stehen entlang des kahlen Gangs. Der Wartebereich. Wie ungemütlich, denke ich. Was für ein Unterschied zu eben!

Die junge Radiologin erklärt mir, dass sie mir für das Knochenszintigramm über die Vene eine radioaktive Substanz spritzen müsse, um das Skelett sichtbar zu machen. Diese verteile sich im Körper und würde von den Knochen aufgenommen.

»Welcher radioaktiven Belastung bin ich ausgesetzt?«, frage ich.

»Die radioaktive Substanz ist gering. Nach acht Stunden ist die Hälfte über die Nieren ausgeschieden. Das geht schnell.«

»Strahle ich, solange die Substanz in meinem Körper ist?«

»Mit radioaktiver Substanz sollte man sorgsam umgehen. In den nächsten vierundzwanzig Stunden strahlt Ihr Körper Radioaktivität in immer geringer werdenden Mengen aus. Halten Sie sich deshalb von schwangeren Frauen und kleinen Kindern fern.«

Gut, dass ich gefragt habe. Etwas unheimlich ist mir das Ganze.

»Damit nicht zu viel radioaktive Substanz in die Knochen kommt, was die Beurteilung stören würde, müssen Sie über die nächsten vier Stunden viel trinken, etwa zwei Liter, und häufiger als sonst die Blase entleeren«, erklärt sie weiter. »So wird eine günstige Verteilung der Substanz in den Knochen erzielt. Der überschüssige Anteil der radioaktiven Substanz wird über die Nieren ausgeschieden.«

»Was soll ich trinken? Tee oder Wasser?«

»Am besten Wasser«, lautet ihre Antwort.

Ich bin froh, diesen Ort verlassen zu können, und mache mich auf den Weg zu Ursel, einer Bekannten, mit der ich mich für den Mittag verabredet habe. Als ich Ursel vor zwei Tagen angerufen und mich erkundigt habe, ob sie zu Hause sei und Zeit habe, hat sie angeboten, ein leichtes Mittagessen für uns beide zu machen.

Ursel ist im sogenannten Unruhestand und immer auf Achse. Ich habe also Glück, dass sie kurzfristig Zeit hat.

»Du kannst dich bei mir ein wenig auf die Couch legen und ausruhen, wenn du willst«, hat sie mir großzügig angeboten. »Ich habe um zwei einen Termin in der Gemeinde. Dann hast du hier alles für dich und kannst entspannen. Fühl dich wie zu Hause.«

Wie ich mich über dieses warmherzige Angebot von Ursel freue! Und dass ich daran gedacht habe, sie zu fragen. So muss ich mich nicht vier Stunden lang irgendwo aufhalten, sondern kann es mir bei ihr gemütlich machen. Ich atme tief durch, gehe langsam zu meinem Wagen, bleibe eine kleine Weile darin sitzen, um ein wenig für mich zu sein, und fahre dann zu ihr.

Nicht bewegen!

Kurz vor halb vier sitze ich auf einem der Stühle im kahlen Gang des Zentrums für Nuklearmedizin. Plötzlich öffnet sich eine Tür, eine Frau im weißen Kittel kommt heraus, ruft den Gang hinunter: »Frau Berg, Sie können Ihre Blase entleeren und in Raum 3 kommen«, und verschwindet wieder.

Ich stehe betreten auf, nehme meine Siebensachen und gehe zur Toilette. Es sind zwar nur wenige Leute da. Trotzdem, es ist unangenehm, so angesprochen zu werden. Taktgefühl wird hier offensichtlich nicht groß geschrieben. Ruhig Blut, sage ich mir und lächle mich im Spiegel aufmunternd an.

Raum 3 wird von einem riesig großen Tomografiegerät beherrscht.

»Bitte setzen Sie Ihre Brille ab und legen Sie Ihren Schmuck hier in diese Schale.«

»Muss ich mich ausziehen?«

»Nein, das ist nicht nötig. Nur Ihre Schuhe.« Ich befolge die kurzen Anweisungen und beäuge im Augenwinkel die Liege.

»Wie lange dauert es?«, frage ich.

»Etwa 20 Minuten. Bitte legen Sie sich bequem auf den Rücken.«

Ich klettere auf die schmale Liege und rutsche hin und her. Um bequem zu sein, ist sie zu schmal und hart.

»Bleiben Sie so ruhig wie möglich liegen. Das Gerät fährt langsam über Ihren Körper hinweg und misst die aufgenommene Substanz in Ihren Knochen. Damit die Aufnahme gelingt, ist es wichtig, dass Sie sich nicht bewegen. Sonst müssen wir alles wiederholen.«

Ich werde nervös und spüre Panik. Was ist, wenn mich ein überraschender Anfall von Klaustrophobie befällt? Am liebsten würde ich von der Liege springen.

»Ich stelle das Gerät jetzt an«, höre ich aus dem Nebenraum. »Bleiben Sie ruhig liegen.«

Ich schließe die Augen und versuche, zur Ruhe zu kommen. Am besten gelingt mir das, wenn ich mich irgendwo hindenke.

Das Gerät dröhnt laut und bewegt sich sehr, sehr langsam von den Füßen über meinen Körper hinweg. Ich bemühe mich, ruhig zu liegen. Ich atme langsam ein und aus. Um in eine angenehme Stimmung zu kommen, denke ich an den netten Aufenthalt bei Ursel. Eine wahre Oase der Ruhe an diesem aufregenden Tag.

Ursel hatte den Mittagstisch liebevoll gedeckt und lecker gekocht, als ich zu ihr kam.

»Mach es dir bequem und lass dich verwöhnen. Du bist sicherlich erschöpft von dem, was du gerade alles erlebt hast. Ich habe dir zwei Flaschen Wasser hingestellt, damit du dein Pensum erfüllen kannst. Oder möchtest du lieber einen Tee trinken?«, fragt sie.

Ich danke ihr für das Wasser und schenke mir ein.

Während des Essens unterhalten wir uns über die Termine, die ich gerade absolviert habe, und die, die vor mir liegen.

»Wenn du zur Chemo hierherkommst, kannst du mich jederzeit besuchen. Dann sehen wir uns öfter«, bietet Ursel an.

»Danke. Die Chemo ist allerdings in der Klinik, in der ich operiert wurde. Alle drei Wochen. Damit fange ich diesen Freitag an. Die Bestrahlung wird noch dauern. Die ist dann täglich.«

»Und ab wann bekommst du die?«

»Ab Mitte April. Dann muss ich sieben Wochen lang jeden Werktag hierherfahren. Die Bestrahlung selbst dauert nur ein paar Minuten. Das Aufwändigste wird alles drum herum sein.«

Ursel verwechselt Bestrahlung und Chemo miteinander. Ich habe früher auch nicht gewusst, was was ist.

»Ich hoffe, ich kann die Termine auf den Nachmittag legen, damit ich morgens Zeit für meine Arbeit habe«, fahre ich fort.

»Du willst weiterarbeiten? Das ist ein starkes Stück! Du warst schon immer eine Powerfrau! Bist du nicht krankgeschrieben? Alle Frauen, die ich kenne, haben sofort aufgehört zu arbeiten.«

»Ich bin selbstständig und kann mir das nicht leisten. Dann würde ich alle meine bewährten Kontakte und Auftraggeber verlieren. Und von irgendetwas müssen wir leben. Außerdem arbeite ich neben meinen normalen Projekten an dem großen Buch über Luxusgüter, das ich unbedingt fertigmachen möchte.«

»Wenn du dir da nicht zu viel vornimmst! Diese Therapien sind wahrlich kein Spaziergang.«

Bei diesem Gedanken öffne ich für einen Moment meine Augen und schließe sie sofort wieder. Das bewegliche Aufnahmegerät befindet sich genau über meinem Gesicht und erschreckt mich. Nur nicht panisch werden, ruhig bleiben, rede ich mir gut zu. Jetzt kann es nicht mehr lange dauern. Ich denke besser an den Besuch bei Ursel und wie schön es war.

Nach dem Essen hat Ursel sich von mir mit einer Umarmung verabschiedet. »Wirf den Wohnungsschlüssel in den Briefkasten, ich bin nach fünf wieder zu Hause.«

»Danke für deine großzügige Gastfreundschaft«, sage ich und bringe sie zur Tür.

»Nicht dafür«, sagt Ursel im lokalen Dialekt. »Ich freue mich doch, dass ich dir etwas Gutes tun kann. Danke, dass du dich gemeldet hast.«

Beglückt von den lieben Worten habe ich mich auf die Couch gelegt und dick in eine weiche Decke gewickelt.

So eine Decke wäre hier schön, denke ich, langsam wird mir durch das Stillliegen kalt. Plötzlich schaltet sich das Gerät komplett ab und ich werde angesprochen.

»Sie haben es überstanden.«

Ich setze mich langsam über die Seite auf und bleibe so einen Augenblick, bis mein Kreislauf in Schwung kommt. Dann steige ich etwas wackelig von der Liege.

»Warten Sie bitte im Gang, ich gebe Ihnen die Unterlagen mit.«

»Gibt es Auffälligkeiten?«, frage ich bang.

»Soweit ich das sehe, nein«, lautet die kurze Antwort.

Winter

Einmal Erdbeersaft, bitte!

»Wir lassen das langsam einlaufen, damit sich der Körper daran gewöhnt. Bringen Sie also viel Zeit mit«, hatte Dr. Guth beim letzten Treffen gesagt. Er hatte vorgeschlagen, mir die erste Chemo in einem seiner Behandlungszimmer zu geben, sodass er ein Auge darauf haben kann, wie ich die Therapie vertrage. Also finde ich mich Freitagmorgen um 8 Uhr bei ihm ein.

In dem kleinen Raum sitzt eine weitere Patientin, die meinen Guten-Morgen-Gruß zwar erwidert, aber ansonsten nicht so aussieht, als wolle sie in ein Gespräch verwickelt werden. An ihrem Kopftuch erkenne ich, dass sie wahrscheinlich eine Krebspatientin ist, die ihre Haare verloren hat.

Ich hole meine Unterlagen heraus. Eine vierfarbige Druckfahne von etwa 120 Seiten.

»Die nehme ich mit. Vielleicht kann ich so die Zeit effizient nutzen und schaue nicht immer auf den Tropf«, hatte ich Christian am Morgen gesagt, als er mich ins Krankenhaus gefahren hat. Der Weg hätte zu Fuß zwar keine halbe Stunde gedauert, aber ich wollte sein fürsorgliches Angebot nicht ablehnen.

Ich versuche erst gar nicht, mich auf den Text zu konzentrieren, sondern lege alles nur bereit. Die Situation ist zu neu und ich bin aufgeregt. Dr. Guth ist noch nicht da. Um mich abzulenken, erinnere ich mich an das, was Anika mir bei unserer letzten Chorprobe mit auf den Weg gegeben hat.

»Denk einfach, das Chemomedikament ist Fruchtsaft, der erfrischend in deine Adern fließt und deinem Blut neue Kraft gibt. Es hat enormen Einfluss auf die Wirkung von Medizin, wenn wir sie annehmen. Ein Medikament, dem wir eher zerstörende, als heilende Wirkung zusprechen, wird sich entsprechend verhalten. Versuch es.«

Ich finde diese Idee übertrieben. Wie soll ich mir bei einem starken Medikament vorstellen, dass es Fruchtsaft ist? So weit reicht meine Fantasie bestimmt nicht.

Um die aufkommende Ungeduld zu zügeln, lese ich ein paar Seiten der Druckfahne, korrigiere Trennfehler und setze Kommata. Ich freue mich immer auf die Fahnenkorrektur. In diesem Stadium kurz vor Drucklegung sieht alles wie im späteren Buch aus. Alle Arbeit ist da hineingeflossen. Und hier handelt es sich um ein außergewöhnlich schönes Buch über LandArt mit wundervollen Fotos der Autorinnen.

»Was machen Sie da?« Ich schaue auf und antworte der anderen Patientin, dass ich eine Druckfahne korrigiere.

»Ich bin heute zu meiner ersten Chemo hier«, fahre ich fort, und stelle fest, dass sie gar nicht so geschwächt aussieht, wie ich das erwartet habe. »Für Sie ist das hier alles nicht neu, oder?«

»Nein. Ich habe die Chemo schon hinter mir und bekomme nur eine Infusion. Ich weiß nicht genau, was da drin ist. Will ich auch gar nicht.«

»Und? Wie haben Sie die Chemo vertragen?«

»Ach, das war okay. Ich bin danach immer zum Bolzplatz meines Sohnes gegangen und habe mir das Training angesehen. Besser man denkt nicht zu viel nach, dann hat man es bald überstanden.«

»Ach ja? Das geht? Nach der Chemo zum Fußballplatz?«

»Na klar. Alles geht, was man sich zutraut. Ich fand es dort entspannend und war an der frischen Luft. Außerdem hat sich mein Sohn gefreut.« Damit wendet sie ihren Kopf nach unten und signalisiert, dass für sie das Gespräch beendet ist.

Das klingt toll, das mache ich auch, beschließe ich. Florian spielt zwar kein Fußball, aber ich will alles versuchen, um nicht krank im Bett zu liegen. Interessant. Bisher hatte ich nur gehört, wie schlecht es einem nach der Chemo geht.

Eine Assistentin bringt den Ständer mit Infusionsbeuteln herein.

»Das sieht aus wie Erdbeersaft«, entfährt es mir erfreut, als ich die leuchtend rote Farbe in einem der transparenten Beutel sehe.

»Naja, als Erdbeersaft würde ich das Zeug nicht bezeichnen!«

Geht doch, freue ich mich, und ignoriere die Bemerkung. Ich liebe Erdbeeren! Die gibt es immer an meinem Geburtstag.

Ich spüre, wie die Aufregung weicht und ich mich neugierig und aufnahmebereit fühle. Meinetwegen kann es losgehen.

Und schon kommt Dr. Guth mit einem freundlichen Morgengruß im grünen OP-Anzug herein. Er bittet mich, den Ausschnitt meines T-Shirts etwas nach unten zu ziehen, sodass er Zugang zu meinem Port hat. Damit hatte ich gerechnet und mir extra eines mit weitem Ausschnitt angezogen. Mit sicherem Griff desinfiziert er die Haut über dem Port und setzt eine Kanüle. Daran schließt er den Injektionsschlauch des ersten Beutels an.

»Jetzt geht's los?«, frage ich mit leichtem Zittern in der Stimme.

»Das ist Kochsalzlösung, damit Ihre Venen zunächst durchspült werden. In die Kochsalzlösung haben wir ein übelkeitshemmendes Mittel gegeben. Alles harmlos. Am besten tritt die Übelkeit gar nicht auf. Wir haben positive Erfahrung damit gemacht.« Er wendet sich der anderen Patientin zu.

Ich hatte erwartet, dass ich wahrnehmen würde, wie die Flüssigkeit in meine Ader fließt. Aber das ist nicht der Fall. Ich spüre mein Herz schneller schlagen, dann beruhigt es sich nach einer Weile.

»Alles harmlos«, hallen seine Worte in mir nach. Mit diesem Gedanken wende ich den Blick auf die Korrekturfahne und lese weiter.

Meine Mitpatientin betätigt den Rufknopf, weil ihre Infusion durchgelaufen ist. Ich sehe, dass mein Beutel ebenfalls leer ist. Die Arzthelferin stoppt unsere Infusionen und bittet uns beide, auf Dr. Guth zu warten.

Als er nach wenigen Minuten ins Zimmer kommt, schließt er bei mir den Beutel mit der roten Flüssigkeit an. Ich erzähle ihm von meiner Assoziation mit Erdbeersaft und er lächelt mich bestätigend an. »Ja, denken Sie an etwas Leckeres, dann bekommt es besser.«

Am Abend bin ich erschöpft. Mein Spiegelbild zeigt eine sehr blasse Gesichtsfarbe, wenn ich zum x-ten Mal auf die Toilette gehe. Ich habe mir eine Kanne Kräutertee gemacht, um das Medikament möglichst schnell aus meinem Körper zu spülen. Außer der Erschöpfung spüre ich glücklicherweise wenig.

Mit Unterbrechungen und dem Warten auf einen neuen Infusionsbeutel – ich habe ein weiteres Zytostatikum und eine Kochsalzlösung zum Abschluss erhalten –, hat meine erste Chemo von 8 bis 17 Uhr gedauert. Puh!

Ich bin froh, dass ich mich meiner Korrekturfahne zuwenden und die Zeit nutzen konnte. Mittags bekam ich Krankenhausessen auf einem Tablett, auch ein Stück Kuchen für den Nachmittag.

Dr. Guth äußerte sich beim Abschied zufrieden. »Das lässt sich gut an«, sagte er. »Es hat sich bewährt, dass wir die Infusion sehr langsam zuführen. Hier haben Sie Tabletten gegen die Übelkeit, die sie prophylaktisch heute Abend und morgen und übermorgen jeweils morgens und abends einnehmen. Danach sollten Sie ohne zurechtkommen.«

»Ja, das hoffe ich«, antwortete ich matt.

»Wenn doch eine stärkere Übelkeit entsteht, nehmen Sie bitte diese Zäpfchen. Wichtig ist, dass es nicht zum Erbrechen kommt.«

»Wie meinen Sie das?«

»Wenn Sie nach der ersten Chemo erbrechen, denkt ihr Körper, das gehört zur Chemo dazu, und reagiert jedes Mal so. Das wollen wir verhindern.«

»Ach, so ist das.«

»Und hier habe ich Tropfen, die eventuelle Nebenwirkungen lindern. Wenn Sie sich nicht wohlfühlen oder Fragen haben, melden Sie sich bitte. Wir sind fast rund um die Uhr für Sie da.«

»Danke, das ist beruhigend.«

»Ich bin zuversichtlich, dass Sie problemlos durch die Tage kommen werden. Ich wünsche es Ihnen von Herzen.«

Ich rufe mir das Bild meiner Mitpatientin vor Augen, die nach der Chemo auf den Bolzplatz ging. Dahin könnte ich zurzeit zwar nicht. Aber die erste Infusion habe ich bisher gut überstanden.

Neue Stiefel

»Hattest du nicht gestern deine erste Chemo?« fragt Bea am Samstagmittag am Telefon. »Maria hat dich heute Morgen auf dem Fahrrad mit einem großen Schuhkarton in der Hand gesehen! Ich sagte ihr, das kann nicht sein.«

»Doch, das stimmt«, erwidere ich. »Und ja, ich hatte gestern meine erste Chemo.«

»Und du liegst nicht im Bett und erholst dich davon?«

»Als ich heute Morgen aufgewacht bin, ging es mir nicht anders als sonst. Also habe ich mich nach einem gemütlichen Frühstück aufs Rad gesetzt und bin zum Markt gefahren wie jeden Samstag. Ist ja nicht weit. Dann war ich im Schuhladen und habe dort tolle gefütterte Winterstiefel gefunden. Die habe ich mir vor lauter Freude gekauft. Und damit bin ich nach Hause geradelt. Ging alles prima.«

»Du bringst mich immer wieder zum Staunen«, lacht Bea. »Andere Frauen legen sich ins Bett und lassen sich bedienen, und du fährst am Samstagmorgen mit dem Fahrrad zum Markt und kaufst nebenher ein paar Stiefel. Glückwunsch! Ich freue mich, dass es dir gutgeht. Weiter so!«

Ich wundere mich selbst. Bis auf ein etwas mulmiges Gesamtgefühl spüre ich keine Nebenwirkungen. Obwohl, mein Speichel schmeckt metallisch. Das ist unangenehm. Aber nicht zu ändern. Also denke ich mir, Ablenkung hilft.

Nach dem Mittagessen lege ich mich länger als sonst in mein Bett und schlafe tief und fest. Den Rest des Wochenendes werde ich zu Hause bleiben und wenig bis nichts tun.

Ungewohnt

Es ist Sonntagmorgen, 6 Uhr. Mir ist leicht übel. Ich habe vorzüglich geschlafen, was an ein Wunder grenzt. Aber jetzt ist mir schlecht. Nicht sehr, aber ein bisschen. Was mache ich bloß? Was hat Dr. Guth noch gesagt? Auf keinen Fall brechen.

Ich gehe ins Bad und beschließe, das Zäpfchen direkt einzuführen. Dann lege ich mich in mein Bett und warte ab. Ich rede mir gut zu und atme tief ein und aus. Ein und aus. Die leichte Übelkeit nehme ich wahr und schiebe sie weiter. Ich lege sie auf eine Wolke, die vor meinem inneren Auge am Himmel vorüberzieht. Ich übe mich in autogener Entspannung von innen heraus allein mit meiner Vorstellungskraft. Ich werde langsam ruhig und gelassener, die Panik weicht, und nach einer Weile schlafe ich ein.

Den restlichen Sonntag verbringe ich überwiegend im Bett. Nur zum Frühstück und zum Kochen des Mittagessens stehe ich auf.

Anscheinend zeigt sich die Wirkung der Chemo bei mir erst am zweiten Tag. Wie gut, dass ich vorher darüber nachgedacht und den Freitag gewählt habe. Und nett, dass Dr. Guth mir die Entscheidung überlassen hat. Ich suche nach positiven Gedanken, die mich durch den Tag tragen.

Am Montag stehe ich wie immer früh auf und frühstücke mit Sophie und Florian. Sophie macht sich ihr Pausenbrot selbst und legt immer ein Salatblatt oder eine Gurkenscheibe dazwischen. Sie ist sehr kreativ, und es ist toll, dass sie mir das abnimmt. Florian lässt sich weiter von mir einen Apfel schneiden. Brot isst er nicht gern.

Danach gehe ich in mein Büro, um zu arbeiten. Aber ich merke bald, dass ich heute nicht viel zustande bringen werde. Ich bin schlapp und durch den metallischen Geschmack in meinem Mund beeinträchtigt. Immer wieder gehe ich nach oben ins Schlafzimmer und lege mich in mein Bett.

Es ist völlig in Ordnung, Pausen zu machen, denke ich. Dadurch komme ich zwar mit dem Lektorat nicht so voran, wie ich das müsste, aber das ist nicht zu ändern. Es bedrückt mich, nicht zu funktionieren und Termine nicht einzuhalten. Aber ich muss auf meinen Körper achten, seine Schwächung akzeptieren.

Dass ich gerade in den letzten Monaten das Machbare weit überschritten habe, ist nicht von der Hand zu weisen. Ich muss meinen Lebensstil ändern, wenn ich den Krebs überwinden und eine Neuerkrankung verhindern will.

Eine Nebenwirkung der Chemo lässt sich schwer ignorieren. Nach jedem Essen habe ich heftiges Sodbrennen, das mir neben dem metallischen Geschmack im Mund die Lust am Essen vermiest. Trotzdem muss ich essen. Ich soll während der Chemo möglichst nicht abnehmen, weil das den Körper zusätzlich schwächen würde.

Nach ein paar Tagen entdecke ich, dass es mir hilft, Kümmel langsam im Mund zu zerkauen. Ich suche nach einer kleinen Metalldose, die ich mal geschenkt bekommen habe. Ich gebe ein paar Kümmelsamen hinein und stelle sie auf meinen Schreibtisch. Wann immer ich von Sodbrennen geplagt werde, kaue ich Kümmelsamen.

Auch homöopathische Globuli können helfen, wenn es zu arg wird. Das habe ich in dem Buch »Homöopathie-Kompass« gefunden, das ich zurate ziehe, wenn ich zum Beispiel Kopf- oder Bauchschmerzen habe.

Mich fasziniert an der Homöopathie, dass sie so detailliert auf die verschiedenen Arten der Beschwerden eingeht. Da erkundet man genau, wo die Schmerzen auftreten, wie sie sich anfühlen, was ich für ein Typ Mensch bin und so weiter. Sogar Sophie und Florian kann ich häufig zu rascher Linderung leichter Symptome verhelfen. Ich frage sie mit dem »Kompass« in der Hand, was ihnen wehtut, wie und wo ihre Schmerzen genau sind. So finden wir ein passendes Mittel und sie lernen sich dabei besser kennen und achten genauer auf sich. Ich bin sicher, dass ich im Laufe der nächsten Monate meinen »Homöopathie-Kompass« häufiger zur Hand nehmen werde, um Nebenwirkungen abzumildern.

Ich hätte auch Dr. Guth fragen können. Doch ich will keine weitere Chemie. Es reicht mir, was ich an Medikamenten einnehme.

Am Dienstagmorgen geht es mir besser. Zwar ist der metallische Geschmack noch präsent, aber es gelingt mir, ihn durch Ignorieren in den Hintergrund zu schieben. Ich arbeite stundenweise im Homeoffice, die Beschäftigung lenkt mich ab. Dies ist ein neues Arbeiten für mich. Bisher musste alles möglichst schnell vorangehen. Jetzt geraten Prozesse ins Stocken, müssen Alternativen gefunden werden. Der Fluss ist durchbrochen. Alte Muster funktionieren nicht mehr. Neben der Arbeit achte ich auch auf mein Wohlsein.

Die am Mittwoch plötzlich auftretenden Halsschmerzen haben sich am Donnerstag zu einer Erkältung entwickelt. Ich lege mich immer wieder ins Bett, um meinem Körper Ruhe zu gönnen. Und muss akzeptieren, mit meiner Arbeit nicht weiter voranzukommen. Das ist jetzt so, sage ich mir. Ich bin durch die Chemo belastet und habe mir, weil mein Immunsystem geschwächt ist, eine Erkältung eingefangen. Vielleicht abends im Chor. Wer weiß.

Es fällt mir schwer, den Druck nicht zu sehr an mich heranzulassen. Jedes Mal, wenn ich mich hinlege, atme ich tief in meinen Bauch und komme zu einer gewissen Ruhe. Es gelingt mir nicht immer, das Gedankenkarussell zu stoppen, aber die Regelmäßigkeit tut ihre Wirkung.

In ein paar Tagen werde ich die nötige Konzentration haben, um weiterzuarbeiten. Das hoffe ich zumindest.

Warme Duschen

»Was hältst du davon, wenn wir heute Abend in das nette spanische Restaurant gehen? Dort gibt es kleine Gerichte, da findest du bestimmt etwas, was dir schmeckt. Matthias und ich holen dich ab.«

Ich nehme Annas spontane Samstagabendeinladung dankbar an. Christian brauche ich nicht zu fragen, ob er mitkommt, er würde eh ablehnen. Dabei würde es guttun, miteinander zu reden, Spaß zu haben, Schönes zu unternehmen. Auch im Alltag fehlt uns das.

Ich bemühe mich, wegen der Kinder eine freundliche und harmonische Atmosphäre im Haus aufrechtzuerhalten und sehne mich nach einem aufmunternden Lächeln, nach mehr Leichtigkeit und Unterstützung in meiner beklemmenden Lage. Ich bin gewillt, mich vom Krebs nicht unterkriegen zu lassen und die Nebenwirkungen der Chemo möglichst beiseitezuschieben. Aber ich kann die Schwere, die seit geraumer Zeit über uns schwebt, nicht ignorieren.

Anna und Matthias wohnen erst seit Kurzem zusammen. Anna hat nach ihrer Scheidung viele Jahre allein für ihre zwei Kinder gesorgt. Trotzdem hat sie den Schritt, sich von ihrem Mann zu trennen, nie bereut. Seitdem ihre Kinder größer sind, ist sie froh, einen Mann wie Matthias kennengelernt zu haben. Sie gehen viel aus, ins Theater, in Konzerte, zum Essen. All das erscheint mir jetzt erstrebenswert.

Anna und Matthias würden gern mehr zu viert unternehmen. Christian möchte das nicht. Ich bin gern mit netten Leuten unterwegs und beneide Anna manchmal um ihren Matthias. Sie sehen glücklich aus, sind frisch verliebt. Das ist wunderbar. Ich gönne es Anna von Herzen.

Seit er von meiner Krebserkrankung gehört hat, ist Matthias sehr bemüht um mich. Nicht angestrengt, sondern empathisch und aufmerksam. Behutsam erkundigt er sich nach meinem Befinden und zeigt offen sein Mitgefühl. Das beeindruckt mich. So fragt Matthias während des Essens, wie sie mich unterstützen können.

»Wenn ihr mich ab und zu mitnehmt, wäre das toll. Abwechslung ist schön. Und seid mir bitte nicht böse, wenn ich kurzfristig absage. Jeder Tag ist anders. Ich weiß nicht im Voraus, wie ich es mir geht.«

»Und wie sieht es mit Christian aus, will er nicht mitkommen?«

Es entsteht eine Pause. Ich überlege, wie ich das am besten ausdrücke. »Christian möchte nicht. Das hat nichts mit euch zu tun. Er ist gern mal allein. Deshalb wäre ich euch dankbar, wenn ihr nicht nach ihm fragen würdet. Sollte ich das Gefühl habe, er würde mitkommen wollen, spreche ich es von mir aus an.«

Matthias nickt verständnisvoll. Ich bin froh, dass meine Freundinnen und Freunde meine Situation verstehen. Das entlastet mich.

In der Regel meide ich am Wochenende mein Büro. Es ist wichtig, Arbeit und Freizeit zu trennen. Speziell, wenn beides unter einem Dach ist. Am heutigen Sonntag setze ich mich ausnahmsweise für eine halbe Stunde an meinen PC. Ich möchte meinen früheren Mitschülerinnen und Mitschülern schreiben, warum ich den Abi-Stammtisch vor zwei Wochen kurzfristig abgesagt habe. Schließlich hatte ich ihn selbst organisiert.

Ich berichte ihnen, dass ich Krebs habe und mich nach erfolgten Operationen einer Chemotherapie unterziehen muss. Und ich erzähle, dass ich voll Zuversicht bin und mich fühle, als würde ich auf eine Reise gehen. Die Idee stammt wohl von Brandon Bays Buch.

Erst als ich die Mail abgeschickt habe, entstehen Zweifel, ob das richtig war. Anikas Worte kommen mir in den Sinn. »Teile es nur mit denen, von denen du sicher sein kannst, dass sie dir zugetan sind und von denen du dir Stärkung erhoffst.«

Kann ich das von allen sagen? Jetzt, nach all den Jahren? Und ist es richtig, sie mit dieser Nachricht zu behelligen? Ich weiß es nicht. Trotzdem bin ich froh, diesen Schritt getan zu haben. Es ist erstaunlich, dass es bisher in diesem Kreis keine ähnlichen Hiobsbotschaften gegeben hat. Sicherlich hat der eine oder andere auch mit gesundheitlichen Problemen zu kämpfen gehabt. Aber das erfährt man meistens nicht. Mir ist es ein Anliegen, dieses Tabu zu brechen. Was daraus entsteht, muss ich abwarten.

Überraschenderweise bekomme ich auf meine Mail gleich mehrere Antworten. Die erste am selben Tag. Darin schreibt Michael offen, dass seine Frau vor einem Jahr mit einer schweren Krankheit gekämpft hat, und sie beide froh sind, dass es ihr besser geht.

Michael und ich standen uns nie nahe. Umso mehr berühren mich seine Worte. Und die Liebe, die daraus spricht, klingt tröstlich. Sie impliziert etwas, das Christian und ich im Moment nicht ausdrücken können. Trotzdem weiß ich tief in mir, dass wir ähnlich empfinden. Wir haben nur noch keinen Weg gefunden, das zu zeigen.

Ein anderer schreibt mir am Mittwoch, dass seine Frau vor Jahren, als die Kinder klein waren, Brustkrebs hatte, und wie er um sie gebangt habe. »Ich kann mir vorstellen, was du in den nächsten Monaten durchmachen musst, und wünsche dir viel Kraft und weiterhin so viel Zuversicht, wie aus deinen Zeilen zu lesen ist.«

Darüber und auch über andere, kürzere Mails freue ich mich sehr. Jeder formuliert auf eigene Weise Bedauern und schickt mir gute Wünsche. Ich bin froh, dass ich durch meine Mail Zuspruch und Anteilnahme erfahre. Wie eine warme Dusche.

Meine Wünsche

Ich sitze Frau Große Beermann von der Krebsberatungsstelle gegenüber. Diese sympathische Frau, die mich voll Mitgefühl ansieht, scheint alle Zeit der Welt zu haben. Ich lasse meine Tränen fließen. Hier ist Raum dafür. Hier darf ich meine Verzweiflung zeigen und muss mich nicht zurückhalten. Frau Große Beermann strahlt Ruhe aus. Ich schäme mich meiner Tränen nicht.

Sie schenkt mir ein Glas Wasser ein, legt Papiertaschentücher bereit und wartete ab, bis der Strom versiegt. Behutsam fragt sie mich, wie es mir geht und was mich im Augenblick am meisten beschäftigt.

»Es ist nichts, wie es war. Kein Tag ist, wie ich ihn erwarten würde. Die Diskrepanz zwischen dem Möglichen und der Unzuverlässigkeit meines Körpers ist groß. Ich weiß nicht, wie ich das aushalten soll.«

»Haben Sie Familie, Verwandte, Freundinnen und Freunde, die Sie auffangen oder unterstützen können?«

»Ja, ich bin verheiratet und wir haben zwei Kinder, Sophie ist zwölf und Florian vierzehn Jahre alt. Die bringen mir ihre Liebe und ihr Mitgefühl entgegen. Gleichzeitig gehen sie ihre eigenen Wege und sind sehr selbstständig. Das erleichtert unser Leben enorm.«

»Und Ihr Mann? Wie geht er mit der Situation um?«

»Mein Mann nimmt mir viel ab, er geht einkaufen, wenn ich ihm einen Zettel schreibe, und spült das Geschirr. Das hilft mir sehr. Er macht das lautlos, spricht generell nicht viel, und jetzt noch weniger. Mein Mann meint, dass es weniger Worte bedarf, um gemeinsam zu funktionieren. Darauf haben wir uns alle eingestellt. Aber zurzeit funktioniere ich gar nicht. Das irritiert ihn. Damit kann er schwer umgehen.«

»Und wie äußert sich das, wenn er irritiert ist?«

»Ich habe das Gefühl, alles geht ihm auf die Nerven, er schaut verärgert, sagt aber nichts, flucht leise vor sich hin. Er ist gestresst und zieht sich zurück.«

»Was wünschen Sie sich von ihm?«

»Wünschen ist so eine Sache. Wenn ich mir etwas wünsche, hört mein Mann das als Forderung oder Vorwurf, etwas versäumt zu haben. Es gelingt mir nicht, mit ihm auf einer sachlichen Ebene darüber zu sprechen. Ich wünsche mir, dass er mich auffängt, dass er mir sagt, das wird schon, wir schaffen das gemeinsam. Aber das würde er nie tun. Er verspricht nichts, was er nicht halten kann. Er beschönigt nichts. Es gibt für ihn kein Dazwischen. Er sagt nur, woran er wirklich glaubt. Und er sieht die Dinge eher schwarz. Ich war bisher diejenige, die Optimismus ausgestrahlt hat. Das ist mein Part. Aber das kann ich im Moment nicht. Ich weiß nicht, wie alles werden soll.«

»Was muss denn alles werden? Das Wichtigste ist doch, dass Sie gesund werden und es bleiben.«

»Ja, ja, ich weiß. Aber wir sind beide selbstständig, und bei meinem Mann läuft es zurzeit eher schlecht. Ich hingegen habe ein umfangreiches Buchprojekt, an dem ich seit einigen Monaten arbeite und wofür ich noch ein halbes Jahr brauche. Das ist unsere Einnahmequelle neben weiteren Buchprojekten, die ich betreue.«

»Können Sie diese Projekte für ein paar Monate auf Eis legen?«

»Nein, das geht auf keinen Fall«, meine Stimme wird lauter. »Wir brauchen das Geld! Von etwas müssen wir leben. Und als Selbstständige bekomme ich kein Krankengeld und kann mich nicht krankschreiben lassen. Ich bin meine eigene Chefin. Was ich nicht schaffe, bleibt liegen. Wenn ich einen Auftrag nicht zuverlässig und termingerecht abliefere, erhalte ich keinen Folgeauftrag. So einfach ist das. Und das Großprojekt kann ich nicht aufgeben. Da bin ich mittendrin. Daran hänge ich sehr. Das muss ich hinkriegen. Oder wissen Sie, wo ich finanzielle Unterstützung beantragen kann?«

Frau Große Beermann verneint: »Für Selbstständige ohne zusätzliche Versicherungen gibt es keine sozialen Leistungen.« Das ist eine erschütternde Nachricht. So klar war mir das bisher nicht.

Sie gönnt mir einen Augenblick Ruhe. Dann lenkt sie das Gespräch zurück auf meine Erkrankung.

»Mir scheint, der Krebs ist in Ihrem Bewusstsein noch nicht richtig angekommen. Die Schwere dieser chronischen Krankheit ist nicht zu unterschätzen. Sie müssen jetzt vor allem an sich denken und alle Ressourcen aktivieren, um gesund zu werden. Es ist normal, dass dieser schwere Einschnitt zunächst für Turbulenzen in Ihrem Alltag sorgt. Und wie Sie Ihren Mann schildern, könnte ich mir vorstellen, dass er Angst hat. Angst um Sie, um Ihre Gesundheit, aber auch Angst vor den Veränderungen, die Sie und Ihre Familie betreffen.«

So hatte ich das noch nie gesehen. Christian hat auch Angst? Es ist schwer genug, meine eigene Angst zu ertragen. Aber natürlich macht Christian sich Sorgen, wie es womöglich ohne mich weitergehen soll. Und diese Sorgen will er mir nicht aufbürden. Deshalb spricht er nicht darüber.

Ich kann das nicht tragen. Nicht auch noch seine Angst. Mit einem Schlag wird mir das Ausmaß unserer Probleme bewusst. Und dass ich gehofft hatte, dass sich alles einrenken würde angesichts dieser existenziellen Bedrohung. Aber genau das funktioniert nicht. Die Angst vor dem Ungewissen macht es noch schlimmer.

»Reden Sie mit Ihrem Mann. Kommen Sie wieder miteinander ins Gespräch. Er weiß nicht, wie es um Sie steht. Wenn Sie ihm Ihre Wünsche nicht sagen, weiß er nicht, wie er Sie unterstützen kann.«

»Das habe ich schon einmal vor Jahren versucht. Da war ich an so einem Punkt und dachte, es muss sich etwas ändern. Also habe ich ihm meine Wünsche aufgeschrieben und ihm auf den Schreibtisch gelegt. Sie glauben nicht, wie er reagiert hat. Er war aufgebracht. Konnte kaum ein Wort herausbringen vor lauter Wut. Meinte nur, ›Das hättest du wohl gern‹. Und das war's.«

»Nachher bin ich in sein Büro, habe den Brief an mich genommen und zerrissen. Ich weiß nicht, ob ich den Mut habe, noch einmal meine Wünsche zu äußern.«

Aufwühlend, aber auch bereichernd empfinde ich im Nachhinein das Gespräch mit Frau Große Beermann. Es erstaunt mich, wie sehr ich mich ihr gegenüber geöffnet habe. Und wie wertvoll es war, mit jemandem zu reden, ohne mich zurücknehmen zu müssen. Bei Frau Große Beermann ist alles aus mir herausgesprudelt. Das kam sicher daher, weil sie emotional mitgegangen ist und aufmerksam zugehört hat. Sie hat es mit mir gemeinsam ausgehalten. Hat nicht verharmlost oder abgetan. Hat keine Ratschläge erteilt, sondern mir zugehört.

Das ist eine neue Erfahrung für mich. Frau Große Beermann ist hat mir am Schluss des Gespräches angeboten, in vierzehn Tagen wieder zu ihr zu kommen.

Umstyling

»Weißt du was? Ich glaube, mir fallen die Haare aus«, vertraue ich Tante Klara an, die jeden Freitagmorgen anruft.

»So richtig büschelweise?«

»Nein, das nicht. Aber ich hatte heute Morgen mehr Haare als sonst in meinem Kamm.«

»Willst du ein paar Tage warten oder gehst du gleich los?«

»Ich finde Freitag einen geeigneten Tag für diesen Schritt. Dann habe ich das Wochenende, um mich daran zu gewöhnen. Ich rufe das Perückenstudio an und schau, ob ich heute kommen kann.«

»Tu das. Und, Mädel, die wachsen wieder nach. Denk daran.«

Bestärkt durch ihren Zuspruch, melde ich mich für den Nachmittag bei Frau Müller an.

Ich bin nervös. Beim Mittagessen frage ich die Kinder, ob sie mitkommen wollen. Florian bedauert, er hat nachmittags Sport. Sophie zögert noch. Wohl ist ihr nicht. Verständlich.

Eine halbe Stunde, bevor es losgehen soll, klopfe ich an Sophies Zimmertür. »Meinst du, ich soll dieses Kästchen mitnehmen oder lieber das hier? Ich weiß nicht, wie viel Platz meine Haare brauchen. Ich will sie als Pferdeschwanz abschneiden lassen und aufbewahren.«

»Wie?«, Sophie sieht mich entgeistert an. »Lässt du dir heute die Haare schneiden?«

»Ja. Die werden heute abrasiert. Deshalb fahren wir da hin.«

Sophie wendet ihren Kopf zur Seite. Ich sehe, wie ihr einen Träne die Wange hinunterläuft.

»Ach Schätzchen!« Ich drücke sie an mich.

Wie soll ich mit der Situation umgehen?

Ich habe aus dem Haarausfall kein Drama machen und meine Kinder damit so wenig wie möglich belasten wollen. Deshalb hatte ich kaum darüber gesprochen. Jetzt fühlt sich Sophie total überrumpelt. Sie schluchzt in meinen Armen. Ich bin hin- und hergerissen. Christian wartet bereits unten im Auto. Den Termin kann ich nicht mehr absagen. Soll ich Sophie allein zurücklassen? In dem großen

Haus? Das fühlt sich schrecklich an. Wie könnte ich sie zum Mitkommen motivieren?

Leise sage ich ihr ins Ohr: »Ich brauche dich, Sophie. Du musst mir sagen, ob die Perücke zu mir passt. Komm bitte mit.«

Sophie hört auf zu weinen. Sie putzt sich ihre Nase und schaut mich ernst an.

»Ja? Meinst du?« Und nach einer kleinen Weile: »Ich zieh mir noch meine Schuhe an.«

Auf der Fahrt setze ich mich mit Sophie auf die Rückbank. Gemeinsam sehen wir uns den Hausprospekt der Perückenmanufaktur an. Darin werden Frauen, Männer und Kinder ohne Haare und dann mit verschiedenen Perücken oder Haarteilen gezeigt.

»Krass«, entfährt es Sophie bei dem Foto eines Mädchens mit kahlem Kopf. Sie sieht sich das Bild lange an, blätterte um und sagt »schön«, als dasselbe Mädchen auf dem Foto eine flotte Perücke trägt.

Ich hoffe, dass die Bilder ihre Wirkung tun und Sophie sich ein wenig auf das einstimmen kann, was uns nun bevorsteht. Auch ich atme wieder ruhiger. Dankbar drücke ich Sophies Hand.

Das Bemerkenswerte bei dem Studio ist die persönliche und einfühlsame Betreuung während dieser heiklen Phase. Das Personal ist psychoonkologisch geschult, und das merkt man an vielen Stellen. Frau Müller schlägt Sophie und Christian vor, während der Rasur einen Spaziergang zu machen. So kann ich ganz bei mir sein.

Gut, dass ich den Zeitpunkt der Rasur selbst bestimmt habe, denke ich. Doch als Frau Müller im Nacken mit der Rasur beginnt, durchfährt mich ein Schauer. Ich spüre einen leichten Windhauch dort. Mir war nicht klar, wie unglaublich wärmend meine Haare meinen Kopf umhüllt haben.

Bisher habe ich die Rasur nur im Nacken gespürt. Das ändert sich gerade. Frau Müller setzt vorn an. Die Stirnhaare fallen und mein Gesicht wirkt fremd und entstellt. Der Kopf wird immer kahler. Ein mulmiges Gefühl. Ich schließe kurz die Augen. Jetzt ist es so weit. Ich muss ein paarmal kräftig schlucken und eine Träne kullert meine Wange herunter. Frau Müller sieht mich mitfühlend im Spiegel an. Nach einer kleinen Pause macht sie weiter.

Ich habe versucht mir vorzustellen, wie ich ohne Haare aussehen würde. Bei einer Castingshow im Fernsehen hatte ich zusammen mit Sophie einmal ein Fotoshooting gesehen, bei dem jungen Models die Köpfe so präpariert worden waren, als wären sie kahl. Und es war faszinierend, wie schön diese Frauen ohne Haare waren. Keine Frisur lenkte ab. Ich war ganz berührt von diesem Anblick. Daran denke ich und hoffe, dass ich mich auch schön finde.

Der Begriff »Kindchenschema« geht mir durch den Kopf. Der Anblick eines Babys verleitet uns Menschen instinktiv zu einem fürsorglichen Verhalten. Vielleicht ist dies ein sinnbringender Nebeneffekt des Haarausfalls bei starker Chemo. Durch den Haarverlust ähneln Krebspatientinnen schutzbedürftigen Babys und drücken damit indirekt ihren Wunsch nach Fürsorge aus.

Viele Krebstumore bewirken keine für andere sichtbare Veränderung, sodass viele Patientinnen und Patienten auf den ersten Blick unversehrt wirken. Der Haarverlust ist manchmal das Einzige, was von außen erkennbar ist. Und es ist ein Kennzeichen, das sie miteinander teilen. Mich berührt dieser Gedanke tröstend und ich kann annehmen, was gerade geschieht.

Als Sophie und Christian zögernd zur Tür hereinkommen, sitze ich mit einer Kopfbedeckung vor dem Spiegel. Erst als die beiden bereit sind, nehme ich sie ab.

Sophie läuft zu mir und sagt: »Momi, bist du schön!« Sie steht hinter mir, meine kleine Sophie. Wir schauen uns durch den Spiegel an. Wie froh bin ich, dass sie da ist!

Ich drehe mich zu Sophie um und breite meine Arme aus. Es ist ein inniger Moment für uns beide. Ich schließe die Augen.

Christian äußert sich nicht, bleibt im Hintergrund. Er schaut gebannt auf das Spiegelbild. Ich kann nicht erkennen, was er empfindet, wie es ihm damit geht.

Frau Müller hat unbemerkt den Raum verlassen. Als sie zurückkommt, zeigt sie eine der beiden Perücken, die sie vorbereitet hat.

»Diese ist mein Favorit. Ich habe sie an Ihren Kopf angepasst und getrimmt. Setzen Sie sie von vorn auf den Kopf. Sehen Sie, so.«

Mit einem kleinen Ruck zieht sie mir die Perücke auf die Stirn und im Nacken nach unten. Dann wuschelt sie mit den Händen darüber und sagt: »Je unordentlicher Ihre Haare sind, desto natürlicher. Sehen Sie, es ist ganz leicht.«

Ich bin überrascht, wie perfekt die Frisur zu mir passt.

»Das ist unglaublich«, sagt Christian spontan.

»Sieht chic aus, oder? Achten Sie darauf, dass der Stirnansatz etwa eine Handbreit über ihren Augenbrauen sitzt. Dann wirkt es nicht so perückig. Ziehen Sie sie rechts und links vor den Ohren nach unten und schieben Sie Ihre Brillenbügel darüber.«

Frau Müller wendet sich mit der Schere dem Pony zu, schneidet hier und da ein paar Fransen, als wären es meine eigenen Haare. So fühlen sie sich auch an.

»Ich zeige Ihnen noch die andere Zweitfrisur. Aber Sie werden selbst sehen ...«

Nein. Die erste Perücke passt perfekt zu mir. Christian sieht erleichtert aus und wagt ein zustimmendes Lächeln.

»Wichtig ist, dass Sie die Perücke beherzt aufsetzen und daran denken, sie nicht zu weit in die Stirn zu ziehen. Dann sieht es echt und authentisch aus. Im Nacken können Sie das Band strammer ziehen, sollte es mit der Zeit weiter werden. Sie haben jederzeit die Möglichkeit, zu uns zu kommen, wenn etwas nicht in Ordnung ist oder Sie stört. Manche Kundinnen lassen sie noch einmal kürzer schneiden, bevor sie sich von ihrer Zweitfrisur wieder verabschieden und ihr nachgewachsenes Haar zeigen.«

»Ach ja? Das ist eine prima Idee! Aber so weit bin ich noch nicht. Ich möchte sie morgens anziehen und den ganzen Tag tragen. Geht das? Oder schwitzt man darunter?«

»Natürlich geht das, gut sogar. Die Haare sind wie echte fein auf diesem luftdurchlässigen, hautfarbenen Stoff verteilt, sodass es nicht zu einem unangenehmen Wärmestau kommt. Allerdings sollten Sie bedenken, dass ihre Perücke keine große Hitze verträgt. Also keine heißen Dämpfe aus dem Backofen oder Hitze aus dem Kamin. Selbst beim Kerzenauspusten wäre ich vorsichtig. Eine Dame kam eines Tages verzweifelt zu uns. Sie hatte sich abends in ihr Nähen vertieft und nicht bemerkt, dass die Lampe direkt über ihrem Kopf den Pony ihrer Perücke versengte. Das war schade. Wir musste ihr ein komplett neues Modell fertigen.«

»Kann man das nicht reparieren?«, frage ich überrascht.

»Nein, leider nicht. Unsere Zweitfrisuren werden in einem Stück geknüpft. Jedes Haar ist anders und jedes Modell ist in sich stimmig. Da kann man nichts anstückeln.«

»Ich möchte die Perücke einmal selbst aufsetzen und alle Handgriffe allein machen.« Es klappt auf Anhieb. »Die nehme ich. Die fühlt sich super an.« Ich kann kaum glauben, dass es so einfach war.

»Würden Sie mir bitte noch eine Kopfbedeckung zeigen, die ich nachts oder an Tagen, an denen ich mich schlecht fühle, tragen kann?« Frau Müller zeigt mir verschiedene Modelle. Ich entscheide mich für eine beigefarbene Baumwollmütze, die den Kopf eng umfasst. Die werde ich nachts tragen, damit ich nicht friere. Und eine rostrote Baskenmütze mit einer Filzblume darauf passt perfekt über meine Perücke. Für Tage, an denen es draußen richtig kalt ist.

»Ich bin Ihnen sehr dankbar für alles, was sie heute für mich getan haben«, sage ich Frau Müller beim Abschied. Das waren bewegende Momente, die wir eben erlebt haben. Und jetzt verlassen wir den Salon, als wäre nichts gewesen. Dass ich mich mit einer Zweitfrisur wohlfühlen würde, hatte ich nicht erwartet.

Als wir nach Hause kommen, öffnet Florian voller Erwartung die Haustür. Seinem Blick kann ich ansehen, dass er sich Sorgen gemacht hat, wie die neue Frisur auf ihn wirken werde.

Ein Strahlen überzieht sein Gesicht. »Das sieht schön aus«, sagt er erleichtert. »Niemand würde vermuten, dass das nicht deine Haare sind. Die kurze Frisur steht dir richtig gut.« Er nimmt mich sanft in den Arm.

»Es ist ungewohnt«, sage ich, »aber sie sitzt erstaunlich fest.« Und schon bin ich im Begriff, die Perücke abzunehmen und sie ihm zu zeigen. Doch er wehrt ab und tritt einen Schritt zurück.

»Warte. Ich bin noch nicht so weit«, sagt er verschämt.

»Ist okay«, erwidere ich und streiche kurz über seinen Arm. »Wir müssen uns alle daran gewöhnen. Und bevor ich heute Abend ins Bad gehe, sag ich dir Bescheid, damit du dich nicht erschreckst.«

Als ich zu Bett gehe und meine beigefarbene Mütze aufgesetzt habe, legen sich Sophie und Florian zu mir auf unser Ehebett und wir sprechen lange miteinander. Beide sind aufgewühlt. Im Grunde geht es bei allem, was wir sagen, um die große Veränderung, die heute sichtbar geworden ist.

Wir drei sind uns sehr nah, das merken wir besonders in diesem Augenblick. Und ich bin froh, dass Sophie und Florian meine Schutzbedürftigkeit spüren. Ohne es zu sagen, geben beide mir auf ihre Weise zu verstehen, dass sie für mich da sind. Dass sich unser Eltern-Kind-Verhältnis wundersam gewandelt hat. Und dass wir alle hoffen, dass dies nur vorübergehend sein wird, bis ich meine Mutterrolle wieder voll einnehmen kann. Aber so lange das nicht möglich ist, werden Florian und Sophie ihr Bestes geben. Und für mich da sein. Ganz nah.

Diese Liebe und Fürsorge von meinen beiden Kindern ist der schönste Trost, den ich jemals erhalten habe. Mit Baumwollmütze auf dem Kopf schlafe ich erstaunlich angenehm. Ist zwar ungewohnt, aber nicht schlimm.

Beim Duschen am nächsten Morgen halte ich meinen Kopf behutsam unter den weichen Wasserstrahl, Haare waschen entfällt für die nächste Zeit. Mit den Händen massiere ich ihn und streichele darüber. Auch bei mir schleicht sich das Gefühl von Schutzbedürftigkeit ein. Die Bilder von Sophie und Florian als Babys scheinen auf. So süß waren sie, dass ich unzählige Fotos von ihnen gemacht und vergrößert habe.

Nach dem Duschen werfe ich einen langen Blick in den Spiegel, um mich an den neuen Anblick zu gewöhnen, und ja, ich finde mich schön, so wie ich bin. Keine schlecht sitzende Frisur lenkt ab. Ich fühle mich rein und neu.

Schließlich setze ich meine Perücke auf, zupfe hier ein bisschen, ziehe dort ein wenig. Sie gefällt mir. Ich gefalle mir. Die Perücke sitzt perfekt und fühlt sich erstaunlich echt an. Ich sehe zwar anders aus als vorher, auch weil die Haare kürzer und etwas dunkler sind, aber in keiner Weise künstlich.

Ich werde es wagen. Nach dem Frühstück fahre ich mit dem Fahrrad zum Markt, wie sonst auch.

Neuer Look

»Hallo, Clara. Hast du eine neue Frisur? Steht dir super!« Elke reckt den Daumen nach oben und strahlt mich von Weitem an. Ich stehe gerade an der Kasse des Biosupermarktes. Wow, wenn das kein gutes Omen ist, denke ich und lächele zurück.

Ich hatte mir im Vorfeld viele Gedanken darüber gemacht, wie es mit der Perücke werden würde. Ich war sicher, dass jedem, aber auch wirklich jedem sofort auffallen würde, dass ich keine Haare mehr habe und eine Perücke trage. Deshalb habe ich Martina im Chor, von der ich weiß, dass sie vor Jahren Brustkrebs hatte, am Dienstag vertraulich eingeweiht. So hatte ich verhindern wollen, dass sie womöglich lauthals mit einer unpassenden Bemerkung auf mich aufmerksam machen würde. Martina kann manchmal etwas impulsiv sein. Aber sie hat anders reagiert, als ich erwartet hatte. Sie war bestürzt, Tränen sind ihr in die Augen gestiegen, und sie hatte leise gesagt: »Was, du auch?«

Ich hatte befürchtet, dass mit der Perücke schlagartig nach außen sichtbar würde, dass ich Krebs habe. Deshalb war es mir ein Bedürfnis, Bekannte, die mir besonders am Herzen liegen, vorher zu informieren. So hatte ich mich auch Andrea, deren Sohn in Florians Klasse geht, neulich am Telefon anvertraut, als diese wegen einer Schulangelegenheit bei mir anrief. Andrea, und damit hatte ich gar nicht gerechnet, fing am Telefon überraschend an zu weinen.

»Nein, Clara, das tut mir so leid«, brachte sie mühsam heraus. Ich war untröstlich. Ich hatte Andrea informieren wollen, damit sie beim nächsten Treffen nicht aus allen Wolken fällt. Doch sie war tief berührt von der Nachricht und hatte heftiger reagiert als manche Verwandte.

Das hat mich verwirrt, und so habe ich Abstand davon genommen, die Nachricht weiter zu verbreiten, und beschlossen: Ich lasse es darauf ankommen und spiele nicht länger Schicksal. Wenn jemand sich hintergangen fühlt, dann ist das so. Ich muss mich nicht darum sorgen, wie andere vor einem Schrecken bewahrt werden. Ich sollte mich um mich kümmern.

Und jetzt, mit Perücke, mache ich eine völlig unerwartete Erfahrung. Es ist nicht die Künstlichkeit der Perücke, die auffällt, sondern mein neuer Look. Und Elke ist nicht die Einzige, die mich darauf anspricht. Ich treffe noch weitere Bekannte auf dem Markt.

Als wir alle zusammen beim Mittagessen am Tisch sitzen, sprudelt es aus mir heraus: »Meine Güte, war das ein Erlebnis! Ich habe mit allem Möglichen gerechnet, aber nicht damit. Zuerst hat Elke mir quer durch den Biomarkt zugerufen, dass sie meine neue Frisur super findet. Das war ein hervorragender Start. Und dann traf ich Gisela und Margret und ein paar andere, und alle haben mich angestrahlt und gesagt, wie chic ich aussähe. Mechtild meinte sogar, die Frisur würde mir wesentlich besser stehen als die vorherige. So genau wollte ich es gar nicht wissen.«

Bei dem letzten Satz muss ich schmunzeln.

»Und niemandem ist aufgefallen, dass das nicht deine eigenen Haare sind?«, erkundigt sich Florian erfreut. »Siehst du, ich hab dir gesagt, wie echt das aussieht.«

»Alle meinten, ich wäre beim Friseur gewesen. Verrückt, oder? Und ich dachte, jeder sieht es mir an und verzieht das Gesicht.«

»Das sind ja auch nicht deine echten Haare«, wendet Sophie ein.

»Ja, stimmt. Aber muss ich das jedem verraten? Ich habe darüber auch nachgedacht, dass ich den Leuten was vormache. Aber ich glaube, in diesem Fall ist es erlaubt. Ich muss mich an den Gedanken gewöhnen, die Leute hinters Licht zu führen.«

»Was heißt, ›hinters Licht zu führen‹?«, fragt Sophie nach.

»Naja, dass ich nicht ganz die Wahrheit sage, jemanden täusche. Aber ich empfinde die Perücke wie eine Tarnkappe. Wenn ich ein Tuch trage oder ganz ohne Haare losgehe, denken die Leute sofort, die hat Krebs. Mit der Perücke sehe ich aus, als wäre alles in Ordnung. Und das will ich auch. Was hilft es mir, wenn alle mich mitleidig ansehen oder einen großen Bogen um mich machen? Nicht jeder weiß, wie er auf so eine Nachricht reagieren soll. Und ich will nicht immer und mit jedem darüber reden.«

»Tarnkappe klingt niedlich. Wie bei einem Zwerg im Märchen«, murmelte Sophie vor sich hin.

»Mir gefällst du so richtig gut«, strahlt Florian mich an.

»Danke für das Kompliment. Außerdem«, und damit wende ich mich Sophie zu, »hoffe ich, dass vieles so bleiben kann, wie bisher. Wenn ich meine normalen Tage habe, so wie seit gestern wieder, will ich rausgehen, ohne an Krebs zu denken. Oder wenn ich bei einem Elternsprechtag in die Schule muss, sollen eure Lehrerinnen und Lehrer mit mir über euch sprechen und sich nicht Gedanken über mich machen.«

»Oder wenn du im Verlag bist«, ergänzt Florian, der immer auch meine professionelle Seite im Blick hat, auf die er mächtig stolz ist.

»Ja, genau. Wenn ich einen offiziellen Termin habe, bin ich froh, wenn keiner mitkriegt, wie es mir geht. Stellt euch vor, jeder hier im Ort wüsste davon und würde mich oder euch darauf ansprechen. Das wäre belastend.«

Christian hält sich aus dem Tischgespräch heraus. Das tut er in letzter Zeit oft. Schade. Ich wüsste gern, wie er darüber denkt.

Zum Kochen habe ich sicherheitshalber meine Perücke ab- und meine Mütze aufgesetzt. So laufe ich nicht Gefahr, meine Haare durch die Hitze zu versengen.

Nach dem Essen lege ich mich ins Bett. Es ist entspannend, mich mit Mütze in mein Kissen zu kuscheln.

Seltsam

Am Sonntag sind Christian, die Kinder und ich zum Geburtstagskaffee bei Bea eingeladen. Friderike, ihre Tochter, und Maria, ihre Freundin, sind auch da. Ich bin gespannt, was Bea zu meiner neuen Frisur sagt.

Wie immer hat Bea alles perfekt vorbereitet und in ihrem Wintergarten zauberhaft gedeckt. Wir verteilen uns um den Tisch. Bea scheint sehr nervös heute. Mein neuer Look ist ihr nicht aufgefallen. Sie hat im Augenblick anderes im Kopf als meine Perücke, tröste ich mich. Ich fühle mich trotzdem unwohl.

Häufiger als sonst gehe ich zur Toilette, um zu prüfen, ob meine Haare richtig aussehen. Es ist etwas anderes, so nah zusammenzusitzen. Eine Hitzewallung überkommt mich und ich werde zunehmend unruhig. Vielleicht sitzt die Perücke gar nicht so toll, wie alle gestern gesagt haben. Bei mir kommen Zweifel auf. Vielleicht sieht meine neue Frisur bei näherem Hinsehen künstlich aus und die anderen waren zu taktvoll, es mir zu sagen.

Bea sieht mich immer wieder an. Ihr Blick verunsichert mich. Ich rutsche auf meinem Stuhl hin und her und wünsche mir, so schnell wie möglich nach Hause zu kommen.

Seltsam ist, dass niemand fragt, wie es mir geht. Maria kenne ich schon eine Weile, sie hatte mich nach der Chemo auf dem Fahrrad mit dem Schuhkarton gesehen. Deshalb wundert es mich, dass meine Situation totgeschwiegen wird. Wir sind doch hier unter uns.

Ich fühle mich übergangen und plötzlich allein. Die anderen scherzen. Alle reden durcheinander, feiern Beas Geburtstag – und ich fühle mich außen vor. Sonst bin ich häufig diejenige, die ein neues Thema anspricht, damit das Gespräch in Gang bleibt. Aber heute läuft es ohne mein Zutun. Selbst Christian, den ich nur mit Mühe zum Mitkommen überreden konnte, erzählt mehr als sonst und ist der Hahn im Korb. Bea sieht er besonders nett an. Da hätte ich auch zu Hause bleiben können, schmolle ich vor mich hin.

Bald nach dem ersten Kaffee kündige ich an, nach Hause gehen zu wollen. Bea reagiert sofort enttäuscht. Christian wirft mir einen ablehnenden Blick zu, als wollte er sagen: »Erst schleppst du mich hierher und jetzt, wo es so nett ist, willst du gehen.«

Also gebe ich nach und wir bleiben. Sophie und Friderike möchten auch noch miteinander spielen. Erst nach einer Weile – für mich gleicht es einer Ewigkeit – drängt Christian zum Aufbruch. Und nun muss es schnell gehen.

Beim Abschied flüstert Bea mir zu, streng darauf bedacht, dass Maria es nicht merkt: »Sieht übrigens super aus deine neue Frisur.«

»Ach ja?« Mehr fällt mir spontan dazu nicht ein und ich funkele sie mit bösem Blick an. Ich kann nicht anders. Aber Bea hat sich abgewandt und meinen Blick nicht bemerkt. Zum Glück. Schließlich ist heute ihr Geburtstag.

Auf dem Heimweg mit dem Rad frage ich mich unaufhörlich: Warum die Heimlichtuerei? Ich verstehe es nicht.

Zu Hause reiße ich die Perücke vom Kopf und verschwinde im Schlafzimmer.

Auch den ganzen Montag behalte ich die Baumwollmütze auf. Mir ist die Freude an der künstlichen Haarpracht vergangen. Wann immer ich in den Spiegel sehe, beim Händewaschen, nach der Toilette, erschrecke ich. Mit dieser Mütze komme ich mir hässlich vor. Und fühle mich krank. Ich versuche es zwischendurch mit Tüchern, aber die sehen noch schlimmer aus.

Das ganze Elend des Haarverlusts überkommt mich und ich verbringe den halben Nachmittag im Bett. Ich will niemanden sehen und vor allem nicht gesehen werden.

Sogar auf den abendlichen Chor verzichte ich und sage Stefan per SMS kurzfristig ab. Es geht mir schlecht.

Mit achtsamen Blick

Rosa zuliebe ziehe ich am Dienstagmorgen die Perücke an. Ich will meine gute Fee nicht verschrecken, schließlich nimmt sie mein Zustand genug mit.

Rosa sorgt bei uns für Sauberkeit im Haus. Sie arbeitet seit Jahren für uns und wir verstehen uns hervorragend. Sie war eine der ersten, der ich von meinem Verdacht auf Brustkrebs erzählt habe.

Rosas Mutter ist an Brustkrebs gestorben. Rosa hat mir das einmal erzählt und es ist offensichtlich, dass sie noch immer unter dem Verlust und dem Durchleben dieser schweren Zeit leidet. Seit sie weiß, dass ich krank bin, kommt sie morgens behutsam ins Haus und überprüft mit einem achtsamen Blick, welche Stimmung vorliegt. Und darauf stellt sie sich ein. Das ist es auch, was ich an ihr schätze: diese einfühlsame Art, sich in Gegebenheiten einzufügen.

Seit acht Jahren kommt Rosa bestens gelaunt und mit einem freundlichen Lächeln am frühen Morgen in unser Haus. Wenn sie merkt, dass ich viel zu tun habe oder gerade keine Zeit für den von uns beiden hoch geschätzten kleinen Plausch, hält sie sich zurück. Rosa gelingt es immer, ein angeregtes Gespräch mit Christian zu führen und ihn aus seiner Reserve zu locken. Er lacht über ihre haarsträubenden Geschichten, die sie, jede Woche neu, von ihrer Großfamilie zum Besten gibt. Bei ihr zu Hause ist immer viel los. Kein Wunder bei vier Kindern von drei bis achtzehn Jahren. Christian und ich bewundern Rosa gleichermaßen für ihre stete Zuversicht in allen Lagen.

Ich habe noch nie erlebt, dass sie den Mut verloren oder sich anhaltend beklagt hätte. Meist hat sie eine Lösung im Visier und freut sich, wenn ich ihr bestätige, dass das ein möglicher Weg ist. An anderen Tagen hört sie interessiert, was mir dazu einfällt. Manchmal erzählt Rosa etwas, und ich merke erst im Nachhinein, dass sie gezielt meinen Rat erhofft hat. Den gebe ich ihr bereitwillig. Sie ist offen für Neues und dankbar für die Ideen, die wir gemeinsam entwickeln. Sie hat bisher jedes Buch aufmerksam gelesen, das ich ihr empfohlen habe. Dann geht sie in die Stadtbibliothek und leiht es sich aus.

Ich bewundere ihre Offenheit und Wissbegierde. Später berichtet sie mir, wie sehr ihr mein Rat oder Buchtipp geholfen hat. So haben wir über die Jahre Vertrauen aufgebaut und schätzen den Austausch.

»Sie sind meine Therapeutin«, sagt Rosa manchmal zu mir. »Ich habe Angst, dass Sie mir irgendwann eine dicke Rechnung stellen, die ich dann nicht bezahlen kann.« Und ihre Augen lachen.

»Keine Angst, so weit wird's nicht kommen«, entgegne ich darauf.

Als Rosa mir an diesem Dienstagmorgen entgegenkommt, um mich zu begrüßen, hält sie inne und sieht mich aufmerksam an.

»Die Frisur steht Ihnen wirklich gut«, sagt sie anerkennend.

»Danke, Rosa. Das habe ich jetzt gebraucht!«, antworte ich.

Wir plaudern kurz und sie macht sich an die Arbeit. Ich auch. Und verschwende keine weitere Zeit mit Zweifeln. Die Frisur steht mir gut und dabei bleibt es.

Heute sind wir schön!

Schon vor ein paar Wochen habe ich mich bei der Krebsberatungsstelle für einen kostenlosen Kosmetikkurs angemeldet. »Gut aussehen – sich gut fühlen« hieß es in der Ankündigung. Heute Nachmittag soll der Kurs stattfinden. Ich würde viel lieber zu Hause bleiben. Aber dann raffe ich mich auf und fahre hin.

Eine ausgebildete Kosmetikerin begrüßt mich freundlich an der Tür. Es sitzen sechs andere Frauen an großen Tischen, die zu einem Quadrat gestellt sind. Auf jedem Tisch befindet sich eine Fülle von Kosmetika, von der Hautreinigung über Wimperntusche bis zum Lippenstift, sowie ein Spiegel. Alles ist liebevoll und dekorativ arrangiert. Für jede Teilnehmerin gibt es andere Produkte von namhaften Firmen. Ich bin völlig überrascht und fühle mich reich beschenkt.

Die Kosmetikerin erzählt, dass sie selbst Krebs hatte, somit Leidensgenossin ist. Sie leitet zu einer Vorstellungsrunde über, in der jede ihre Situation darstellen und etwas zu Schminkgewohnheiten sagen kann.

Ich sage, dass ich nie ohne Lippenstift das Haus verlasse, gern Rouge auflege, um die Wangenpartie zu betonen, und mir nur für offizielle Termine und abends zum Ausgehen die Wimpern tusche und Lidschatten auflege. »Meine Augen sind empfindlich, deshalb gehe ich mit Wimperntusche sparsam um«, runde ich meine Vorstellung ab. Damit zähle ich, wie sich herausstellt, zu den am stärksten geschminkten Frauen im Raum.

Behutsam führt die Kosmetikerin uns durch die Pflegeschritte, von der Hautreinigung über das Eincremen, das Abdecken von Augenringen und Hautirritationen, die Grundierung bis hin zum Auftragen von Gesichtspuder und Rouge. Jede Frau verwendet die ihr zur Verfügung gestellten Produkte und führt die Schritte aus.

Ich staune, dass es weniger um das Dekorative, als um die Pflege und das Wohlbefinden geht, zum Beispiel beim Auftragen der Feuchtigkeitscreme.

»Streichen Sie langsam und sorgsam über Ihr Gesicht und spüren Sie nach«, erläutert die Kosmetikerin.

Ich nehme etwas Creme und streiche sie behutsam ein. Bisher habe ich mich immer nur schnell eingecremt. Jetzt spüre ich, wie meine Haut die Feuchtigkeit dankbar aufnimmt und sogar mehr braucht, als ich dachte.

»Das Eincremen gewinnt im Verlauf der Chemotherapie an Bedeutung. Gerade die Haut, deren Zellen sich schnell teilen, wird in ihrem normalen Prozess gestört. Dadurch kann es zu extremer Trockenheit oder Irritationen kommen.«

»Deuten Sie beim Auftragen des Lidstrichs fehlende Wimpern durch kleine Punkte am Lidrand an«, fährt die Kosmetikerin fort. Eine tolle Idee, aber darauf werde ich wohl verzichten.

Ich finde in den Sachen vor mir einen Eyeliner, der auf der einen Seite rosafarben ist und auf der anderen schwarz. Ich frage die Kosmetikerin, wofür der ist.

»Da haben Sie außerordentliches Glück, dass Sie diesen Stift bekommen. Das Rosa tragen Sie auf dem unteren Lidrand innen auf, dem sogenannten Treppchen.«

Ich sehe im Spiegel, wie meine Augen leuchten. »Das gefällt mir.«

»Ein bisschen Lidschatten verleiht müden Augen Strahlkraft«, ergänzt die Kosmetikerin. »Dafür rate ich Ihnen, Komplementärfarben zu verwenden.«

»Die Komplementärfarbe von Blau ist Orange. Aber das meinen Sie nicht wirklich, oder?«, frage ich erstaunt.

»Doch, doch, für blaue Augen eignen sich besonders Kupfer- und Apricotfarben. Bei braunen Augen empfehle ich Blautöne und bei grünen Lila.«

Eine Teilnehmerin mit braunen Augen sagt: »Auf Blau wäre ich nie gekommen.« Und strahlt.

»Das Kaschieren ausgefallener Augenbrauen ist nicht einfach. Leider sind viele Krebspatientinnen davon betroffen. Dabei sind die Brauen entscheidend für den Gesichtsausdruck.«

Die Kosmetikerin zeigt uns eine durchsichtige Plastikschablone, mit der wir den Schwung der Augenbrauen mit Puder und Pinsel auftragen können.

»Die Schablone gibt die komplette Kontur vor und die Braue wird besonders schön.« Wir probieren es aus.

»Umranden Sie vor dem Auftragen des Lippenstifts die Lippen mit einem Konturenstift. Beginnen Sie immer an der Oberlippe in der Mitte. Lippenstift bringt übrigens nicht nur Farbe in Ihr Gesicht, sondern ist Schutz und Pflege für Ihre Lippen. Wenn sie ihn mit Puder fixieren, hält er länger und sieht zudem natürlicher aus.«

Wir betrachteten uns ausgiebig in unseren Spiegeln. Auch die Skeptikerinnen scheinen überzeugt. Es lohnt sich, merken wir alle, ein bisschen nachzuhelfen.

»Für mich hat das eine sehr kreative Seite«, stelle ich fest. »Ich werde das nicht jeden Tag machen, aber an besonderen Tagen, wenn ich ausgehe oder einen wichtigen Termin habe. Ich fühle mich viel frischer und – schön.«

Abschließend tauschen wir Erfahrungen über Kopfbedeckung und Tücher aus. Eine Teilnehmerin erzählt, dass ihr Friseur ihr geraten hat, unter dem Tuch eine Baumwollmütze zu tragen. Dann rutscht das Tuch nicht und der Hinterkopf, der ohne Haare etwas platt aussieht, ist gut ausgefüllt.

Ich erwähne die Schlauchmützen, die doppelt getragen und am Hinterkopf um hundertachtzig Grad verdreht werden. »Ich habe mir ein paar Mützen aus verschiedenen elastischen Stoffresten genäht. Manchmal trage ich eine zum Schlafen.«

Eine Teilnehmerin, die aus Prinzip keine Perücke trägt, wie sie betont, erzählt von der Enttäuschung, die sie mit ihrer pubertierenden Tochter erlebt hat. »Sie sagte zu mir, ›hol mich nicht mehr von der Schule ab, das ist oberpeinlich. Alle sehen, dass du Krebs hast.‹« Ihr steigen Tränen in die Augen. Ich bekomme eine Gänsehaut.

Eine andere sagt, dass sie am Kopf immer friert. Die Perücke würde sie nicht wärmen.

»Ich habe mir im Perückenstudio eine Baskenmütze aus Filz gekauft. Die setze ich auf, wenn es kalt ist«, sage ich.

»Davon wurde mir abgeraten. Mit Perücke soll man keine Mütze tragen, hieß es.«

»Ja, das habe ich auch gelesen. Aber ohne ist es mir zu kalt und meine Perücke hält das bisher problemlos aus.«

Dieses Seminar, die einfühlsame Art, wie es durchgeführt wurde, und die wertvollen Produkte, die wir geschenkt bekommen haben, heben das Selbstwertgefühl. Durch die Beschäftigung mit unserem Aussehen, fühlen wir uns alle besser.

»Du siehst toll aus!«, begrüßt Sophie mich begeistert, als ich nach Hause komme. Gemeinsam begutachten wir meine Schätze.

»Schau mal, dieser Lippenstift, der ist hell. Magst du den haben? Wenn du dich schick machst.«

»Danke, Momi.« Sophie strahlt übers ganze Gesicht und probiert ihn zaghaft aus. Sophie und ich nehmen uns lange in den Arm. Wir genießen beide diesen besonderen Augenblick.

Bis auf jenen einen Montag trage ich die Perücke jeden Tag. Nachts parke ich sie auf einer hohen Porzellanvase, die tagsüber als Deko im Schlafzimmer steht. So verweist kein leerer Styroporkopf auf eine Perücke, wie das früher bei meiner Großmutter war.

Inzwischen weiß ich zu schätzen, wie angenehm es ist, sich morgens keine Gedanken über die Frisur machen zu müssen. Auch die manchmal lästige Kopfwäsche und der Friseurbesuch entfallen. Die Perückenfrisur sitzt immer.

Nochmal Erdbeersaft

Nachdem die letzten zehn Tage fast beschwerdefrei verlaufen sind, mache ich mich am Freitag um 12 Uhr auf den Weg zur zweiten Chemo. Diesmal soll sie in der onkologischen Ambulanz im Erdgeschoss des Krankenhauses zusammen mit anderen Patientinnen und Patienten stattfinden.

Ich will mir die Zeit als eine willkommene Ruhephase gestalten. Zum Zeichen dafür packe ich mir einen Picknickkorb für dort. In den Korb lege ich eine Frauenzeitschrift, die ich mir aus der Bibliothek ausgeliehen habe, den Roman über die Toskana, den ich gerade lese, sowie Florians iPod, auf den er mir extra einen Film gespielt hat.

»Damit es dir nicht langweilig wird«, hat er gesagt und ihn mir in die Hand gedrückt. Ich weiß, dass er ihn noch niemandem ausgeliehen hat. Florian liebt seinen iPod.

»Danke, du Lieber.«

»Wenn du dort keine Ruhe hast, kannst du die Geräusche oder Gespräche ausblenden.« Ich finde es rührend, wie Florian sich Gedanken um mich macht.

Es soll heute etwa vier Stunden dauern. Am Nachmittag will Anna vorbeikommen. Ihre Idee, mich zu besuchen, ist toll.

Zum Glück sind nur zwei weitere Frauen da. Der Raum ist relativ klein, für jede Patientin steht ein bequemer Sessel neben den Infusionsständern mit Tischchen dazwischen, sodass wir es uns gemütlich machen können. Der Beutel mit dem »Erdbeersaft« hängt auch bereit. Schwester Erika stellt sich vor und fragt nach Getränkewünschen. Ich entscheide mich für Tee. Die Krankenschwester stellt ihn zusammen mit ein paar Keksen auf meinen Beistelltisch.

Wir warten. Dr. Guth wird uns die Kanüle setzen.

»Das macht er immer selbst«, sagt Schwester Erika.

Nach kurzer Zeit stößt Dr. Guth in seinem grünen OP-Anzug zu uns. Er widmet sich jeder Patientin, bittet darum, die Stelle um den Port herum freizumachen. Der Stich tut kurz weh, dann geht es wieder mit der Kochsalzlösung los. Zur Sicherheit klebt Dr. Guth den Schlauch mit einem weißen Textilklebestreifen an die Kleidung. »Damit Sie nicht hängenbleiben und sich frei bewegen können.«

Da ich mit ihm etwas ausführlicher sprechen möchte, frage ich, ob ich ihn nachher noch sehen kann. »Wir sehen uns auf jeden Fall, wenn Ihre Infusion beendet ist.« Beruhigt lasse ich ihn ziehen und wende mich nach einer Weile den beiden anderen Frauen zu. Die eine, wesentlich ältere Frau erzählt, dass sie heute ihre letzte Chemo hat. Man sieht ihr an, dass es ihr nicht gut geht. Sie sagt kurz, wie dankbar sie ist, dass ihr Mann sie bringt und abholt. Dann schließt sie die Augen und signalisiert, dass sie nicht weiter angesprochen werden will. Ich habe großes Verständnis dafür.

Die andere Frau ist etwa in meinem Alter. Sie trägt eine Perücke, die schlecht sitzt. Insgesamt macht sie einen eher unsicheren Eindruck, wobei sie darum bemüht ist, es nicht zu zeigen. Für sie ist es heute das erste Mal. Als sie erfährt, dass ich schon eine Chemo hatte, verwickelt sie mich in ein Gespräch. Ich unterhalte mich eine Weile mit ihr, merke aber bald, dass sie einen anderen Umgang mit der Krankheit hat als ich. Mit Sätzen wie »Es sind nur ein paar Chemos. Und danach läuft alles wieder wie bisher« versucht sie die Schwere des Einschnitts für das eigene Leben zu leugnen. Ich beschließe, nicht tiefer einzusteigen, und widme mich meiner Zeitschrift. Ich will diese Zeit der Ruhe genießen. Es gibt in meinem Leben genügend Trubel und Veränderungen. Da tut mir Abgrenzung gut.

Um 15 Uhr muss ich meinen Platz räumen.

»Wenn keiner mehr da ist, schließt die Ambulanz. Es wäre besser, wenn Sie das nächste Mal früher kämen«, sagt Schwester Erika.

Schade! Den Freitagmorgen hätte ich lieber im Büro verbracht.

Samt Infusionsständer fahre ich mit dem Aufzug in den dritten Stock auf die Krankenstation. Man weist mir ein Zimmer mit zwei Patientinnen zu, die darauf warten, abgeholt zu werden. Die Situation fühlt sich seltsam an. Ich weiß auch nicht, wie ich Anna informieren soll, wo ich gerade bin. Ich schreibe ihr eine SMS und hoffe, dass sie sie rechtzeitig liest.

Als die beiden Patientinnen gegangen sind, klopft es leise an der Tür. Anna lugt mit dem Kopf herein.

»Hier bist du«, ruft sie freudig. »Wie geht's dir?«

»Och, ganz okay.« Sie umarmt mich und setzt sich zu mir. »Schön, dass du mich gefunden hast. Ich musste den Raum wechseln und das nächste Mal soll ich schon eher kommen.«

»Oh, dann kann ich dich nicht mehr besuchen. Ich komme direkt aus der Schule.« Anna sieht müde aus.

Oberschwester Silke, die kurz hereinschaut, bietet Anna freundlicherweise einen Kaffee an.

»Wie nett von Ihnen«, bedanke ich mich.

»Ja, wir sind auch zu den Gästen unserer Patientinnen und Patienten nett«, strahlt sie. »Besuch tut allen gut.«

Anna und ich genießen unseren kleinen Kaffeeklatsch und plaudern vergnügt. Wie immer lachen wir viel, weil Anna auch die Schilderungen der schlimmsten Erlebnisse in der Schule mit Humor würzt und mit allen Katastrophen fertig wird.

Herr Dr. Guth nimmt diese Stimmung freudig auf, als er kommt, um mich von meiner Infusion zu befreien. Er erkundigt sich, wie es mir nach der ersten Chemo erging. Ich schildere ihm genau, wie jeder Tag verlaufen ist. Steht alles in meiner Kladde. Und obwohl ich eine Liste an kleinen und größeren Beschwerden aufzähle, meint er zu meiner Überraschung: »Sie scheinen es gut zu vertragen. Das ist sehr erfreulich. Es spricht nichts dagegen, dass das so bleibt.«

Er ermutigt mich, weiter homöopathische Mittel oder Kümmel einzusetzen, wenn es Bedarf gibt, ich Bauchschmerzen oder Sodbrennen habe. Und verabschiedet sich dann.

Ich hake mich bei Anna ein und wir verlassen fröhlich das Klinikum, als hätten wir gerade einen vergnüglichen Nachmittag dort verbracht. Mit Anna gibt es immer etwas zu lachen. Sie bringt mich mit dem Auto nach Hause und ich fühle mich beschwingt.

Zu Hause erwartet mich ein wunderschöner Blumenstrauß. Er ist von Onkel Horst. Schon zur ersten Chemo hatte er mir Blumen geschickt. Wie aufmerksam von ihm!

Die Tage nach der zweiten Chemo verlaufen viel weniger dramatisch als nach der ersten. Ich habe leichte Anzeichen von Übelkeit mental weggeschoben. Ich weiß ja, dass sie vor allem im Kopf entstehen.

Stattdessen nutze ich das Wochenende, um Ruhe zu tanken, mit Sophie und Florian Zeit zu verbringen, ohne sie von ihren eigenen Unternehmungen abzuhalten, und viel zu lesen.

Das Buch »Bis zuletzt die Liebe« von Hans Jellouschek berührt mich tief. Darin beschreibt der Paartherapeut offen, wie er die Krebserkrankung seiner Frau bis zu ihrem Tod begleitet und was diese Zeit für ihre Beziehung bedeutet hat.

Zu Anfang veranschaulicht Jellouschek den Konflikt, aber auch die Bereicherung, die durch die Krankheit in ihre Paarbeziehung einzog. Sich nicht als Opfer zu begreifen, sondern vielmehr die Krise als Aufforderung zu Gestaltung und innerer Weiterentwicklung anzunehmen. Seine »Hinweise für ähnlich betroffene Paare« über seine persönliche Situation hinaus sind hilfreich und ermutigend. Sein Ansatz, eigene Kraftquellen zu stärken, schöne Dinge zu tun, um die Lebensqualität zu steigern, gefällt mir.

Auch wenn ich nicht absolut fit bin, setze ich mich am Montagmorgen an meinen Schreibtisch. Als ich um 10 Uhr eine Pause einschiebe, bin ich überrascht, wie viel ich geschafft habe. Das Lektorieren der Texte für das große Buchprojekt macht viel Spaß und lenkt mich vom Unwohlsein ab. Zwischendurch kaue ich ein paar Kümmelsamen oder gehe nach oben, um Wäsche in die Waschmaschine zu stecken und in Bewegung zu kommen.

Ein Gefühl des Stolzes und eine Welle der Zuversicht durchströmen mich. Ich bin voller Hoffnung, dass ich die nächsten Tage vorankommen werde. Endlich mal wieder!

Hoher Besuch

Am Donnerstagmorgen ist mein zweites Gespräch mit Frau Große Beermann von der Krebsberatungsstelle. Ich erzähle, dass ich die zweite Chemo gut vertragen habe. Frau Große Beermann bestätigt, wie förderlich es ist, positiv zu denken und die Situation anzunehmen. »Und wie geht es Ihnen heute?«

»Ich bin nervös. Meine Mutter kommt heute Nachmittag zu Besuch. Sie ist auf der Durchreise zu einer Familienfeier, an der wir nicht teilnehmen können. Ihr Besuch stresst mich.«

»Was genau empfinden Sie?«

»Auf der einen Seite freue ich mich, dass sie sich die Zeit nimmt. Sie ist viel unterwegs und meist mit anderen Dingen beschäftigt. Deshalb ist es eine Ausnahme, dass sie mitten in der Woche zu uns kommt. Sie wohnt 400 km von hier entfernt. Aber ich spüre ein unangenehmes Kribbeln. Ich kann das nicht deuten.«

Frau Große Beermann ermutigt mich, in dieses Gefühl hinein zu spüren. »An was denken Sie?«

»Wenn meine Mutter kommt, heißt das, ihr den Hof zu machen. Sie schneit herein, breitet sich aus mit Taschen und Sachen, übernimmt das Kommando – und verschwindet bald wieder.«

»Was würden Sie sich stattdessen wünschen?«

»Ich fände es schön, wenn sie käme, um zu erfahren, wie es uns geht. Ich möchte mich mit ihr unterhalten, ihr von dem, was mich bewegt, erzählen und hören, wie es ihr im Moment geht. Aber das wird so nicht sein.«

»Wie war das denn früher, als sie Kind waren? Was hat Ihre Mutter gemacht, wenn Sie krank waren?«

Da fällt mir sofort eine Situation ein: Ich war etwa sechs Jahre alt und hatte Fieber. Meine Mutter ist damals in die Stadt gegangen, um ein paar Knöpfe zu besorgen, und hat mich den ganzen Nachmittag zu Hause allein gelassen.

»Sie hat mir zwar etwas mitgebracht. Aber trotzdem habe ich mich einsam gefühlt.«

»Das kann ich verstehen.«

»Das ist nur einmal vorgekommen. Ansonsten sehe ich auch, wie sie mir Hustensaft mit dem Löffel gibt. Davon gibt es sogar ein Foto. Im Prinzip war meine Mutter damals immer zu Hause, weil sie nicht arbeiten musste«, versuche ich das Gesagte abzuschwächen und sie vor Frau Große Beermann nicht schlecht dastehen zu lassen.

»Ja, sicher, aber dieses Erlebnis hat sich bei Ihnen eingeprägt, sonst hätten Sie sich nicht sofort daran erinnert.«

»Früher war das so. Die Erwachsenen hatten Vorrang. Und als Kind nimmt man die Eltern, wie sie sind und stellt sich darauf ein. Aber heute, seit ich selbst Kinder habe, tut mir manchmal das Kind leid, das ich früher einmal war.«

»Spüren Sie genau da hinein. Wie fühlt sich das für Sie an?«

Ich schließe meine Augen und lege unbewusst beide Arme eng um meinen Bauch. Trauer überkommt mich und Tränen steigen auf. Ich schaue Frau Große Beermann an, dann senke ich schnell meinen Blick. Es beschämt mich, hier zu sitzen und über längst vergangene Zeiten zu weinen.

»Lassen Sie diese Trauer zu. Als Kind konnten sie nicht darüber weinen, aber jetzt tut es Ihnen gut.« Ihr ruhiger Ton hat eine entspannende Wirkung auf mich.

»Ich habe mich eigentlich getröstet gefühlt«, sage ich leise. »Aber vor Kurzem ist mir bewusst geworden, dass eher ich meine Mutter in den Arm genommen habe als umgekehrt.«

Ich fühle mich in meine Kindheit zurückversetzt.

»Ich konnte immer schlecht einschlafen. Manchmal ging ich dann zu meiner Mutter ins Wohnzimmer, die nähend vor dem Fernseher saß. Sie legte das Nähzeug nicht weg, um mich in den Arm zu nehmen und zu trösten oder genauer nachzufragen, was mich bedrückte. Sie schickte mich einfach zurück ins Bett.«

Frau Große Beermann hört aufmerksam zu und sagt nichts.

Völlig unvermittelt geschieht etwas Außergewöhnliches. Ich sehe ein kleines Mädchen mitten im Raum stehen. Es ist etwa fünf Jahre alt und hat ein langes Nachthemd an. Wie verloren das Mädchen aussieht. Ich schildere Frau Große Beermann, was ich sehe.

»Ich glaube, das Mädchen bin ich«, bringe ich unter Tränen hervor. »Ich würde es am liebsten in den Arm nehmen.«

Frau Große Beermann verhält sich still, sodass ich dem ergreifenden Augenblick Raum geben kann. Das Bild des kleinen Mädchens prägt sich in mein Herz ein und macht es weit.

Am Ende unserer Zeit regt Frau Große Beermann an, ich solle mir meine Kinderbilder ansehen.

»Vielleicht möchten Sie ein Bild an einem besonderen Platz aufstellen, um an diesen Moment erinnert zu werden.«

Abschließend sagt sie: »Sie haben bei unserem letzten Gespräch zum Ausdruck gebracht, dass es Ihnen schwerfällt, sich und Ihre Situation in den Mittelpunkt zu stellen. Nehmen Sie Ihr inneres Kind in den Arm und trösten Sie es. Sie haben gerade gesehen, wie traurig und verloren es aussieht. Sie sind jetzt selbst Mutter und haben Ihre eigenen Kinder schon oft getröstet und ihnen gezeigt, wie lieb Sie sie haben. Das können Sie auch mit Ihrem eigenen inneren Kind tun.«

Während ich nach dem Mittagessen im Bett liege, versetze ich mich erneut in die Situation vom Vormittag und sehe das kleine Mädchen vor mir. Ich nehme es behutsam in den Arm. Wir trösten uns gegenseitig. Ich spüre, dass ich nicht allein bin, sondern mein ganzes Leben, meine vielen verschiedenen Lebensphasen viele Facetten von mir verkörpern. Dieses allumfassende Gefühl gibt mir unglaublich viel Kraft und stärkt mich von innen heraus.

Als meine Mutter am Nachmittag um einiges verspätet bei uns ankommt, ist das Haus aufgeräumt, der Kaffeetisch gedeckt und alle stehen parat, um sie zu begrüßen. Beim Eintreten verteilt sie Tüten und Taschen hier und dort. In Windeseile ist unser Haus kaum wiederzuerkennen. Als müsste sie es markieren.

Nach dem Erlebnis vom Vormittag lege ich meine Arme schützend um meinen Bauch. Dann sage ich mir, dass es schön ist, dass sie da ist.

Durch ihre Verspätung gerät der gesamte Zeitplan für den Nachmittag und Abend aus den Fugen. Nach Kaffee und Kuchen geht es bald zu einem opulenten Abendessen in ein Restaurant. »Ihr wart sicher lange nicht mehr aus«, sagt meine Mutter und legt ihren Finger in eine Wunde, obwohl sie es wahrscheinlich nett meint. Florian und Sophie freuen sich darauf, Essen zu gehen.

Es dauert lange, bis das Bestellte kommt, und sehr lange, bis alles verzehrt ist. Florian ist ein gemütlicher Esser. Ich werde unruhig, bin müde und mache mir Sorgen, weil die Kinder spät ins Bett kommen. Florian muss morgen eine Klausur schreiben. Ich weiß, wie nötig er einen verlässlichen Rhythmus und seinen Schlaf braucht.

Einige Worte meiner Mutter hallen eine Weile in mir nach, nachdem sie abgefahren ist. Bei der Begrüßung sagte sie: »Gut siehst du aus.« Ich freue mich über das überraschende Kompliment und will sagen: »Ich habe mir auch viel Mühe mit meinem Make-up gegeben und die Perücke sitzt super.« Aber ich komme nicht dazu.

»Du siehst sogar besser aus als vorher, geschminkt und mit den kurzen Haaren.« Beifall heischend sieht sie Christian an, der sich vor Verlegenheit windet. Er mag kurze Haare bei Frauen nicht.

Ich bin sprachlos. Unter der Perücke ist mein Kopf kahl! Und unter der Schminke bin ich blass. Aber darüber sprechen wir nicht. Das könnte die Stimmung verderben. So kann meine Mutter nach ihrem Blitzbesuch beruhigt abreisen.

Weich und warm

Am Samstag suche ich mir in einem Sanitätshaus eine passende Prothese aus Silikon für meine operierte Brust aus. Ich bin erstaunt, dass die Verkäuferin mehrere Modelle in verschiedenen Formen und Größen vorrätig hat und beim ersten Versuch die richtige findet. Meine andere Verordnung ist für zwei BHs mit Innentaschen. Die werden mir auf Anfrage vorgelegt.

Ich entscheide mich für einen schwarzen und einen hautfarbenen BH. So kann ich variieren, wenn ich dunkle oder helle T-Shirts oder Kleider anhabe, und die BHs passen zu meinen Slips.

Die Verkäuferin rät mir zu einem leicht gepolsterten Modell.

»Dann ist die Brust schön geformt und ein wenig geschützt. Beide Brüste sehen genau gleich aus.«

Das ist eine hervorragende Idee.

»Ich hatte mir die Prothese nicht so schwer vorgestellt«, sage ich überrascht, als ich einen BH in der Hand halte, in dessen Innentasche sie die Prothese gesteckt hat. »Die wiegt ganz schön viel.«

»Dieses Brustausgleichsteil entspricht exakt dem Realgewicht. Erstaunlich nicht? Deshalb sind die BH-Träger extra breit. Das Gewicht spielt eine große Rolle für Ihre Körperhaltung. Sie sollen nicht in Schieflage geraten oder Rückenschmerzen bekommen.«

»Ach so!«

»Ansonsten ist das Material sehr weich und hat höchsten Tragekomfort. Damit ihre Narbe weitestgehend geschont wird.«

»Aha. Das ist gut.«

»Ziehen Sie bitte einmal dieses T-Shirt an. Es hat vorn auf Brusthöhe drei Querbalken. Daran sieht man am besten, ob die Prothese exakt ausgleicht.«

Ich ziehe das T-Shirt über und die Verkäuferin knöpft es hinten für mich zu.

»Sehen Sie auf die Linien, Ihre natürliche Körpersilhouette ist perfekt wiederhergestellt.«

Toll! Und es fühlt sich überhaupt nicht seltsam an, sondern echt. Die Prothese passt sich an den Körper an.

»Fragen Sie Ihre Gynäkologin alle zwei Jahre nach einer neuen Verordnung«, informiert mich die Verkäuferin. »Das steht Ihnen zu. Für die Prothese wie für die BHs.«

Abends möchte Sophie die Prothese sehen. Sie nimmt sie sorgsam in ihre Hand.

»Oh, ist die weich. Und warm.«

Sie hält das kleine rosafarbene Kissen an ihre Wange und schaut mich liebevoll an.

»Gib sie mir auch noch mal«, bitte ich sie. Ich spüre jetzt meine Körperwärme, die in der Silikonform gespeichert ist. Sophie kuschelt sich damit eine Weile zu mir ins Bett.

Am Sonntag gönne ich mir einen Gammeltag. Etwas Neues für mich. Ich verbringe viel Zeit im Bett beziehungsweise auf der Couch unten im Wohnzimmer. Da kommt immer mal jemand vorbei.

Das Buch von Hans Jellouschek hält mich weiter gefangen. Schon der Titel ist schön: »Bis zuletzt die Liebe«. Jellouschek schreibt von unterschiedlichen Emotionen, die sich während ihrer Erkrankung »trennend und vereinsamend« zwischen ihn und seine Frau stellten.

Dieses Trennende und Vereinsamende kenne ich. Das steht auch zwischen Christian und mir.

Es geht also nicht nur uns so.

Völlig unerwartet

Obwohl ich in der letzten Woche ausgezeichnet arbeiten konnte, mache ich mir am Ende der Woche Sorgen. Bei einem intensiven Blick auf den vereinbarten Terminplan wird klar, dass ich unmöglich in ein paar Wochen die lektorierten Texte an meinen Grafiker zum Layout schicken kann. Und Herr Bernhard braucht die Texte, um wiederum seine Termine halten zu können.

Die Zeit, die ich im September und Oktober verloren habe, lässt sich unmöglich aufholen. Außerdem kann ich jetzt und in naher Zukunft nicht so arbeiten, wie ich das vor meiner Erkrankung getan habe. Ich habe viel weniger Kraft und viel weniger Zeit. An manchen Nachmittagen absolviere ich meine therapeutischen Termine. Und auf mich achten soll ich schließlich auch.

Es ist gut, dass ich mehr und mehr auf mein Bauchgefühl höre. Das sagt mir oft, dass ich kürzertreten muss. Deshalb haben wir kurzfristig die Teilnahme am runden Geburtstag meines Onkels abgesagt. Die lange Anreise, viele Leute, viel Aufregung. Das kann ich nicht brauchen. Ich werde an diesem Wochenende in Ruhe darüber nachdenken, wie es beruflich weitergehen soll. Womöglich muss ich das Projekt abgeben.

»Guten Morgen, Frau Berg. Wie geht es Ihnen?«

Es ist Dienstagmorgen und Herr Bernhard ist am Telefon.

Ich strecke den Rücken durch, um mich auf das Telefonat einzustellen. Sein Anruf hat mich aufgeschreckt. Ich war ganz vertieft in mein Lektorat. Ist ihm womöglich aufgefallen, dass wir extrem in Verzug sind und ich das Projekt nicht schaffe?

»Es gibt eine Neuigkeit«, sagt er in freudigem Ton. »Wir hatten gestern eine große Verlagskonferenz, in der wir über die Schwierigkeiten mit den Übersetzungen der nicht lektorierten Texte sprachen. Um Sie zu entlasten, hat die Geschäftsführung beschlossen, die Buchproduktion um ein halbes Jahr zu verlängern. Was sagen Sie dazu?«

Ich bin sprachlos.

Anstatt mich zu freuen, fühle ich mich überrumpelt.

Ein halbes Jahr länger an diesem Buch arbeiten? Bis Mitte nächsten Jahres? Ich hatte mich fast damit abgefunden, es abzugeben. Und jetzt bietet mir Herr Bernhard einen Aufschub an.

Nach einem Moment des Schweigens wähle ich den diplomatischen Weg.

»Das ist eine Überraschung! Damit habe ich nicht gerechnet ...«

»Ich konnte die Geschäftsleitung davon überzeugen, dass es auch von unserer Seite zu Verzögerungen gekommen ist. Und da wir mit Ihrer Arbeit sehr zufrieden sind, wollen wir Ihnen mehr Zeit geben, das Projekt fertigzustellen. Ich hoffe, das ist in Ihrem Sinne.«

Etwas halbherzig stimme ich Herrn Bernhards freudigem Redeschwall zu. Und bedanke mich bei ihm für seinen Einsatz.

»Ich werde den Terminplan überarbeiten und Ihnen das Ergebnis in den nächsten Tagen zuschicken«, sage ich ihm.

Mit einem Abschiedsgruß beende ich das Gespräch.

Und atme tief durch.

Das muss ich erst mal verdauen. Dass der Verlag in Erwägung ziehen könnte, die Veröffentlichung zu verschieben, ist mir überhaupt nicht in den Sinn gekommen.

Mein Entschluss, das Projekt abzugeben, hatte klar mit meinem Wunsch zu tun, meine Energie voll und ganz auf meine Gesundung zu verwenden. Ich war kurz davor, Herrn Bernhard meinen Entschluss mitzuteilen. Jetzt ist er mir zuvorgekommen.

Verkehrte Welt! Bisher hatte neben der Familie und anderweitigen Beschäftigungen meine professionelle Verpflichtung zuoberst gestanden. Nicht nur aus finanziellen Gründen. Es ist vor allem meine Leidenschaft, aus einem interessanten Stoff ein erstklassiges Buch zu machen. Doch im Augenblick sieht alles anders aus. Dieses Buch ist ein weiteres unter vielen. Mein Leben aber gibt es nur einmal. Und darum will ich mich mit aller Kraft und Energie kümmern. Das war mein Plan. Bis Herr Bernhard anrief.

Und jetzt? Was soll ich tun? Nachgeben? Aufgeben? Weiter diese Anspannung ertragen? Ich weiß es nicht.

Über das Verlängerungsangebot kann ich mich zunächst nicht freuen. Auch wenn es mich rührt, dass Herr Bernhard sich so ins Zeug gelegt hat. Was will mir diese unerwartete Wendung sagen?

Nach dem anfänglichen Schock erstelle ich einen neuen Terminplan, der bis Mitte des kommenden Jahres reicht. Es könnte klappen. Alle terminlichen Probleme könnten sich lösen!

Ich telefoniere mit Herrn Fischer, meinem Grafiker, und bespreche mit ihm die neuen Termine. Ausnahmsweise habe ich bis zur letzten Minute gewartet, um ihm anzukündigen, dass ich meine vereinbarten Termine nicht halten kann und sich alles um Monate verschiebt.

Wir arbeiten seit vielen Jahren vertrauensvoll zusammen, und zufällig an dem Tag im September, an dem ich auf meine Diagnose gewartet habe, führten wir ein sehr persönliches Gespräch. Seine Empathie und das Mittragen des erhöhten Risikos, das er mir sofort und unmissverständlich zugesagt hatte, haben mir in dieser schwierigen Zeit geholfen. Deshalb hat Herr Fischer geduldig abgewartet und nicht gedrängt.

Als er hört, dass der Verlag ein halbes Jahr zuschießt, reagiert er zuversichtlich: »Mit diesem Zeitpuffer können wir das Projekt bewältigen, da bin ich sicher.«

Ich schöpfe neuen Mut. Wir vereinbaren bei unserer Terminabsprache überschaubare Einheiten, die ich leisten kann und somit nicht zu sehr unter Druck gerate.

Advent, Advent

Mir zuliebe gehen Christian und Sophie mit auf den Weihnachtsmarkt. Münster ist opulent geschmückt, auf vielen Plätzen stehen die Marktbuden vor einer Kulisse wie im Zuckerbäckerstil. Es ist früher Nachmittag, sodass nicht allzu viele Menschen unterwegs sind. Bald brennen die Lichter an den Buden und zaubern eine wunderschöne vorweihnachtliche Atmosphäre.

Sophie hat ihre schwarze gestrickte Schildmütze auf und ihre anthrazitfarbene Wolljacke mit pelzumrandeter Kapuze an. Mit meiner selbst genähten Leopardenjacke aus Plüsch fühle ich mich herausgeputzt. Ich habe mich zur Feier des Tages geschminkt und freue mich über unseren kleinen Familienausflug.

Florian ist heute bei einem Freund. Weihnachtsmarkt ist sowieso nicht sein Ding. Es tut mir gut, in dieser unruhigen Zeit ein Stück Normalität zu leben. Wir erzählen beim Abendessen Florian davon und Sophies Augen leuchten.

Als ich am Montagmorgen mein Mailpostfach öffne, erwartet mich eine liebe Überraschung von Agnes. Wir kennen uns vom kreativen Schreiben in unserer Stadtbibliothek.

»Liebe Clara, ab heute wirst du bis Weihnachten jeden Tag eine Karte von mir in deinem virtuellen Briefkasten finden; mein Adventskalender für dich.« Und hinter dem »Türchen Nr. 1« steht: »Die erste Bedingung, um mit anderen in Harmonie zu leben, ist die, mit sich selbst in Einklang zu sein. Ich wünsche dir, dass du mit dir selbst gut leben kannst.«

Dieser Wunsch passt perfekt in meine momentanen Gedankenprozesse. Wie kann Agnes das wissen, obwohl sie hundert Kilometer entfernt wohnt? Was für eine Idee, mir jeden Tag einen Wunsch mit auf den Weg zu geben! Ich bedanke mich mit einer lieben E-Mail.

Sophie und Florian haben sehnlichst auf ihren Adventskalender gewartet. Heute darf Florian das erste Jutesäckchen öffnen und findet eine Kleinigkeit darin. Morgen ist Sophie dran. Die Säckchen liegen auf dem Kaminsims. Die Kinder schleichen sich immer wieder einmal heimlich an und befühlen die Säckchen oder halten sie gegen das Licht.

Wie gut, dass ich vor vielen Jahren die Jutesäckchen genäht und mit den vierundzwanzig Zahlen aus rotem Filz bestickt habe. So haben Florian und Sophie auch in diesem Jahr ihr Adventsritual und jeden Tag eine kleine Freude.

Anna sagt am Mittwoch leider wieder unser wöchentliches Walken ab. In den letzten Wochen klappte es immer seltener. Entweder das Wetter spielte nicht mit oder sie hatte berufliche oder private Termine. Dabei würde es uns beiden guttun, aus den beheizten Räumen und in Bewegung zu kommen.

Im Advent ist die Zeit knapp. Allein raffe ich mich nicht auf und sitze bis zum Abendessen am PC.

Am Nikolauswochenende war geplant, zu meiner Mutter zu fahren. Seit Jahren findet bei ihr vor Weihnachten ein Abend mit der ganzen Familie statt. Und es kommt auch tatsächlich, wie in meinen Kindertagen, ein »echter« Nikolaus und bringt einen Sack mit Geschenken und Süßigkeiten. Diese Abende sind immer besonders schön. Alles ist festlich geschmückt und erstrahlt in vorweihnachtlichem Lichterglanz. Und wir treffen Markus und seine Frau mit Cara, meinem Patenkind, sowie Onkel Horst und alle anderen.

Nach langem Zögern und Hin- und Herüberlegen entscheiden Christian und ich, dass wir dieses Jahr leider absagen müssen. Die Fahrt wäre zu anstrengend für mich. Und es wartet noch viel Arbeit, die vor Weihnachten erledigt werden muss.

Florian und Sophie sind traurig. Aber wir können es nicht riskieren, vor allem, weil meine nächste Chemo ansteht.

Plötzlich ist alles anders

Auf meine dritte Chemotherapie habe ich mich dieses Mal extra vorbereitet. Ich habe Hilde, eine der Brunnenfrauen, gefragt, ob sie mich besuchen kommt. Sie willigte ein, froh, mich unterstützen zu können. Frau Große Beermann habe ich gestern erzählt, dass ich die Chemo bisher gut vertrage. Ich war sogar ein wenig überschwänglich. Die Geschichte vom Erdbeersaft fand sie köstlich.

Doch heute ist alles anders. Schon während der Infusion empfinde ich ein Ekelgefühl. Keine schönen, ablenkenden Gedanken können mich davon abhalten, eine starke innere Abwehr zu spüren. Das Käsebrot, das ich mir mitgebracht habe, schmeckt metallisch.

Ich habe gehört oder gelesen, man soll unmittelbar nach der Chemo kein Lieblingsessen essen, weil es sein kann, dass es einem dadurch verdorben wird. Und so geht es mir gerade. Ich lege mein Brot in den Korb zurück.

Tritt jetzt das ein, was Tante Klara zu Beginn der Chemos vorausgesagt hat, als sie meinte: »Du weißt, dass die Verträglichkeit mit jeder Chemo abnimmt?« Wie ein Unkenruf hallen diese Worte in meinen Ohren wider.

Zum Glück hält Hilde ihr Versprechen. Ihr Besuch lenkt mich ein wenig von der Übelkeit ab und wir lachen über dies und das und genießen das Beisammensein. Das halbe Stündchen tut mir gut und ich bin dankbar, dass sie es auf sich nimmt, mich zu besuchen.

In der Stadtbibliothek finde ich am Samstag ein Buch und zwei CDs von Dr. Christine Centurioni: »Den Krebs abwehren – die Selbstheilung fördern«. Es geht um Unterstützung während der Chemotherapie. Ich bitte Florian um seinen MP3-Player, damit ich mir die CDs herunterladen kann.

»Hier Mama«, sagt Florian, »nimm ihn und behalt ihn erst mal. Ich habe ja meinen iPod.«

In meiner Mittagsruhe höre ich mir die circa 20-minütige Meditation »Unterstützung der Chemotherapie« an. Frau Centurionis sanfte Stimme wird von Musik untermalt.

Ich liege auf meinem Bett und lasse die Worte auf mich wirken. Nach ein paar ruhigen Atemübungen beginnt sie mit einer Visualisierung. Sehr behutsam beschreibt sie die möglichen Umstände, Gedanken, den Gang zur Chemotherapie. Sagt, wie wirkungsvoll es ist, wenn man zu Fuß zur Chemo geht und viel frische Luft tankt.

Dann spricht sie über die Chemotherapie: »In der Entspannung reparieren sich Ihre Zellen« und »Sie sind entspannt und das Medikament tut seine Arbeit«.

Anschließend entwickelt sie weitere stärkende Gedanken für die Bestrahlung: »In der Entspannung wird Ihr Immunsystem aktiv …« und »So können die Strahlen ihre gute Wirkung tun.«

Durch ihre Aussagen verändert sich meine Einstellung. Die Worte, die Frau Centurioni wählt, machen für mich Sinn. Sie beschwören Bilder von einer Bergwanderung bis zum Gipfel herauf. Ich sehe den Kreuzberg in der Rhön vor mir, die drei Gipfelkreuze ragen in den blauen Himmel. Ich lasse mich wegführen in diese schöne Welt und komme zur Ruhe.

Sie spricht von einer Veränderung des Lebensstils. Redet über Kunst, Musik, Meditation. Betont, wie hilfreich es ist, Dinge zu tun, die guttun. Lebensmittel zu essen, die Kraft geben. Sie sagt, ich soll etwas Neues in mein Leben lassen, das Freude bringt, etwas, was ich schon immer habe tun wollen und bisher aufgeschoben habe.

Diese Mittagspause hat mich mit vielen schönen Bildern gefüllt. Ich werde ab jetzt die Meditation jeden Mittag hören und zur nächsten Chemo zu Fuß gehen.

Singen beflügelt

Am 20. Dezember will Stefan mit Orchester und dem Klassik-Chor das »Weihnachtsoratorium« von Johann Sebastian Bach aufführen. Und ich möchte unbedingt mitsingen. Singen gibt mir Kraft. Beim Singen bin ich voll konzentriert, denke an nichts anderes. Bin im Hier und Jetzt. Diese Gedankenpause verschafft mir einen angenehmen Abstand. Die Zeit mit den anderen, das Musizieren, ist meine »krebsfreie Zone«.

Vor dem Konzert will ich die Chorschwestern, die gern in meiner Nähe stehen und von meiner kräftigen Altstimme profitieren, einweihen. Ich werde ihnen sagen, dass ich zurzeit nicht viel Kraft habe und damit beschäftigt bin, mich selbst zu stützen und durchzuhalten.

An diesem Dezemberwochenende finden zwei zusätzliche Probentage statt. Und zum Glück geht es mir sehr viel besser als noch vor ein paar Tagen. Ich habe die dritte Chemo gut hinter mich gebracht.

Probenwochenenden mag ich besonders. Wir haben alle viel Spaß, obwohl es auch anstrengend ist. Was sind wir doch privilegiert, den ganzen Tag singen zu dürfen! Stefan schafft immer eine wunderbare Atmosphäre. Ich mag seine Art, Musik zu machen, sehr und fühle mich ihm musisch nah. Wir korrespondieren mit Blicken und lächeln uns zu. Manchmal sieht er mich fragend an und ich vollende seine Sätze. Er weiß, dass ich aktiv mitdenke und umsetze, was er sagen will.

Am Ende des ersten Probentages merke ich, dass meine Stimme beim Sprechen ungewohnt heiser und angestrengt klingt. Habe ich zu kräftig gesungen? Oder hat die Chemo sich auf meine Stimmbänder geschlagen? Nach der Probe verabschiede ich mich schnell von den anderen und fahre nach Hause. Kein Plausch möglich. Ich muss meine Stimme schonen. Ich werde bis morgen kaum ein Wort sprechen, dann ist die Heiserkeit vielleicht schnell vorbei. Hoffe ich.

Erschrocken wache ich mitten in der Nacht auf. Was ist mit meiner Stimme los? Ich spüre, dass es bei der Heiserkeit nicht um eine gewöhnliche Überbelastung der Stimmbänder geht. Es fühlt sich anders an als sonst. Mein Hals ist trocken und rau. Aber er tut nicht weh. Werde ich das Konzert nicht mitsingen können?

»Ich bin heiser«, sage ich zu ein paar Mitsängerinnen am Sonntagmorgen. »Mir ist das Proben gestern auf die Stimme geschlagen.«

Zwei Altistinnen erzählen, wie sie den ersten Probentag erlebt haben. Wie gewohnt bieten wir uns gegenseitig unsere speziellen Hausmittelchen wie Salbeibonbons oder Lutschtabletten an. Als Martina dazu stößt, fasse ich mir ein Herz und sage, woran es bei mir liegt, dass meine Stimme schwächelt.

Es fällt mir schwer, über die Chemotherapie zu sprechen. Tränen treten mir in die Augen und ich fixiere Martina, um bei ihr Halt zu suchen. Zugleich bin ich froh, mich überwunden zu haben. Alle bringen mir offen ihr Bedauern und ihre Betroffenheit entgegen. Die Aufrichtigkeit tröstet mich. Martina nimmt mich in den Arm. Es war der richtige Moment, darüber zu reden.

Die Woche über ziehe ich mich weitestgehend zurück. Ich spreche möglichst gar nicht, verständige mich mit der Familie über kleine Zettel. Zwischen den Stunden am Schreibtisch ruhe ich viel und nehme keine Kontakte auf.

Wenn ein Anruf kommt, bitte ich Christian, Florian oder Sophie, ans Telefon zu gehen und die Situation zu erklären. Gerade Telefonieren strengt die Stimme sehr an. Fast alle zeigen Verständnis.

Auch als meine Mutter anruft, bleibe ich konsequent. Es gefällt ihr natürlich nicht, dass ich bei ihr keine Ausnahme mache. Ich nehme nur Gespräche über meinen Büroanschluss an, und das muss ich zum Glück nur selten.

Ich möchte das Weihnachtsoratorium so gern mitsingen. Bitte, liebe Stimme, versag jetzt nicht!

Beim Bowling

Am Freitagabend ist die Weihnachtsfeier meines Stammverlages. Ich hatte im Vorfeld angekündigt, dass ich nicht lange bleiben würde. Ob ich in letzter Minute absage, behalte ich mir vor, denn eigentlich möchte ich dabei sein. Für mich als Freischaffende ist die Einladung des Verlegers eine Ehre.

Seit ich vor zehn Jahren das erste Buch für diesen Verlag lektoriert habe, ist mir in persönlichen Gesprächen mit dem Verleger, die zweimal jährlich zur Auftragsvergabe stattfinden, häufig das Wörtchen »wir« herausgerutscht, wenn es um den Verlag ging. So hat er früh gespürt, dass ich mich eng mit dem Verlag und seinen Interessen identifiziere, und das weiß er zu schätzen. Da mein Zuhause nur wenige Kilometer entfernt ist, gehörte ich bald zur engeren »Verlagsfamilie« und werde gern um meiner Einschätzung gebeten.

Trotzdem habe ich bisher gezögert, dem Verleger oder meiner Lektoratskollegin von meiner Erkrankung zu erzählen, obwohl ich mich mit Frau Hartmann auch über kulturelle und persönliche Dinge am Telefon austausche. Warum ist das so? Zum einen, weil es schwierig ist, vor einem Auftraggeber zuzugeben, durch Krankheit vorübergehend geschwächt zu sein. Das führt schnell zu nachlassendem Vertrauen und eventuell zu schwindenden Aufträgen. Zum anderen kan es in der Vergangenheit schon ein paarmal zu Fällen von Brustkrebs. Da fiel dann der Satz: »Schon wieder hat es eine Autorin (oder Illustratorin) erwischt.« Dieses »schon wieder« möchte ich nicht hören.

Und davon, dass ich meine Arbeit nicht zuverlässig mache, kann keine Rede sein. Denn in den momentanen Lektoratsphasen fällt sie mir leicht. Bei einem Projekt ist das erste, anstrengende Lektorat abgeschlossen, und bei zwei weiteren muss ich nur noch die Fahnenkorrektur durchführen. Ich mag diesen Prozess des Büchermachens.

Aber nun, da die Weihnachtsfeier kurz bevorsteht und ich mit Heiserkeit kämpfe, frage ich mich, ob ich nicht doch absagen sollte. Zumal es zum Bowling geht – eine neue Variante, den Jahresabschluss zu feiern. Die letzten Jahre wurden wir immer in ein edles Restaurant eingeladen. Das habe ich sehr genossen. Aber wahrscheinlich werde ich beim Bowling mit meiner Perücke weniger auffallen, weil wir uns nicht wie sonst auf engstem Raum gegenübersitzen. In letzter Minute entschließe ich mich hinzugehen, und verblüffe alle mit meinem neuen Look.

»Sie sehen verändert aus«, meint eine Kollegin aus dem Vertrieb. »Die neue Frisur steht Ihnen.«

»Ich glaube, ich habe Sie noch nie in Hose gesehen«, sagt eine aus dem Lektorat.

»Ich dachte, zum Kegeln ziehe ich mich bequem an«, lenke ich von den eigentlichen Beweggründen ab.

Ansonsten habe ich mich aufwendig geschminkt und fühle mich rundum wohl. Hier passt es hin. Ich genieße die Komplimente, die ich bekomme.

Mich auf diese Weise für mich und mein Wohlergehen entschieden zu haben, stärkt mein Selbstwertgefühl enorm. Und mir wird klar, dass mir dies bisher nicht oft gelungen ist. Eine kritische Stimme in mir hat meistens das Sagen. Mir wird bewusst, wie oft ich den anderen Vorrang gebe, bevor ich an mich denke. Das will ich ändern. Ich muss noch besser in mich hineinhorchen, um zu erfahren, was *ich* will. Das ist ein neuer, aber wie sich zeigt, keineswegs unmöglicher Weg.

Das Bowling überstehe ich unbeschadet. Es macht mir Spaß. Meine Stimme hat sich über die Woche hin erholt und die Komplimente, die ich erhalte, geben mir neuen Schwung. Die über die Jahre gewachsene respektvolle und angenehme Vertrautheit genieße ich besonders.

Überwältigend!

Um 13 Uhr steht die Generalprobe mit Orchester und Solisten an. Um 19.30 Uhr ist das Konzert. Ich fühle mich wohl in meiner Haut und bin gespannt auf die lang ersehnte Aufführung. Christian, Sophie und Florian wollen sich das Konzert anhören. Darüber freue ich mich besonders. Ich weiß auch schon, wo sie sitzen.

Kurz vor dem Auftritt ist die übliche Nervosität unter den Mitwirkenden zu spüren. Mich überkommt ein Kribbeln. Durch die Sakristei ziehen wir nach Stimmen geordnet in den Altarraum der Kirche und nehmen unsere Plätze auf dem treppenartig ansteigenden Podest ein. Ein kurzer Augenblick der Stille, bevor Stefan den Taktstock hebt und das Orchester beschwingt anstimmt zum großen »Jauchzet, frohlocket« des Eingangschors. Mir zittern die Hände und ich muss meine Rührung zurückdrängen, um die Stimme nicht zu blockieren. Ich stehe hier und singe mit, durchdringt es mich voller Glück und Freude!

Am Tag danach ist absolute Ruhe angesagt. Ich genieße die erschöpfte Erfülltheit nach der mit allen Sinnen erlebten Anstrengung. Die Aufführung des »Weihnachtsoratoriums« war ein voller Erfolg. Nachdem der letzte Ton verklungen war, klatschte das Publikum ohne Ende, so schien es uns Sängerinnen und Sängern, die wir überglücklich in den Kirchenraum sahen und uns über die stürmische Begeisterung freuten. Nach kurzer Zeit waren die ersten aufgestanden und hatten die anderen mitgerissen. Was für eine wundervolle Belohnung! Davon werde ich lange zehren.

Ich lasse den gestrigen Samstag noch einmal Revue passieren. Seitdem ich meine Krebserkrankung publik gemacht habe, ergeben sich immer wieder kurze Gespräche darüber. Manche fragen vorsichtig, wie es mir mit der Chemo gehe und ob ich mir Sorgen mache oder Angst habe. Es tut gut, darüber zu sprechen und Mitgefühl und Anteilnahme zu spüren.

»Ich bewundere, wie offen du damit umgehst. Meine Schwägerin hatte auch Brustkrebs und hat sich völlig zurückgezogen«, erzählt Uta aus dem Sopran. »Wir haben uns alle Sorgen gemacht und wollten sie unterstützen, aber sie hat das nicht zugelassen. Das war schlimm.«

Beim ausgelassenen Zusammensein nach dem Konzert sitze ich neben Susanne, mit der ich noch nie mehr als ein »Hallo« und ein Lächeln gewechselt habe. Sie sieht bedrückt aus. Nach kurzem Zögern vertraut sie mir an, dass bei ihr vor Kurzem eine Laktose- und Fructose-Unverträglichkeit diagnostiziert wurde. »Das ist keine lebensbedrohliche Krankheit, aber es beunruhigt mich.«

»Jede Krankheit ist ein Einschnitt in unser Leben, den wir verkraften müssen. Sieht aus, als hättest du abgenommen«, sage ich.

»Ja, das ist so. Ich weiß nicht, was ich essen soll. Und das macht mich fertig.«

Ruth aus dem Alt erzählt mir, dass ihre jüngere Schwester auch vor ein paar Jahren an Brustkrebs erkrankt ist. Sie hat ihre Reha in einer kleinen, abgeschiedenen Klinik gemacht, die ganzheitlich ausgerichtet ist, und war sehr zufrieden damit.

»Du kannst sie anrufen und dich mit ihr austauschen. Sonja fährt seither jeden Herbst für eine Woche dorthin und trifft sich mit einer Mitpatientin, die sie in ihrer Reha kennengelernt hat.«

Das ist eine wunderbare Nachricht. Mehrfach wurde mir nahegelegt, nach Chemo und Bestrahlung unbedingt eine Anschlussheilbehandlung zu machen. Doch ich kann es mir im Moment nicht vorstellen, nachdem ich über Wochen und Monate viele Stunden in Krankenhäusern und Wartezimmern verbracht habe. In meiner Vorstellung ist eine Rehaklinik genauso steril. Dort mehrere Wochen zu verbringen, stelle ich mir nicht erholsam vor. Deshalb klingt diese Möglichkeit einer Reha in einem kleinen Haus verlockend.

Ruth gibt mir Sonjas Telefonnummer und ich nehme mir vor, sie nach Weihnachten anzurufen.

Eine andere Nachricht hat mich verzückt. Anika und Stefan sind seit Langem ein Paar. Da Anika im Montags- und nicht im Dienstagschor ist, singt sie dieses Konzert nicht mit, nimmt es aber von der Orgelempore aus mit Videokamera auf.

Zwischen Generalprobe und Konzert vertraut Anika mir freudestrahlend an, dass Stefan und sie am Tag vor Silvester heiraten werden. Ich beglückwünsche sie zu diesem Schritt und umarme Anika.

»Wir heiraten standesamtlich in Stefans Heimatort. Anschließend laden wir dich und Freundinnen und Freunde zum Brunch ein.«

Wenn ich meine vierte Chemotherapie, die wegen der Feiertage erst am 29.12. stattfindet, gut vertrage, kann ich vielleicht zur Hochzeit fahren, überlege ich. Mal sehen, wer aus unserer Chor-Truppe dorthin fährt und mich mitnehmen kann. Ich werde das von meiner Tagesform abhängig machen.

Ich lasse die Eindrücke der vergangenen Tage sacken und die Gespräche, die sich ergeben haben, nachklingen. Es war klug, auf den richtigen Zeitpunkt zu warten.

Besonders berührt hat mich, dass Susanne sich mir anvertraut hat. In letzter Zeit gehen manche Gespräche viel tiefer. Sonst verschlossen wirkende Menschen geben etwas von sich preis.

Es scheint, als ob mein Umgang mit meiner Erkrankung auch andere dazu animiert, sich zu öffnen. Hier trifft der Spruch »Geteiltes Leid ist halbes Leid« doch zu, stelle ich fest.

Es weihnachtet

Christian ist eine wunderbare Überraschung gelungen. Er hatte die Idee, dieses Jahr zu Weihnachten einen Brief zu verschicken und keine Karten zu drucken, was aufwändiger geworden wäre. Die obere rechte Hälfte zeigt einen Engel umrahmt von Sternchen, Glöckchen und Tannenzweigen. Sophie hat das gemalt. Links davon steht ein Gedicht. Im unteren Bereich ist ein Familienfoto umrahmt von Weihnachts- und Neujahrswünschen und unseren persönlichen Unterschriften, die dem Brief eine individuelle Note geben. Christian hat sie digitalisiert.

Ich bin glücklich, dass wir auf diese Weise unsere Tradition aufrechterhalten können. Florian hat, wie jedes Jahr, alle Briefumschläge mit den Adressen bedruckt. Dazu benötigt man viel Geduld, weil immer wieder ein Papierstau im Drucker droht. Diese Nervenstärke hat nur Florian. Ich brauche diesmal alle Briefe bloß in die Kuverts zu stecken und muss sie nicht extra beschneiden.

Und Sophie steht in der Küche und backt Weihnachtsplätzchen. Ein heimeliger Duft durchzieht das Haus und alle freuen sich auf Weihnachten und die Ruhe, die langsam einkehrt.

Wie so vielen Familien, sind uns Weihnachtsrituale wichtig. Gerade in unruhigen Zeiten geben sie Halt. Christian hat mit den Kindern eine Nordmanntanne gekauft, den er am Morgen im Wohnzimmer aufstellt. Aus zwei großen Kartons mit Weihnachtsdeko vom Dachboden schmücken Sophie und ich die Tanne.

Florian und Sophie stellen die Krippenfiguren vor den von Christian selbst gebauten Stall. Es sind lebensnah geschnitzte, zweifarbig gebeizte Holzfiguren, die wir jedes Jahr um eine Figur ergänzen. Dieses Jahr ist der letzte der drei Könige, der mit einer goldenen Krone ausgestattet ist, hinzugekommen. Christian, Florian und Sophie haben gestern frisches Moos aus dem Wald geholt.

Für das Abendessen decke ich den großen Esstisch fein mit silberfarbenen Platztellern und Wasser- und Weingläsern. Es gibt geräucherten Lachs mit Toast, Sahnemeerrettich und Preiselbeermarmelade.

Ein leichtes Essen, das nicht groß vorbereitet werden muss und bei dem alle freudig mithelfen. Am liebsten übernehmen die Kinder die Aufgabe als »Toastmaster«.

Vor der Messe um 18 Uhr gibt es Sophies selbst gebackene Weihnachtsplätzchen und Tee im Wohnzimmer. Viele Stunden hat sie in der Küche Plätzchen kunstvoll dekoriert. Heute ist der Tag, an dem wir jedes einzelne bewundern und genießen. Ihre Wangen leuchten rot und sie strahlt vor Stolz.

Ein Highlight der Abendmesse in diesem Jahr ist eine Bachkantate, die meine Freundin Anna von der Orgelempore herab singt. Sie wird vom Organisten und einer Querflötistin begleitet. Anna hat eine wunderschöne warme Sopranstimme. Mir laufen die Tränen über die Wangen und ich habe das Gefühl, dass sie für mich singt. Nach der Messe treffen wir uns mit ihr und ihrer Familie und wünschen uns »Frohe Weihnachten«. Anna und ich umarmen uns lange. »Mit deinem Gesang hast du uns alle reich beschenkt!«, sage ich ihr.

Zu Hause angekommen, verteilen die Kinder mit Christian die letzten Weihnachtsbriefe an die Nachbarn und ich lege die Geschenke unter den geschmückten Baum. Erst wenn die Kerzen am Baum brennen, mache ich das Licht vor der Haustür an als Zeichen, dass alles bereit ist.

Florian und Sophie haben sich wie immer außergewöhnliche Geschenke ausgedacht. Und wir schauen uns alle gegenseitig beim behutsamen Auspacken zu.

Christians Geschenk erschließt sich mir erst nach längerem Raten. Auf einem weißen Blatt Papier steht in *meiner* Handschrift: »Das ist dein Geschenk!«

Ich erkenne die Schrift als meine, aber ich weiß, dass ich diesen Satz niemals geschrieben habe.

»Rate einfach weiter«, ermutigt mich Florian. »Du kommst bestimmt drauf.«

»Soweit ich das erkennen kann, ist das gedruckt. Aber wie soll das gehen? Meine Handschrift gedruckt?«

»Genau. Du hast es erfasst«, schmunzelt Christian. »Das ist deine Schrift, aber als Computerschrift.«

»Und wie hast du das gemacht? Hast du jeden Buchstaben als Vektorgrafik erstellt? Das wäre etwas aufwändig, oder?«

Christian macht seit einiger Zeit wieder großflächige Porträts, nicht mehr wie früher als Acrylbilder auf Holz, sondern als Vektorgrafiken am Computer.

»Nein, das hast du selbst geschrieben«, grinst er und lacht über mein erstauntes Gesicht.

»Verstehe ich nicht.«

Und dann erzählt Sophie: »Ich habe euch doch neulich einen Fragebogen ausfüllen lassen. In den solltet ihr alle Buchstaben des Alphabets und kleine Texte schreiben. Und ich habe gesagt, das ist für die Schule. Aber das war es gar nicht«, grinst sie. »Das war für Papa, damit er diese Schrift für dich im Internet bestellen konnte.«

»Und du hast den Fragebogen gar nicht ausgefüllt?«, wende ich mich an Christian.

»Nein, wofür?« Er freut sich riesig, dass ihm dieser Überraschungscoup gelungen ist. Seit Jahren denkt er sich sehr originelle Geschenke aus. Und meistens erkenne ich erst später, dass er unglaublich weit vorausgeschaut hat. Und so ähnlich war das mit der Computerschrift. Ich wusste nicht, wofür sie hilfreich sein sollte.

»Du schreibst doch gern persönliche Briefe. Und vielleicht fällt es dir in Zukunft nicht immer leicht, sie mit der Hand zu schreiben. Deshalb dachte ich, dass es dir Spaß machen könnte, per Computer verfasste Briefe wie handschriftliche aussehen zu lassen.«

So langsam dämmert mir, was für ein außergewöhnliches Geschenk Christian sich ausgedacht hat. Ich nehme ihn in den Arm.

»Danke«, sage ich, »da ist dir ja wieder eine absolut tolle Überraschung gelungen.«

Am Morgen des ersten Feiertages setzen Christian und ich uns ins Wohnzimmer, um die vielen Weihnachtskarten zu lesen, die wir immer erst nach dem Heiligen Abend öffnen. Wir genießen es, uns die liebevoll gestalteten Karten und Briefe laut vorzulesen. Es sind auch ausführliche Jahresbriefe dabei. Ein Brief ist auf Englisch von meiner Freundin Andrea, die mit ihrer Familie in Amerika lebt.

Ansonsten lassen wir es ruhig angehen.

Am Nachmittag sind wir zu Kaffee und Kuchen bei Christians Schwester eingeladen. Christians Mutter wohnt im selben Haus. Seit ihrem achtzigsten Geburtstag hat ihre Gedächtnisleistung stark abgenommen, sodass sie völlig auf Annettes Unterstützung angewiesen ist. Wenn wir zu Besuch sind, sitzt Christians Mutter meist nur dabei, lächelt, wenn sie angelächelt oder angesprochen wird, nimmt aber ansonsten am Geschehen keinen Anteil. Annette und ihre Familie kümmern sich rührend um sie und pflegen einen würdigen Umgang mit ihr.

Christian holt seine Mutter sonntags zu uns zum Kaffee. Anschließend machen wir einen ausgedehnten Spaziergang, damit Annette wenigstens einen Tag in der Woche für sich hat. Das ist für Christian und mich eine gemeinsame Zeit, die wir beide schätzen.

Allerdings habe ich ihn in den letzten Monaten öfter allein mit seiner Mutter gehen lassen und mich stattdessen hingelegt. Obwohl ich weiß, dass mir ein Spaziergang guttäte.

Das Jahr geht zu Ende

Wegen der Weihnachtsfeiertage ist meine vierte Chemo auf einen Montag verlegt worden. Erstmals bin ich zu Fuß hingegangen. Meine Freundin Bea hat Ferien und ist mitgekommen.

Heute ist es ungewohnt voll in der Krebsambulanz. Bea setzt sich auf einen Hocker neben meinen großen Stuhl. Ich freue mich, dass wir ein bisschen Zeit miteinander verbringen können. Durch die Termine rund um Weihnachten haben wir uns selten gesehen.

»Weißt du, was wir uns fürs nächste Jahr vornehmen? Einen regelmäßigen Termin in der Woche fürs Walken«, schlage ich vor.

»Ja, das machen wir«, sagt Bea, und ich weiß, dass wahrscheinlich nichts daraus werden wird, weil sie immer auf Achse ist.

»Ich freue mich auf Silvester«, sagt Bea, als sie sich auf den Weg macht. »Du musst mir noch sagen, was ich zum Raclette mitbringen soll.« Bea und ihr Tochter Friderike werden mit uns zusammen den Jahresabschluss feiern.

Auch Hilde kommt wie schon die letzten Male in die Krebsambulanz. Gerade weil es heute viel belebter und voller ist als sonst, freue ich mich über die Gespräche mit meinen beiden Freundinnen. So vergeht die Zeit schneller und ich schaue nicht immer, ob die Infusion durchgelaufen ist.

Ich hatte mir meinen Korb gepackt mit allerlei Dingen zur Unterhaltung. Aber diesmal komme ich nicht dazu, meine Lieblingsfrauenzeitschrift anzuschauen.

Als Hilde gegangen ist, döse ich vor mich hin, bis Dr. Guth mir die Infusionsnadel entfernt.

»Ich hol dich ab«, hatte Martina angeboten. »Ich fahre sowieso.«

»Ja, wenn es dir nichts ausmacht, dass ich möglicherweise kurzfristig absage.« Ich war mir lange nicht sicher, ob es eine gute Idee war, mit zur Hochzeit von Stefan und Anika zu fahren.

Pünktlich steht Martina vor der Tür. »Wie geht es dir heute?«

»Ich bin etwas wacklig auf den Beinen, aber es ist okay. Manchmal ist Ablenkung die beste Medizin.«

Martina fährt sehr behutsam. Die Zeit im Standesamt und beim Brunch vergeht wie im Flug. Als ich am frühen Nachmittag zu Hause abgeliefert werde, bin ich froh, dieses schöne Fest miterlebt zu haben.

Schließlich geht das Jahr mit einer fröhlichen Silvesterrunde zu Ende. Bea, ihre Tochter Friderike und Beas Freundin Maria sind zum Raclette bei uns. Sophie schleppt für Friderike allerhand Schleckereien in ihr Zimmer. Florian geht zum ersten Mal über Silvester zu Freunden und ist schon aufgeregt.

Bea und Maria haben einiges beigesteuert, sodass sich der Tisch vor leckeren Kleinigkeiten biegt. Christian bietet Getränke an.

»Und wie festlich alles aussieht!«, schwärmt Bea. Die leuchtenden Kerzen spiegeln sich in den Fenstern. »Du hast wirklich ein Händchen dafür, eine außergewöhnliche Stimmung zu kreieren.«

»Clara ist eine tolle Gastgeberin«, stimmt Maria zu. »Es ist schön, so wunderbar verwöhnt zu werden.«

Ich nehme die Komplimente stolz entgegen und bin froh, mich für die kleine Feier bei uns zu Hause entschieden zu haben. Ich bin sonst meist um 22 Uhr müde. Aber mit diesen lieben, anregenden Gästen halte ich durch und genieße jede Minute.

Als die ersten Böller draußen das Silvesterfeuerwerk einläuten, knallt der Korken aus Christians Sektflasche. Meine Augen werden feucht, als ich die Segenswünsche in Empfang nehme und wir miteinander auf das neue Jahr anstoßen.

Wahrscheinlich zum ersten Mal in meinem Leben ist mir richtig bewusst, worum es geht, wenn es heißt »Auf ein gutes neues Jahr«.

Als ich eine Stunde später im Bett liege, lächele ich froh. Ich danke still für diesen Abend. Was für ein Jahr liegt hinter mir!

Neujahrsbesuch

In den ersten Januartagen bekommen wir Besuch von Markus und Cara, meinem Patenkind. Cara ist fast erwachsen und hat meinen Bruder zu dem Besuch gedrängt, um sich persönlich ein Bild zu machen. Ich freue mich sehr über ihre Anteilnahme und sehe, wie ihre anfängliche Sorge allmählich Zuversicht weicht. Es ist wunderschön, dass die beiden trotz Schnee und Kälte die weite Anreise nicht gescheut haben.

Markus hat Ruhe und Zeit mitgebracht. Er kann gut zuhören und fügt immer eine Prise Humor hinzu. Das vertraute Zusammensein mit meinem Bruder ist schön. Wir lachen viel, können aber auch behutsam über die jetzige Lage reden. Diese Mischung ist es, die ich im Moment brauche. Nichts verletzt mich mehr, als geflissentlich über angeblich heikle Themen hinweg zu schweigen.

Markus verbreitet immer gute Stimmung, ohne oberflächlich oder banal zu wirken. Als Geschenk führt er uns am Samstag- und Sonntagmittag zum Essen aus. »Damit du nicht kochen musst«, sagt er und nimmt mich liebevoll in den Arm. Das ist Erholung für uns alle. Vor allem Florian und Sophie genießen es, von ihrem Onkel auf herzliche Weise verwöhnt zu werden. Eine angenehme Auflockerung unserer manchmal bedrückten Stimmung.

Christian macht abends den Kamin im Wohnzimmer an, unser Zuhause füllt sich mit Wärme und Gemütlichkeit, und jeder kann beim Blick ins Feuer seinen Gedanken nachhängen.

An einem Abend ist Bea, an einem anderen sind Anna und Matthias auf ein Glas Wein zu Besuch. Ich möchte meine Verwandten mit ihnen teilen und genieße die Gespräche. Wenn Besuch da ist, verhält Christian sich viel aufgeschlossener.

Wegen der großen Entfernung war Cara noch nie länger zu Besuch bei uns, sondern nur bei Familienfesten. Das macht diese gemeinsame Zeit zu etwas Besonderem. Wir haben beide das gleiche Sternzeichen und finden aneinander immer wieder Ähnlichkeiten, die uns freuen, wie unsere kreative Ader.

Am Samstagnachmittag filzen wir beide leuchtend bunte Blumen. Etwas, das ich schon lange mit Cara machen wollte. Es ist schön, Zeit füreinander zu haben und etwas gemeinsam zu gestalten. Die Blumen werden wunderschön und Cara macht das Filzen viel Spaß.

Zum Abschied schenke ich ihr eine selbst bemalte Porzellanschale. Wir hatten zusammen in einem Atelier Porzellan bemalen wollen, aber das Atelier ist in den Ferien geschlossen. Cara strahlt, als sie die Schale sieht. »Bist du sicher, dass du die nicht behalten möchtest, Tante Clara?«

»Ja, da bin ich sicher. Ich freue mich, wenn sie dir gefällt.«

»Auf jeden Fall. Die bekommt einen speziellen Platz in meinem Zimmer. Danke!«

Sophie beobachtet voll Bewunderung die besondere Beziehung zwischen ihrer älteren Cousine und mir. Sie nimmt an manchen Unternehmungen teil, lässt uns aber auch Zeit für Zweisamkeit. Sie freut sich mit mir, dass es zu diesem von mir lange ersehnten Besuch gekommen ist. Ihre Rücksichtnahme rührt mich.

Am Abend reden Sophie und ich aneinander gekuschelt in meinem Bett. Sophie traut sich immer weiter aus ihrem Schneckenhaus heraus, in das sie sich aufgrund der erschreckenden Ereignisse, die über sie einströmen und schwer in Worte zu fassen sind, manchmal zurückzieht. Die gegenseitige Nähe erfreut uns beide und ich beschließe, intensiver und häufiger den Kontakt zu ihr zu suchen.

Stärkende Kräfte

Die Nebenwirkungen der Chemo schwächen mich immer mehr. Meine Schleimhäute in Mund und Nase sind trocken und ich habe seit Monaten einen Scheidenpilz, den ich trotz Medikamente nicht in den Griff bekomme. Ich wünsche mir ein homöopathisches Mittel, das meine Selbstheilungskräfte stärkt. Deshalb suche ich eine Allgemeinärztin im Nachbarort auf, die eine Zusatzausbildung zur Homöopathin hat. Rosa hat sie mir empfohlen.

Frau Dr. Hummel nimmt sich trotz voller Praxis viel Zeit für mich. Sie untersucht meinen Körper, bittet mich, die Perücke abzunehmen, und streicht mir liebevoll über den kahlen Kopf. Frau Dr. Hummel nimmt mich als Ganzes wahr und das tut unglaublich gut.

»Sie müssen unbedingt kürzertreten, Frau Berg, Aufgaben abgeben, nicht alles selbst machen wollen. Auch positiver Stress ist Stress. Und Stress ist schädlich für uns«, sagt sie eindringlich.

Ich gebe zu, dass mir gerade alles zu viel wird. Ich möchte, dass das Leben so normal wie früher verläuft, habe in den Weihnachtsferien möglichst viel Zeit mit Sophie und Florian verbracht. Aber bis auf die Feiertage und die Zeit, als Markus und Cara uns besucht haben, herrscht Funkstille zwischen Christian und mir. Ich komme nicht an ihn heran. Wenn wir allein sind, ist es bedrückend still. Das ist für mich schwer zu ertragen.

»Sie müssen Ihrem Mann sagen, was Sie sich von ihm wünschen, sonst kann er das nicht wissen.«

Ich erzähle von meinem Brief und seiner Reaktion darauf.

»Mein Mann empfindet meine Wünsche als Forderungen. Ich weiß nicht, wie ich ihm das sagen soll.«

»Vielleicht überfordern viele Wünsche ihn. Versuchen Sie es mit einem Wunsch. Formulieren Sie ihn genau da, wo er passt.«

Das ist es! Ein Wunsch, nicht ganz viele.

Was Frau Dr. Hummel sagt, stimmt. Ich muss akzeptieren, dass ich nicht alles allein machen kann. Ich sollte um Hilfe bitten und sie annehmen. Das kann ich lernen.

Den Scheidenpilz sieht sie als Zeichen für mein geschwächtes Immunsystem. Sie verschreibt mir ein Milchsäurepräparat, um meine Darmflora zu stärken, und gibt mir weitere Tipps zur Ernährung und Stärkung meines Immunsystems.

»Sie werden sehen, innerhalb von kurzer Zeit fühlen Sie sich wieder kräftiger. Gegen die Scheidentrockenheit empfehle ich Ihnen eine Vaginalcreme, die sie in jeder Apotheke erhalten. Und ein Tipp von Frau zu Frau. Verwenden Sie beim Verkehr ein Gleitgel. Das finden Sie inzwischen in jedem Drogeriemarkt.«

Mitte Januar treffe ich mich noch einmal mit dem Psychokinesiologen Kurt. Dort komme ich einem Phänomen auf die Spur, das mich seit einiger Zeit beschäftigt. Die Krankheit Krebs ängstigt mich momentan nicht, ich bin zuversichtlich, dass ich gesund werde. Aber warum habe ich Angst, das große Buchprojekt nicht zu Ende bringen zu können, schrecke nachts auf, fürchte mich? Woher rührt die Angst vor dem eigenen Versagen?

Wie beim ersten Mal ermitteln wir anhand des Muskeltests, welche Organe unter Stress stehen und was das Nennen verschiedener Begriffe bei mir auslöst.

Ich erinnere mich an meine Grundschullehrerin der vierten Klasse. Ich sehe sie bedrohlich über mir stehen. Sie tat nach außen immer damenhaft, aber ihre Zähne waren ungepflegt. Das stand für mich in einem unangenehmen Widerspruch. In der Szene, die ich vor mir sehe, beschimpft sie mich, sagt mir, wie unfähig ich sei, meint, dass ich womöglich nicht aufs Gymnasium kann, weil ich so schlecht im Diktat bin.

Ich erzähle Kurt von der Szene und er fordert mich auf, ihr klar und deutlich meine Meinung zu sagen. Ich richte mich auf und sehe ihr direkt in die Augen.

»Es stimmt nicht, was Sie sagen. Ich bin gut genug, um aufs Gymnasium zu gehen.« In mir wächst eine stärkende Kraft. Sie hingegen schrumpft bei meinem Aufbegehren zusehends. Eine unglaubliche Genugtuung.

Die Sitzungen bei Kurt sind wertvoll. Die Erkenntnisse, die ich gewonnen habe, haben mich auf meinem Weg weit gebracht.

Die ersten fünfzig Buchseiten treffen am Donnerstag per Mail bei mir ein. Ich bin aufgeregt, als ich das PDF öffne. Herr Fischer hat im Verlauf der vergangenen Wochen einzelne Seiten geschickt, die wir besprochen und nach meinen Wünschen korrigiert haben. Mein Grafiker weiß in den meisten Fällen genau, meine Wünsche umzusetzen. Als mir jetzt das Einleitungskapitel des Buches vorliegt, bin ich begeistert und freue mich riesig.

Wir sind auf dem richtigen Weg. Das Buch nimmt Formen an. Ich bin voll Zuversicht. Auch wenn es in den kommenden Monaten viele kleinere oder größere Probleme zu lösen geben wird, das gehört dazu. Die Hauptarbeit des Schreibens und Lektorierens liegt hinter mir. Ein großer Stein fällt mir vom Herzen.

Highlights

Florian beginnt am Montag sein zweiwöchiges Praktikum in einer Werbeagentur vor Ort. Er hatte im letzten Herbst lange gezögert, um sich eine geeignete Praktikumsstelle zu suchen. Vor allem Christian hatte ihm vielfältige Vorschläge dazu gemacht. Aber Florian ließ sich nicht aus der Ruhe bringen. Bis es fast zu spät war. Auf den allerletzten Drücker hatte er schließlich Glück. Obwohl zwei Praktikumsstellen besetzt waren, wurde eine dritte für ihn eingerichtet, weil der Agenturchef Florians Fähigkeiten im Webdesign entdeckt hat.

Seit November erledigt Florian Webdesignaufträge für die Agentur. Dadurch ist er ein »alter Hase«.

Anders als viele in seinem Alter spielt Florian nicht an seinem PC, sondern programmiert. Er hat sich früh kontinuierlich damit auseinandergesetzt, seit er mit nur drei Jahren stundenlang auf Christians Schoß vor dem PC saß. Seit einiger Zeit richtet sich sein Interesse vorrangig auf das Design von Webseiten. Seit der sechsten Klasse gestaltet er die Schulhomepage seines Gymnasiums mit.

Vor zwei Jahren hat Florian mir zu meinem Geburtstag einen Entwurf für die Gestaltung meiner Lektorats-Homepage geschenkt. Da war er gerade mal zwölf! Ich hatte damals überhaupt keine Ahnung, wie eine Webseite überhaupt aussehen könnte. Christian bemühte sich, mir das zu erklären, aber wir kamen nicht weit. Erst als Florian mir das Geschenk machte, konnte ich mich damit befassen.

Als Erstes riet Florian mir, Webseiten anderer Lektoren anzusehen, damit ich verstehe, worum es geht. Dann haben wir gemeinsam daran gearbeitet und hatten viel Spaß. Florian hat eine geduldige Art, mir auch komplizierte technische Sachverhalte zu erklären, bis ich sie verstehe. Und es ist ihm anzumerken, wie er es genießt, Zeit mit mir zu haben und zu zeigen, was er kann. Wir sorgen füreinander. Während er in die Tasten hämmert, sitze ich neben ihm und staune. Zwischendurch sorge ich für Pausen und ein bisschen Bewegung.

Florian ist mit allen Sinnen bei der Sache und nimmt jede Information wissbegierig auf. Nicht nur Fakten, auch die emotionale Seite ist ihm wichtig. Deshalb verbringen wir gern Zeit miteinander. Und diese Zeit hat immer eine bemerkenswerte Qualität. Vor allem auch, weil er sich für meine Karriere, Verlagskontakte und Projekte sehr interessiert und sich jedes Detail genau merkt.

Als Dank für seinen enormen Einsatz bin ich im Herbst mit Florian zur Frankfurter Buchmesse gefahren. Das war ein Erlebnis für uns beide!

Ein paar Tage später ist Sophies Geburtstag. Sie wird dreizehn Jahre alt! Wir wecken sie mit einem Ständchen. Sophie strahlt.

Vor dem Frühstück bestaunt sie ihren Gabentisch im Wohnzimmer. Und packt im Beisein aller zwei Geschenke aus. Mehr Zeit ist nicht, sie muss zur Schule und Florian zu seiner Praktikumsstelle.

Sophie findet es spannend, wenn ein paar nicht ausgepackte Geschenke auf sie warten. Und jetzt freut sie sich darauf, was ihre Freundinnen in der Schule sich für sie ausgedacht haben.

Am Nachmittag kommen Sophies Oma und Annette zum Kaffee. Sophies beste Freundin Friderike ist mit dabei. Bei so netten Gästen darf der Geburtstagskuchen – mit vielen Kerzen und Smarties dekoriert – nicht fehlen.

Annette hat ein besonderes Händchen für liebe Geschenke und bringt Sophie wie immer ein wunderschön verpacktes Päckchen mit. Sophie hatte sich einen neuen Schulrucksack gewünscht, den sie von ihrer Lieblingspatentante zum Geburtstag erhält. Das Dekor hatte Sophie nach langem Suchen in vielen Geschäften zum Glück irgendwann für sich gefunden. Sie hat einen ganz eigenen Geschmack und klare Vorstellungen, wie etwas aussehen soll.

Am Abend gebe ich Sophie einen Brief von mir, in dem ich ihr ein wenig von früher erzähle, wie sie als kleines Mädchen voller Tatkraft und Energie auf ihre Ziele zugegangen ist.

In Sophies Leben ist vieles ins Wanken geraten. Deshalb schreibe ich ihr: »Glaub an dich und deine Kraft und du wirst jedes Ziel erreichen, das dir wirklich wichtig ist!«

Ein Lichtstreif am Horizont

Am Mittwochabend rufe ich Sonja an, die Schwester von Ruth aus dem Alt. Sonja war zur Reha in einem kleinen, abgeschiedenen Haus im Sauerland. Ihre Erfahrungen dort interessieren mich.

Als ich Sonja den Anlass meines Anrufs nenne, hat sie merklich Spaß daran, mir von ihrer Anschlussheilbehandlung zu erzählen. Obwohl wir uns nicht kennen, stimmt die Chemie sofort.

»Dieses Haus ist eine ganzheitliche Einrichtung«, erzählt Sonja, die, wie ich heraushöre, einem therapeutischen Beruf nachgeht und mir deshalb nicht nur als Patientin einen Einblick geben kann.

»Dieser Therapieansatz konzentriert sich nicht so sehr auf die Krankheit Krebs, sondern fördert vor allem die Gesundheit und nimmt die Entwicklung der gesamten Persönlichkeit in den Blick.«

»Oh, das klingt ausgezeichnet. Darauf habe ich gehofft«, lasse ich mich von ihrer Begeisterung anstecken. »Ich bin sicher, dass eine Erkrankung auch viel mit unserer Gesamtsituation zu tun hat.«

»Ja, genau.«

»Gibt es dort einen strengen Therapieplan von morgens sechs bis abends neun?«, frage ich ironisch. »Das könnte ich mir in meinem Zustand nämlich nicht vorstellen. Ich brauche viel Ruhe, wenn ich die Chemo und die Bestrahlung hinter mir habe.«

»Nein, so läuft das dort nicht. Erstens hast du nicht eine Anwendung nach der anderen, sondern wenige unterschiedliche in einem wohl überlegten Rhythmus. Zweitens wird darauf geachtet, dass therapeutische Maßnahmen und Ruhephasen einander abwechseln, damit das Erlebte nachwirken kann. Du wirst sehen, wie gut das tut.«

»Oh schön – ich freue mich jetzt schon.«

»Ja, das tu ruhig. Weißt du, das Tolle dort ist, dass deine Kreativität wiedererweckt wird. Alles, was wir von Herzen gern tun, stärkt uns. Und dazu bekommst du während deiner Reha viel Gelegenheit. Es gibt ein wunderschönes Atelier unter dem Dach zum Arbeiten mit Ton, Räume zum Malen, ein Bewegungsbad, Ausdruckstanz, Chorsingen. All unser Tun kann therapeutisch wirken, es kommt auf unsere innere Haltung an.«

»Das klingt motivierend. Was ist Ausdruckstanz?«

»Durch Bewegung drücken wir unsere Gefühle und Gedanken aus. Es ist unglaublich, was da manchmal zutage tritt.«

Sonja erzählt mir von den angenehmen Räumlichkeiten und dem gesunden, leckeren Essen, das den Geschmackssinn fördert.

»Danke für diesen spannenden Einblick, da will ich hin«, sage ich am Schluss unseres einstündigen Telefonats.

Zur fünften Chemotherapie bringt Frau Nah, die Sozialarbeiterin, meinen Antrag für die Anschlussheilbehandlung mit. Auf meinen Wunsch hin hat sie Broschüren von Rehas mit einem ganzheitlichen Therapieansatz dabei. Wir füllen den Antrag aus und sie verschickt ihn netterweise für mich.

Anschließend vertiefe ich mich in den umfangreichen Prospekt des Hauses, das Sonja mir ans Herz gelegt hat.

Seit meiner Erkrankung bin ich interessiert daran, mein Ich näher zu erforschen. Ich spüre, dass ich weit davon entfernt bin zu erfassen, worum es im Leben geht. Ich bin sicher, dass ich viel tun kann, um meine Gesundheit zu erhalten und vielleicht noch viele Jahre krebsfrei zu leben. Davon bin ich überzeugt und hoffe auf Anregungen während meiner Reha. Vieles, was ich gelesen habe, fällt bei mir auf fruchtbaren Boden.

Die Aussicht auf eine Anschlussheilbehandlung in dem von Sonja beschriebenen Haus erscheint wie ein Lichtstreif am Horizont.

Kalt und ungenießbar

Bereits beim Aufwachen am Sonntagmorgen spüre ich, dass die Nebenwirkungen der fünften Chemo viel heftiger ausfallen, als ich es bisher erlebt habe. Das liegt an dem Medikamentenwechsel zu Taxotere, das ich viermal erhalten werde. Ich habe starke rheumatische Schmerzen, vor allem in den Kniegelenken. Mir ist kalt und fröstelig, als brütete ich eine Grippe aus. Ich bleibe den Tag im Bett und hoffe, dass es mir bald besser geht.

Diese neuen Symptome stürzen völlig unerwartet auf mich ein. Bis jetzt war ich stolz darauf, alles einigermaßen auszuhalten und mich immer wieder so weit zu erholen, dass ich motiviert zur nächsten Chemo gehen konnte. Ich weine leise. Meine Schmerztoleranz ist lang nicht mehr so hoch wie zu Beginn der Therapie.

Montagnachmittag ist zum ersten Mal die Gymnastik für Brustkrebspatientinnen. Ich hatte mich im Oktober auf die Warteliste setzen lassen. Der Raum ist sehr klein. Wir liegen dicht an dicht nebeneinander. Ich kann noch nicht einmal die Füße zwischen den Matten auf den Boden stellen. Die Trainerin macht gezielte Übungen, um die Beweglichkeit der Schultern und Arme zu steigern.

Die Enge führt bei mir zu Beklemmungen. Ich kann mich kaum auf die Anweisungen der Trainerin konzentrieren.

Ich bin froh, als die Trainingseinheit zu Ende ist. So unwohl habe ich mich lange nicht mehr gefühlt. Ich behalte mir vor, mich bis zum Ende der Woche zu entscheiden, ob ich weiter teilnehmen möchte.

Abends ist Chor. Diesmal muss ich mich aufraffen. Ich mache vorher eine Visualisierung und sage mir, dass ich von allen Viren, die bei dieser Menschenansammlung zusammenkommen, verschont bleibe. Ich stelle mir einen Schutzschirm vor, an dem sie abprallen.

In der Chorpause treffe ich Anika. Als sie hört, dass mir oft kalt ist, bietet sie mir eine Behandlung in ihrer Praxis an.

»Danke, das ist lieb«, sage ich zu ihr, »aber ich kann es mir im Moment nicht leisten. Deine Behandlungen tun mir gut und ich weiß, wie viel du in deine Ausbildung gesteckt hast, aber meine Krankenversicherung übernimmt die Kosten nicht. Leider!«

Anika empfiehlt mir, eine Zusatzversicherung für Naturheilverfahren einschließlich Homöopathie abzuschließen. Prima Idee!

Beim Mittagessen sitze ich vor einem Teller Spaghetti Bolognese, als mir plötzlich Tränen in die Augen schießen.

Sophie bekommt das mit, unterbricht ihr Bemühen, ein paar Spaghetti auf die Gabel zu drehen, und fragt: »Momi, was ist los?«

»Ich schmecke nichts«, bringe ich hervor.

»Wie, nichts«, hakt Florian nach.

Christian schaut vom Teller hoch.

»Ich hatte mich so auf das Essen gefreut, aber die Spaghetti schmecken wir Papier.«

»Ist das neu?«, fragt Christian.

»Nein, nicht ganz. Seit der letzten Chemo ist das so. Ich dachte, ich gewöhne mich daran oder es geht wieder weg. Heute finde ich es richtig enttäuschend, dass alles nach nichts schmeckt.«

Am liebsten würde ich aufhören. Aus Rücksicht auf die anderen esse ich langsam weiter und schlucke meine Tränen mit hinunter. Doch den Teller leer zu essen, schaffe ich heute nicht.

Nach reiflicher Überlegung sage ich die Gymnastik für Brustkrebspatientinnen telefonisch ab. Ich erläutere auf Nachfrage, dass es mir keinen Spaß gemacht hat und ich mich zu jung für die Gruppe fühle.

»Das ist sehr ungünstig, weil wir die Gruppe nur aufgrund der Teilnehmerzahlen zustande gebracht haben. Ich hoffe, dass wir bald eine Teilnehmerin finden werden«, wird mir mitgeteilt.

Wenn ich Sport mache, dann mit Spaß.

Belebende Erinnerungen

Allmählich hat sich mein Körper von der neuerlichen Chemoattacke erholt. Ich entscheide mich kurzfristig, am Wochenende nach Würzburg zu fahren, um den fünfzigsten Geburtstag meiner Freundin Sabine zu feiern. Sie hat Verständnis für meine späte Zusage.

Sabine ist eine meiner ältesten Freundinnen. Wir kennen uns seit über vierzig Jahren. Nach dem Grundstudium in Würzburg haben wir an einem amerikanischen College in New York studiert. Einige gemeinsame Freundinnen und Freunde habe ich lange nicht gesehen.

Sabine ist liebevoll um mich besorgt und nimmt größtmögliche Rücksicht auf mich. Sie hat ein Hotelzimmer für mich reserviert, das über der Vinothek liegt, in der wir feiern. Ihr Verständnis und ihre Anteilnahme rühren mich. Seit sie weiß, dass ich an Krebs erkrankt bin, ruft sie regelmäßig bei mir an. Mir ist bei unseren Gesprächen, wie auch mit anderen Freundinnen und Freunden, wichtig, dass ich auch erfahre, wie es ihnen geht. Die Telefonate mit Sabine sind immer wohltuend. Auch aus diesem Grunde möchte ich sie ungern enttäuschen. Ihr Fest liegt günstig zwischen zwei Chemos und momentan geht es mir nicht schlecht.

Ich bringe ihr eine von mir gefilzte Blume mit und einen langen Geburtstagsbrief, in dem ich an die vielen Episoden erinnere, die wir gemeinsam erlebt haben. Es hat mir Spaß gemacht, auf einige unserer Erlebnisse in New York, Quebec und Amsterdam zurückzublicken. Bei der Erinnerung an diese schönen Reisen ist mir das Herz aufgegangen und ich war im Geiste dort.

Früher haben wir uns zum Jahreswechsel gegenseitig unsere Horoskope vorgelesen und uns gewünscht, dass wir endlich unserem Traummann begegnen.

Als Florian und Sophie klein waren und ich alle Hände voll zu tun hatte sowie auch jetzt, seitdem ich krank bin, erkundigt sich sie nach mir. Dabei ist sie durch ihren Beruf, den sie sehr gewissenhaft ausübt, überaus eingespannt.

Ein herzlicher Empfang

Ich hätte schon vor Monaten die Bücher über Luxusgüter, die mir Herr Groß, mein Hauptautor, aus seiner Sammlung zur Verfügung gestellt hat, zurückbringen müssen. Aber ich habe mir die Fahrt nicht zugetraut. Und mit der Post wollte ich die wertvolle Sammlung, drei Pakete und einen großen Koffer, nicht schicken. Dieses Risiko möchte ich nicht eingehen.

Frau Dr. Hummels Worte im Ohr kommt mir eines Tages der Gedanke, Christian darum zu bitten, mich zu fahren. Als ich ihn darauf anspreche, huscht ein freudiges Lächeln über sein Gesicht.

»Wann möchtest du fahren? Ich schau mal, wie das auf meinem Kalender aussieht.« Und nach kurzer Zeit gibt er mir Bescheid, dass der Termin steht.

Christian verstaut die schweren Bücherkartons und den riesigen Koffer im Kofferraum. Wir fahren früh los, um pünktlich bei Herrn Groß zu sein. Ich habe mich sorgfältig geschminkt und meiner Perücke einen zweiten Blick geschenkt, damit sie nicht auffällt.

Herr Groß und ich kennen uns bisher nur per Telefon, aber inzwischen genau ein Jahr. Wie erleichtert war ich damals, als ich kurz nach der Nasen-OP seinen Zuschlag erhielt. Wir haben zäh verhandelt, aber sind fair geblieben. Er hat sich als Glücksfall für das Projekt herausgestellt. Deshalb freue ich mich auf den Besuch. Die Tatsache, dass ich nicht allein bin, nimmt mir etwas von meiner Nervosität. Ich kann mich auf der Fahrt entspannen und bin dankbar, dass Christian den Anfahrtsstress übernimmt.

»Was meinst du, soll ich Herrn Groß von meiner Erkrankung erzählen?«, frage ich Christian. »Er wird sicherlich wissen wollen, warum der Verlag das Projekt um ein halbes Jahr nach hinten geschoben hat. Vor allem, nachdem ich ihm vor einem Jahr so viel Druck wegen der Manuskriptabgabe gemacht habe.«

»Schau erst einmal, wie das Gespräch verläuft. Du kannst es ihm später mitteilen, wenn du eine Notwendigkeit siehst. Ich würde versuchen, auf der sachlichen Ebene zu bleiben, und vorrangig über das Projekt selbst sprechen.«

Herr Groß hat als Marketingfachmann für verschiedene Luxuskonzerne gearbeitet. Seit letztem Jahr zieht er sich allmählich zurück, um sich seinen vielfältigen Interessen zu widmen.

»Das ist aber nett, dass Sie Ihren Mann mitgebracht haben«, begrüßt er uns aufgeschlossen. Er bittet uns in sein geräumiges Wohnzimmer und stellt uns seine Frau vor. Auch Christian scheint sich wohl zu fühlen. Herr Groß sprüht vor Energie. Er ist begeistert von den ersten fünfzig Seiten, die Herr Fischer gestaltet hat und die ich ihm ausgedruckt mitgebracht habe.

»Es gibt ein paar Feinheiten, die Herr Fischer und ich klären müssen. Dann werde ich diese Seiten dem Verlag vorstellen und hoffe, dass sie dort ebenfalls auf Zustimmung treffen«, erläutere ich. »Ich dachte, es interessiert Sie, das Buch wachsen zu sehen.«

»Unbedingt. Ich bin begeistert. Ihr Grafiker hat hervorragende Arbeit geleistet. Und was Sie da noch für Schätze gehoben haben. Sind die aus meinen Büchern?«

»Nein, so einfach ist das mit der Bildbeschaffung nicht. Ich muss jedes Bild über Archive suchen, damit wir rechtlich auf der sicheren Seite sind. Trotzdem ist es hilfreich, dass Sie mir so viel Bildmaterial gekennzeichnet und herausgesucht haben. So weiß ich viel besser, wonach ich suchen muss.«

Herr Groß und seine Frau laden uns in ihr Lieblingslokal zum Mittagessen ein. Vorher packen die Männer unsere Kartons mit den Büchern aus dem Wagen ins Haus.

Frau Groß nutzt die Gelegenheit und erzählt mir vertrauensvoll von ihrer Krebserkrankung vor zwei Jahren.

»Ich trage heute noch schwer daran«, sagt sie, und ich sehe es ihr an. Ich drücke ihr mein Bedauern aus und bedanke mich für ihr Vertrauen. Dies ist für mich eine Basis, ihr von mir zu erzählen. Sie ist schockiert.

»Das sieht man Ihnen nicht an!«, sagt sie erstaunt.

»Übermorgen habe ich meine sechste Chemo.«

»Und daneben bewältigen Sie so ein großes Projekt! Ich war damals über Monate sehr schwach. Konnte noch nicht einmal meinen Haushalt richtig führen.« Ein Schatten legt sich über ihr Gesicht.

Für eine Weile schweigen wir beide.

Herr Groß kommt herein und fordert uns auf, in seinem Wagen zum Restaurant zu fahren.

»Dann können Sie sich vor der Rückfahrt ein wenig erholen«, sagt er freundlich zu Christian.

Während des Essens erzählen die beiden von ihren zahlreichen Reisen und mit wie viel Vergnügen sie ihre Freizeit auf ihrem Segelboot verbringen.

»Über das maritime Leben und die schönsten Häfen in Europa möchte ich ein Buch schreiben. Wie finden Sie das, Frau Berg?«

»Klingt gut! Aber im Augenblick haben wir noch zu tun«, antworte ich und lächle ihn augenzwinkernd an.

»Nachdem ich diese wunderbaren ersten Seiten unseres Buches gesehen habe, bin ich sicher, dass es ein großer Erfolg wird. Bei Ihnen liegt das Projekt in den besten Händen! Sie machen einen hervorragenden Job!«

Der Aufenthalt bei Herrn Groß hat großen Spaß gemacht und Christian und ich nehmen die positive Stimmung auf den Rückweg mit. Ich erzähle ihm von meinem Gespräch mit Frau Groß.

»Besser hätte es nicht gehen können. Nach diesem herzlichen Empfang und ihrem Vertrauen hätte ich mich unwohl gefühlt, meine Situation ihr gegenüber zu verschweigen«, fahre ich fort. »Jetzt kann seine Frau ihm das in Ruhe erzählen.«

Wärme und Nähe

Freitag ist meine sechste Chemo. Die Nebenwirkungen von Taxotere haben lange angehalten. Ich bin wenig motiviert, mir heute wieder dieses Zeug in die Venen laufen zu lassen.

Du musst eine positive Einstellung gewinnen, sonst ist es noch schlimmer, spreche ich mir gut zu.

Immerhin bin ich zu Fuß hingelaufen, habe mich an der langsam erwachenden Natur erfreut und viel frische Luft getankt. Das hat mir etwas Ruhe gebracht.

Glücklicherweise kommt Hilde heute früh zu Besuch. Sie hat mir ein paar leicht zu lesende Romane mitgebracht.

»Das lenkt dich ab«, sagt sie.

Sie plaudert vergnügt, auch wenn ihr Gesichtsausdruck mir zeigt, dass sie weiß, wie es mir geht.

Als Hilde mich nach einer Dreiviertelstunde verlässt, schließe ich die Augen und lasse ihren Besuch nachwirken.

Ihre Stimme hat mich an meine Großmutter erinnert, auch ihre Art, mich zu umsorgen. Ich denke daran, wie ich vor meinem ersten großen Bewerbungsgespräch bei meinen Großeltern übernachtet habe. Ich war damals heiser, weil ich mitten im Sommer mit zu kalter Klimaanlage im Auto gefahren war. Omi hat mir heißen Tee gemacht, Opi einen Schuss Rum hineingetan. Ihre Wärme und Nähe lasse ich jetzt in Gedanken an sie auf mich wirken.

Plötzlicher Umschwung

Die anstehende Besprechung des Buchlayouts mit Herrn Bernhard und dem Verlagsleiter habe ich bewusst zwei Wochen hinter die sechste Chemo gelegt, um mich möglichst fit zu fühlen.

Und zum Glück geht es mir einigermaßen. Christian ist wieder so nett, mich zu chauffieren.

Ich bin extrem aufgeregt und schaue während der Fahrt ständig in den herabgeklappten Spiegel, ob mein sorgfältig aufgetragenes Make-up okay ist und meine Perücke perfekt sitzt.

Dieses Mal muss ich mit kritischen Blicken rechnen. Im Verlag weiß man von meiner Chemotherapie und möchte sicherlich sehen, wie gut beziehungsweise schlecht es mir geht. Also setze ich alles daran, einen Eindruck zu machen, der keinen Zweifel an meiner Einsatzfähigkeit aufkommen lässt.

Solange der Verlagsleiter im Raum ist, herrscht eine wohlwollende und positive Stimmung. Er zeigt sich überrascht, dass ich »so frisch aussehe« und fragt, wie es mir gesundheitlich gehe.

Ich strahle ihn an und sage: »Mir geht es gut. Danke.«

Er wirft einen Blick auf das Layout und meint: »Das Buch wächst, das freut mich.« Dann überlässt er uns »die Detailfragen«, wie er sich ausdrückt, und verlässt den Raum.

Schon eingangs hatte Herr Bernhard mir Herrn Mantel vorgestellt, den jungen Herstellungsleiter. Bisher habe ich nur mit ihm telefoniert und einen einseitigen Mailaustausch gepflegt. Herr Mantel, der mir als Ansprechpartner für technische Aspekte ausgewiesen wurde, wirkte bisher meist kurz angebunden und wenig kooperativ.

Als er sich jetzt über das Layout beugt, verstärkt sich mein Gefühl ihm gegenüber. Anscheinend hat er ein Problem, meine Arbeit anzuerkennen. An Herrn Bernhard gewandt mäkelt er an jeder Seite herum. Mal gefällt ihm dies nicht, mal das nicht. Dabei redet er ausschließlich mit Herrn Bernhard, als wäre ich nicht da.

Herrn Bernhard, der sich mir gegenüber verständig und einfühlsam gezeigt hat, gefällt die Situation augenscheinlich ebenfalls nicht.

Doch Herr Bernhard hat anscheinend keine Wahl, als ihn gewähren zu lassen.

Ich warte ab, um die Situation nicht zu verschlimmern.

»Lassen Sie uns in den nächsten Tagen telefonieren«, sage ich zu Herrn Bernhard beim Abschied. Im Beisein von Herrn Mantel rechne ich mit keiner einvernehmlichen Klärung.

Ich bin froh, dass ich den Termin überstanden habe. Alles andere ist mir im Augenblick zu viel. Ich will nur weg.

Auf dem Heimweg setze ich Christian kurz ins Bild über die soeben erlebten Vorgänge im Verlag. Dann sacke ich langsam in mich zusammen. Das unangenehme Gespräch und das kritische Feedback zu unserem Layoutentwurf haben mir jegliche Energie geraubt.

»Du bist ganz blass«, bemerkt Christian besorgt, als wir zu Hause aus dem Auto steigen.

»Mir geht's auch mies. Ich lege mich hin.«

Zwei Wochen nach unserem Besuch bei Herrn Groß ruft mein Autor überraschend an. Am Ende des Telefonats kommt er auf das Thema Krebs zu sprechen. Er bedankt sich dafür, dass ich es seiner Frau anvertraut habe.

»Sie sind stark, Frau Berg. Sie gehen mit viel Leidenschaft und Energie an Dinge heran. Dieser Elan wird Ihnen helfen, gesund zu werden. Sie haben gesehen, wie es meiner Frau wieder geht. Dasselbe wünsche ich Ihnen. Und passen Sie weiterhin auf sich auf.«

Seine Wünsche tun mir sehr, sehr gut. Gerade jetzt.

Dieses Lob halte ich mir immer wieder vor Augen. Das kritische Feedback vonseiten des Verlages habe ich mit keinem Wort erwähnt. Daran habe ich noch zu knabbern. Ich laboriere an einer Strategie, die sich noch nicht entfalten will.

Maisgrieß und Mandelmus

Seit einigen Tagen kämpfe ich mit einer starken Verschlechterung meines Allgemeinzustandes. Das kritische Gespräch im Verlag setzt mir enorm zu. Geht es hier um Spitzfindigkeiten oder eine Strategie gegen mich? Handelt es sich um Kleinigkeiten oder die gesamte Linie? Ich weiß es nicht und schiebe das Telefonat mit Herrn Bernhard von einem Tag auf den nächsten. Seit Beginn meiner Erkrankung habe ich mich nicht so schlecht gefühlt wie im Moment.

Mir wird erst jetzt klar, dass mein Körper seit der fünften Chemo Mitte Januar rebelliert. Der Medikamentenwechsel bekommt mir nicht. Zu den rheumatischen Gelenkschmerzen ist eine extreme Trockenheit der Haut im Gesicht, an Händen und Füßen hinzugekommen, sodass ich mich mehrmals am Tag eincremen muss. Die Creme mit einem hohen Ureaanteil lindert es ein bisschen.

In meinen Händen und Füßen hat sich Wasser eingelagert. Meine Zunge ist dick belegt mit Bläschen. Die von Dr. Guth empfohlenen Salbeispülungen helfen nicht mehr. Das Schlimmste ist der Geschmacksverlust. Deshalb habe ich schon abgenommen und muss mich zum Essen zwingen. Ich weiß, dass ich während der Chemo mein Gewicht möglichst halten soll. Also bemühe ich mich, bei den gemeinsamen Mahlzeiten etwas zu essen.

Weil mir oft kalt ist, mache ich mir abends eine Suppe aus frischem Gemüse. Christian sieht das nicht gern, vor allem, weil es mir meist zu spät einfällt und sein Rhythmus aus den Fugen gerät. Aber ich kann nicht anders. Ich muss für mich sorgen.

Anika gab mir letzten Montag nach der Chorprobe den Rat, mir zum Frühstück einen Brei aus Maisgrieß zuzubereiten.

»Dann muss dein Körper die Wärme nicht selbst produzieren. Ich maile dir das Rezept.«

In diesem Zusammenhang hat sie mir von der Fünf-Elemente-Ernährung nach der Traditionellen Chinesischen Medizin erzählt und ein Buch dazu empfohlen.

Den Brei koche ich mir morgens. In einen Topf gebe ich ein wenig Saft und klein geschnittenes Obst und lasse das aufkochen.

Anschließend füge ich zwei Esslöffel Maisgrieß und eine Prise Salz hinzu und rühre kräftig um. Ich nehme den Topf von der Herdplatte und gebe etwas Mandelmus dazu. Während der Brei eine Viertelstunde quillt, dusche ich in aller Ruhe.

Je nach Geschmack und Jahreszeit kann der Brei mit Zimt, Kardamom oder Koriander gewürzt werden. Ich entscheide mich für ein bisschen Zimt. In Klammern steht hinter Zimt im Rezept: »wärmt, kräftigt die Nierenenergie, stimuliert das Verdauungsfeuer, stärkt Milz und Magen, harmonisiert die Atmung, Herz und Kreislauf und wirkt gegen nervöse Unruhe«. Was Zimt alles leisten kann!

Abends lese ich in dem Buch über die Fünf-Elemente-Ernährung nach TCM. Ich wundere mich, was alles möglich ist. Allerdings merke ich mit Bedauern, dass ich mich nur schwer auf das komplexe Feld der Ernährungsumstellung einlassen kann. Das übersteigt bei Weitem mein momentanes Fassungsvermögen. Es ist dennoch unglaublich interessant und bestärkt mich in meinem zunehmenden Verständnis, wie viel an Lebensqualität ich beeinflussen kann.

Neuausrichtung

Erst am Mittwoch fühle ich mich einigermaßen in der Lage, Herrn Bernhard anzurufen.

»Guten Morgen, Herr Bernhard! Ich hatte den Eindruck, dass Herrn Mantel ein paar Seiten des neuen Layouts nicht ganz gefielen«, leite ich das heikle Thema möglichst harmlos ein. »Um welche handelt es sich genau? Und wie steht der Verlag dazu?«

Herr Bernhard braucht eine kleine Weile, bis er antwortet. Anscheinend unterbreche ich ihn gerade bei einer Tätigkeit, die seine ganze Aufmerksamkeit verlangt. Doch dann ist er bei der Sache.

»Wir sind nach Ihrem Besuch noch einmal in Ruhe durch alle Seiten gegangen und haben abschließend festgestellt, dass wir uns das anders vorgestellt hatten. Auf manchen Seiten gibt es nur Schwarz-Weiß-Abbildungen. Die Einleitung ist zu textlastig, es gibt kaum Fotos. Das entspricht nicht unseren Vorstellungen eines Bildbandes. Wissen Sie, wir möchten ein luxuriös ausgestattetes Coffee table book, nicht ein Sachbuch. Danach sieht es im Moment nicht aus.«

»Sie sagen ›Bildband‹. Bisher war mein Auftrag, ein Sachbuch zu diesem Thema zu produzieren. Das sind ganz neue Bedingungen.«

Mir dämmert, worin das Problem liegt.

»In den letzten Monaten hat es eine Neuorientierung gegeben, die auch dieses Projekt betrifft. Allerdings sind wir davon ausgegangen, dass die Probeseiten und die Seiten für den Verlagsprospekt ausschlaggebend für den Rest des Buches sind. Im Prospekt gab es keine einzige mit schwarz-weißen Abbildungen.«

Das darf nicht wahr sein!

»Sie wissen, dass wir im Juni letzten Jahres für den von Ihnen plötzlich um zwei Wochen vorgezogenen Verlagsprospekt nur die Probeseiten verwenden konnten. Ich sagte Ihnen damals, dass vergleichbare Seiten aus dem historischen Teil fehlen. Wenn wir Zeichnungen von Patenten zeigen – und ich bin froh, dass ich davon eine ganze Reihe auftreiben konnte –, sind diese Schwarz auf Weiß. Da können wir höchstens eine Farbe unterlegen. Aber bunt werden sie dadurch nicht.«

»Ja, bei einer oder zwei Seiten wäre das kein Problem, aber es muss die Ausnahme bleiben.«

»Das heißt, mein Grafiker soll die vorgelegten Seiten komplett überarbeiten?«

»Ich fürchte, ja«, räumt Herr Bernhard ein.

»Dafür benötige ich eine Liste der Änderungswünsche.«

»Ich bin dabei, die Korrekturen zusammenzutragen.«

»Und dann müssen wir überlegen, wie das zu finanzieren ist. Denn durch die Neuausrichtung des Verlages haben sich schließlich die Koordinaten geändert«, stelle ich möglichst ruhig fest.

»Ich werde Ihnen eine detaillierte Liste zusenden. Der Verleger überlegt noch, inwieweit es Sinn macht, den allgemeinen Teil ans Ende des Buches zu setzen.«

»Ach ja?«, ist alles, was mir dazu einfällt. Davon war bisher auch keine Rede. Anscheinend hat sich einiges verändert. Das ist das Problem, wenn man extern arbeitet und nicht an den meist wöchentlichen Konferenzen im Verlag teilnimmt.

Auf der anderen Seite ist es die Aufgabe des Verlages, externe Mitarbeiter frühzeitig über Entscheidungen zu informieren. Das ist nicht erfolgt. Und jetzt müssen mein Grafiker und ich die Suppe auslöffeln. Wie soll ich Herrn Fischer das beibringen?

Wie eine Insel

Zu meiner vorletzten Chemo bekomme ich überraschend viel Besuch. Zuerst kommt Maria, Beas Freundin, und schenkt mir Postkarten mit Sinnsprüchen und Fotos vom Meer. Das weckt sofort meine Sehnsucht, mal wieder Sand unter den Füßen zu spüren.

Kurz danach tauchen Hilde, Imke und Christa auf, meine Brunnenfrauen. Hilde holt ein paar Stühle aus dem Nebenraum, sodass alle um mich herumsitzen. Zum Glück ist es heute leer. Ihr Besuch freut mich unbändig. Alle zeigen Anteilnahme und lassen den Bereich um mich mitten im medizinischen Umfeld zur Insel werden.

»Ich finde es bewundernswert, wie du diese Therapie annimmst und dabei du selbst bleibst. Aufgeschlossen und zuversichtlich«, sagt Imke. »Es ist unglaublich, wie gut du dich schlägst.«

»Naja«, schränke ich ein, »die letzten Chemos haben mir sehr zugesetzt.« Ich erzähle von den Mahlzeiten, die nicht schmecken.

»Hast du womöglich sogar abgenommen?«, fragt Christa.

»Ja, ein paar Kilo. Und das ist schlecht«, antworte ich. »Aber es sind immer nur ein paar Tage, an denen ich nichts schmecke. Inzwischen habe ich mich einigermaßen daran gewöhnt. Und am 20. März ist meine letzte Chemo.«

»Am 20., das schreibe ich mir auf. Dann komme ich hierher und bringe einen Prosecco mit«, ruft Imke überschwänglich.

Ich finde die Idee wundervoll, die letzte Chemo mit meinen Freundinnen zu feiern. Das Ende ist zum Greifen nah!

Durch ihren Besuch holen meine Freundinnen diesen Teil meines Heilungsprozesses ins normale Leben. Die Abgeschiedenheit und Tabuisierung der Chemo, die Berührungsängste und das Unwissen darüber, die ich bei Nichtbeteiligten und Angehörigen spüre, werden auf diese Weise angenehm durchbrochen. Gerade durch einen normalen Umgang erfährt auch das seine Würdigung.

Durchwachsen

Trotz des lieben Besuchs bekommt mir die Chemo nicht. Die Gelenkschmerzen sind zwar nur leicht, aber die Bläschen im Mund und der Geschmacksverlust quälen mich.

Am späten Freitagnachmittag lese ich die angekündigte Mail von Herrn Bernhard. Er schreibt, »Im Anhang finden Sie eine kurze Liste mit Änderungswünschen.«

So kurz, wie Herr Bernhard schreibt, ist die Liste allerdings überhaupt nicht. Das muss ich mir genauer ansehen!

Zum Glück ist Wochenende.

Samstagmorgen fahre ich mit dem Zug nach Münster. Meike, meine Freundin aus Florians Kindergartentagen, hatte die Idee, dass wir uns dort treffen. Sie kommt aus Köln und sitzt dafür zwei Stunden im Zug. Ich freue mich, dass sie sich auf den Weg macht und zu mir kommt. So haben wir einen Tag für uns. Um kurz nach 11 Uhr liegen wir uns am Hauptbahnhof in den Armen.

Wir gönnen uns ein Plauderstündchen an einem Fensterplatz in einem weitläufigen Café. Wie in unseren Telefonaten gibt Meike mir Gelegenheit, meine Situation darzulegen, ohne mich zu unterbrechen oder den Anschein zu erwecken, dass sie mit ihren Gedanken woanders ist. Sie ist ganz Ohr und öffnet mir ihr Herz.

Danach ist viel Zeit für die Themen, die Meike auf dem Herzen hat. Auch sie ist vorwiegend für den Familienerwerb zuständig. Bei vier heranwachsenden Jugendlichen keine leichte Aufgabe. Kurz nach der Geburt ihres letzten Kindes ist sie wieder voll in ihren Beruf eingestiegen. Ihr Mann Carl kocht und versorgt die Kinder. Da bleibt viel am Wochenende zu tun.

Mit Meike zu reden ist erfrischend. Sie ist keine Jasagerin, hat ihren eigenen Kopf. Dabei ist sie klar und authentisch. Ohne Allüren. Ohne Neid. Ohne Machtspielchen.

Wir genießen den Tag. Schlendern auf der Promenade um die quirlige Innenstadt herum, essen beim Italiener gemütlich zu Mittag, setzen uns auf eine Bank in die Nachmittagssonne am Aasee.

Als ich am frühen Abend im Zug sitze und nach Hause fahre, fühle ich mich wie reingewaschen. Alles scheint in meinem Kopf neu sortiert zu sein.

Obwohl ich das restliche Wochenende in meinem Bett verbringe, setze ich mich gedanklich mit den anstehenden Verlagsproblemen auseinander.

Die Situation hat einen kritischen Punkt erreicht. Ich kann die Änderungswünsche des Verlages nachvollziehen, ärgere mich aber darüber, dass sie ohne mein Wissen das komplette Buchkonzept verworfen haben und plötzlich »mehr oder größere Abbildungen« und »Auflockerung« wünschen.

Das kostet Zeit, Nerven und Motivation.

Und es gefährdet auf ungute Weise meine Zusammenarbeit mit meinem Grafiker. Da ich als Produzentin des Buches seine Auftraggeberin bin, hat er mit dem Verlag nichts zu tun. Das muss ich allein aushandeln. Nur wie?

Alles auf null?

Früh am Montagmorgen schicke ich Herrn Fischer eine Mail. Darin deute ich die Änderungswünsche des Verlages nur an, gehe aber nicht ins Detail.

Er mailt direkt zurück: »Das riecht nach viel zusätzlicher Arbeit. Darüber müssen wir uns unterhalten.«

Herr Fischer ist aufgebracht. So habe ich ihn noch nie erlebt. Das Telefonat bringt erst einmal keine Lösung. Er fordert zusätzliches Geld für den Mehraufwand, den er auch gar nicht einsieht.

Das Angenehme an der Zusammenarbeit mit Herrn Fischer ist normalerweise, dass er nicht nur engagiert, sondern stets zuvorkommend und höflich ist. Dieses Mal, fürchte ich, ist die Kröte, die ich ihm servieren muss, eine Nummer zu fett.

Am Abend findet ein Vortrag über Homöopathie und Krebs in der Krebsberatungsstelle statt. Obwohl ich andere Sorgen habe, gehe ich zu dem Vortrag, weil ich mich seit Längerem mit dem Gedanken befasse, parallel zu meiner schulmedizinischen Betreuung homöopathische Mittel zu meiner konstitutionellen Stärkung einzunehmen. Da ich bisher keinen klassischen Homöopathen kenne, der mir bei der Mittelfindung helfen könnte, hoffe ich auf eine Empfehlung und weitere Erkenntnisse.

Der vortragende Arzt und Homöopath bestätigt meine Hoffnung. Es liegt eine Liste von Ärzten und Ärztinnen aus, die regelmäßig Vorträge in der Krebsberatungsstelle halten.

Frau Große Beermann ist auch da. Als ich sie nach einer Empfehlung frage, rät sie mir, verschiedene anzurufen und um einem kurzfristigen Termin zu bitten.

Herr Groß hatte mir Anfang des Jahres angeboten, als Fachmann alle Texte, die andere Autoren geschrieben haben, einmal durchzulesen und auf inhaltliche Stimmigkeit zu prüfen. Dieses Angebot habe ich angenommen, zumal viele Texte von mir stammen und man eigene Fehler leichter übersieht.

Nachdem ich lange nichts von ihm gehört hatte und seine Beurteilung der Texte mit Spannung erwartet habe, freue ich mich, dass er sich am Dienstag per Mail meldet und sie positiv beurteilt.

In stürmischen Zeiten wie diesen tut eine vertrauensvolle Stimme besonders gut. Die Markierungen von Herrn Groß auf den Texten sind überschaubar. Diese wenigen Stellen soll ich mir noch genauer ansehen. Das beruhigt mich ungemein. Weitere Kritik in größerem Umfang könnte ich im Moment nicht gebrauchen.

Mir fällt ein Stein vom Herzen und ich bedanke mich in einer Mail für seine Unterstützung. In den Stress mit dem Verlag weihe ich ihn nicht ein.

Für den frühen Nachmittag hat sich meine liebe Freundin Gabriela zu einem kurzen Besuch angekündigt. Wir kennen uns seit unserem Studium und haben uns vor Jahren wiedergetroffen, nachdem wir uns eine Zeitlang aus den Augen verloren hatten. Sie wohnt nur eine Zugstunde von uns entfernt, ist berufstätig und hat zwei kleine Kinder. Leider gelingt es uns nur selten, einen passenden Termin zu finden und ihn dann auch zu halten.

Ich schaffe es gerade noch, das Mittagsgeschirr zu spülen, und haste zum Bahnhof.

Ich hätte den Termin absagen müssen, denke ich auf dem Weg dorthin. Aber ich freue mich so, dass sie sich freimachen kann und nicht kurzfristig abgesagt hat.

Wir fahren direkt zu uns, weil ich auf einen Rückruf von Dr. Guth warte und einen von Dr. Krause, einem Homöopathen und Internisten, von dem ich mir einen baldigen Termin erhoffe.

»Eine Konstitutionsbehandlung könnte meine Selbstheilungskräfte stärken«, erzähle ich.

Sie erkundigt sich einfühlsam, wie es mir geht.

»Schlecht. Anders kann ich das nicht bezeichnen. Meine Mundschleimhaut ist angegriffen. Insgesamt fühle ich mich geschwächt und am Boden zerstört.«

Und dann erzähle ich von den Änderungswünschen des Verlages. »Die Liste ist sehr, sehr lang und ich bin sicher, dass ich das Projekt nicht bewältigen werde. Ich kann nicht mehr.«

Ich breche in Tränen aus und kann nicht aufhören zu weinen. Seit Gabriela mir in unserer Küche gegenübersitzt und in meinen Lebensalltag hineingeplatzt ist, sehe ich es deutlich vor Augen. Ich muss das Projekt abbrechen. Ich kann nicht mehr daran festhalten. Ich muss mich um meine Gesundheit kümmern und nicht um ein Buchprojekt, das gerade den Bach hinuntergeht.

Es geht um mein Leben, und ich habe nur dieses eine!

Gabriela legt ihre Hand auf meine und sieht mich mitfühlend an. Behutsam nimmt sie mich in den Arm. Dann sagt sie: »Vielleicht ist das die Lösung. Ich kann dich gut verstehen. Du warst bisher so tapfer. Aber irgendwann ist Schluss. Mir ist sowieso ein Rätsel, wie du das bisher geschafft hast.«

»Naja, bisher ging es immer weiter«, sage ich. »Es ging voran, das hat mich angespornt. Aber nun, wo wir quasi alles noch mal neu gestalten sollen, sehe ich schwarz. Ich muss Text einkürzen, um Platz für Bilder zu machen. Und das in drei Sprachen! Es kommt mir vor, als würden wir bei null anfangen. Das ist ein enormer Rückschritt. Und jetzt setzt mich mein Grafiker unter Druck. Er hat Angst, dass der Verlag bei allen Seiten, die wir gestalten, sein Veto einlegen könnte. Er will, dass ich ihm garantiere, dass er das nicht mehr tut. Aber das kann ich nicht.«

»Komm erst mal zur Ruhe«, sagt Gabriela und schenkt Tee nach.

»Bevor ich das Layout dem Verlag vorlege, muss Herr Fischer schon einen oder zwei Korrekturgänge über sich ergehen lassen. Er gestaltet ein paar Seiten, ich korrigiere das eine oder andere, er revidiert und manchmal passt es, manchmal muss er etwas ändern. Bisher hatte es keine Einwände vonseiten des Verlages gegeben. Und jetzt die komplette Kehrtwende. Das Veto ist eine Überraschung für uns beide. Die Angst vor einer Endlosschleife ist völlig berechtigt. Ich kann verstehen, dass Herr Fischer die Nase voll hat.« Beim Reden wird mir das Ausmaß meiner Verzweiflung bewusst. »Bisher hat er zu mir gehalten. Aber seit der Verlag querschießt, möchte er mehr Sicherheit und mehr Geld. Ich weiß nicht weiter.«

»Das ist kompliziert.« Gabriela versteht die Problematik.

Bisher hatte ich nicht gewagt, an einen Abbruch zu denken. Ihr gegenüber habe ich diesen Gedanken sogar ausgesprochen.

»Dann muss unser Lebensunterhalt woanders herkommen«, spinne ich den Faden weiter. »Eine Lösung werden wir schon finden. Wir haben unsere eiserne Reserve auf der Bank.«

»Wie sieht der Vertrag aus, den du mit dem Verlag geschlossen hast?«, fragt Gabriela. »Es gibt sicher eine Klausel für den Fall, dass er nicht erfüllt werden kann.«

»Ja, wahrscheinlich. Aber das weiß ich im Augenblick nicht. Das muss ich nachlesen.« Mir wird flau.

Was wird Christian dazu sagen? Sein Entsetzen sehe ich vor mir. Je konkreter Gabriela und ich darüber reden, desto mehr Angst kriecht in mir hoch. So einfach wird das nicht.

Gabriela ist Beamtin in gesicherter Position. Sie kennt die Ängste und Risiken der Selbstständigkeit nicht. Deshalb kann sie sich auf den Sachverhalt konzentrieren. Das ist genau das, was ich im Moment brauche, denn wie das Problem insgesamt zu lösen sein wird, weiß ich noch nicht. Will ich jetzt auch nicht. Allein die Option, abzubrechen, die Belastung abzugeben und mich nur auf mich konzentrieren zu dürfen, erscheint mir wie der Himmel auf Erden.

Cocktail und Globuli

Kurz nachdem ich Gabriela zum Bahnhof gebracht habe, ruft Dr. Guth zurück. Ich schildere ihm möglichst präzise, wie es um meine Mundschleimhaut steht.

»Ich habe einen Cocktail, der nicht gut schmeckt, sich aber in Fällen wie Ihrem bewährt hat. Er muss von der Apotheke hier im Haus zusammengestellt werden. Sie können ihn morgen Nachmittag abholen«, sagt er und gibt mir wieder Hoffnung.

Um 21 Uhr – ich hatte nicht mehr damit gerechnet – ruft der Homöopath an. Dr. Krause bietet mir einen Termin um 10 Uhr am nächsten Morgen an.

»Und bringen Sie eine Übersicht aller Erkrankungen, die in ihrer Familie aufgetreten sind, mit. Das schließt auch Ihre Eltern und Großeltern ein.«

Ich bedanke mich, dass er mir kurzfristig einen Termin ermöglicht. Dann rufe ich nacheinander meine Eltern an.

Meine Mutter hat nur einen ungefähren Überblick. Das Gespräch ist kurz, mehr kann ich nicht erfahren. Mein Vater steigt tief ins Thema ein und verspricht mir, bis morgen alles zusammenzusuchen, um mir bei der kurzfristigen Recherche behilflich zu sein.

Die Praxis von Dr. Krause ist in ein 30er-Jahre-Wohnhaus integriert. Es wirkt alles relativ dunkel. Die Dielen knarzen. Ich steige eine alte Holztreppe zum Sprechzimmer hinauf und warte eine kleine Weile auf ihn.

Dr. Krause könnte längst im Ruhestand sein. Die Fragen, die er mir stellt, und seine zugewandte Art, bringen mich zum Weinen. Ich kann lange nicht sprechen.

Unter Tränen sage ich ihm, dass ich mich seit einiger Zeit völlig überfordert fühle und nicht weiß, wie ich das meinem Mann sagen soll, wo wir doch finanziell von meiner Arbeit abhängen.

»Bisher ist das Projekt, an dem ich arbeite, gut gelaufen. Aber gerade kommt es ins Stocken und ich weiß keinen Ausweg mehr.«

Dr. Krause hört mir zu, stellt zwischendurch leise Fragen, betrachtet meine unmittelbare Reaktion darauf und macht sich Notizen. Auf der einen Seite ist es mir peinlich, dass ich mein ganzes Leid ausbreite. Aber dann denke ich, es muss raus.

Dr. Krause gibt mir ein Tütchen mit Globuli, von denen ich jeweils fünf in regelmäßigen Abständen übers Wochenende unter der Zunge zergehen lassen soll.

»Es kann zu einer Erstverschlimmerung kommen«, erläutert er das homöopathische Prinzip. »Nach kurzer Zeit wird der Körper eigene Kräfte mobilisieren, um die Symptome zu beheben. Sie kennen das, oder?«

Er gibt mir einen weiteren Termin am Montag um 9 Uhr. Ich nicke ihm dankbar zu und verlasse seine Praxis.

Auf dem Heimweg überlege ich, wie ich Christian sage, dass ich das Projekt beenden will. Es wird Streit geben.

Auf Augenhöhe

»Du kannst doch jetzt nicht dein Projekt aufgeben!« Christian läuft im Wohnzimmer auf und ab. Er ist total aufgebracht. »Und? Wie soll das ablaufen? Hast du darüber nachgedacht?« Christian hat einen mürrischen Gesichtsausdruck. »Womöglich müssen wir das Geld, das bisher geflossen ist, zurückzahlen.«

»Ich weiß nicht, wie das abzuwickeln ist«, sage ich leise. »Ich weiß nur, dass ich den Druck nicht aushalte. Mir geht es total schlecht. Ich kann so nicht weitermachen.«

Christian setzt sich in den Lesesessel und sagt nichts. Ich bin froh, dass er nicht mehr hin und her tigert. Vielleicht können wir jetzt auf Augenhöhe sprechen und eine Lösung finden.

»Weißt du, was ich nicht verstehe?« Christian schaut mich an. Seine Gesichtszüge sind viel weicher als vorher.

»Nein.«

»Ich verstehe nicht, wieso du ein super laufendes Projekt plötzlich aufgeben willst.«

»Unter ›super laufend‹ verstehe ich etwas anderes«, erwidere ich.

»Also, bisher ist doch alles gutgegangen. Das musst du zugeben.«

»Naja, schon. Aber eben nur bisher. Jetzt nicht mehr.«

»Erfahrungsgemäß laufen große Projekte immer ähnlich ab. Es geht rauf und runter und das in stetem Wechsel. Mal ist die Stimmung gut, aber die Lage nicht, mal ist es umgekehrt. Bisher war die Stimmung sehr gut und das Projekt lief super. Du hast deine Autoren, vor allem Herrn Groß, gefunden, vieles selbst geschrieben. Du hast Herrn Fischer an deiner Seite, der alles nach deinen Wünschen gestaltet. Dein Kontakt zu Herrn Bernhard läuft bestens. Und du hattest den Verlag hinter dir, der alles abgesegnet und dir größtmögliche Freiheiten gelassen hat. Wo hat man das schon, dass alles stetig vorangeht?«

Christian redet sich in Begeisterung. Er ist wie verwandelt. Er wirkt nicht mehr aufgebracht. Eher stolz und freudig. Das rührt mich. So viel hat er lange nicht mehr gesagt. Schönes über mein Projekt. Wie viel Leidenschaft ihm das entlockt!

»Und das willst du jetzt aufgeben?«, fährt er fort, etwas laut, aber das ist okay. »Du weißt schon, dass die Abwicklung eines abgebrochenen Projektes nicht einfach ist. Wenn der Prozess erst einmal rückwärts läuft und du nicht einmal ein Ziel, das vollendete Buch, vor Augen hast, fühlt sich das miserabel an. Und Arbeit macht es trotzdem. Willst du das?«

Wie schon oft wirft Christian in entscheidenden Situationen einen gänzlich neuen Blick auf das Problem und ändert so die Perspektive. Das schätze ich an ihm. Er formuliert einen eigenen Ansatz, auf den ich nicht gekommen wäre. Und es stimmt. Wie würde mein Herz bluten, wenn ich das Projekt aufgegeben hätte und trotzdem alles abwickeln müsste. Ginge es mir dann wirklich besser? Mit Sicherheit nicht.

»Gib dir ein paar Tage, in Ruhe nachzudenken«, rät er mir. »Die Entscheidung läuft dir nicht davon.« Seine Gesichtszüge sind sanft. Er macht sich Gedanken und setzt sich für mich ein. Das tut so gut.

»Du hast wahrscheinlich recht«, räume ich ein und lächele ihn an. »Danke für deine klaren Worte. Das hat mir sehr geholfen.«

Auch wenn ich noch nicht weiß, wie, bin ich jetzt sicher, dass ich alles tun werde, damit das Projekt weitergeht. Es aufzugeben, wäre eine zusätzliche Belastung.

Trotzdem bedaure ich nicht, eine Nacht lang erwogen zu haben, das Projekt loszulassen, es nicht um jeden Preis fortzuführen. Dafür bin ich Gabriela dankbar.

Durch das Gespräch mit Christian wurde mir jedoch klar, welche Konsequenzen das hätte. Und es hat auch gezeigt, wie stolz er auf das ist, was ich bisher gemacht habe. Und wie viel Anteil er daran nimmt. Das hätte ich nie erfahren.

Aufwühlend

Am Nachmittag steht der zweite Besuch in der Strahlenpraxis an. Dr. Hanssen hatte bei meinem ersten Termin im November vorgeschlagen, Christian mitzubringen, damit er ihm die Vorgänge rund um die Bestrahlung erläutern kann.

Wie beim ersten Mal verläuft das Gespräch angenehm. Diesmal konzentriert Dr. Hanssen sich auf Christian und erklärt ihm die Techniken und Maßnahmen.

Christian zeigt sich irritiert, verweist immer wieder auf mich, doch Dr. Hanssen bleibt bei seiner Strategie. Er weiß, dass der Partner einen großen Anteil am Genesungsprozess hat. Leider wird Christian mit ihm nicht warm und wehrt die Bemühungen höflich, aber bestimmt ab.

Dr. Hanssen wendet sich mir zu und nennt die Termine für die Markierung der Bestrahlungsflächen.

»Der erste Markierungstermin ist am 7. April, kurz vor Ostern. Er dauert anderthalb Stunden. Zwei Tage später ist die zweite Markierung. Dafür brauchen wir nur eine Dreiviertelstunde.«

Ich notiere beide Termine in meinem Kalender.

»Machen Sie sich keine Sorgen wegen der Bestrahlung.«

An Christian gewandt sagt er: »Es wäre von Vorteil, wenn Sie Ihre Frau zu den ersten Terminen begleiten könnten, sie sollte zu Anfang möglichst nicht Auto fahren. Für die späteren Termine kann ich Ihnen«, und damit wendet er sich wieder mir zu, »einen Taxischein geben, dann werden Sie gefahren.«

»Ich glaube, das wird nicht nötig sein«, antworte ich. Ich möchte die Strecke von jeweils einer halben Stunde nicht mehrmals in der Woche in einem Taxi verbringen. »Ich fahre lieber selbst. Ist ja nicht so weit.«

»Sie können es sich immer noch anders überlegen«, erwidert er freundlich. »Es liegt in Ihrer Hand.«

Wir verabschieden uns. Schade, dass Christian keinen Draht zu Dr. Hanssen gefunden hat, obwohl er sich um ihn bemüht hat. Für Christian ist das *meine* Sache.

Auf dem Rückweg sagt Christian überraschend: »Über kurz oder lang wirst du dich von mir scheiden lassen wollen, wenn es nicht endlich aufwärts geht.«

»Wieso sagst du das?«, frage ich konsterniert.

Es gab zwar immer wieder Zeiten, in denen ich daran gezweifelt, dass wir unsere Ehe halten können. Als früheres Scheidungskind kommt mir der Gedanke einer Trennung immer mal wieder. Aber in diesem Moment finde ich es völlig unangebracht, darüber auch nur nachzudenken. Wie verzweifelt muss Christian sein, dass er diese Option plötzlich ausspricht!

»Es ist kaum der richtige Zeitpunkt, über so einen gravierenden Einschnitt in unser aller Leben nachzudenken. Jetzt zählt, dass wir zusammenhalten und froh sind, ein gemeinsames Dach über dem Kopf zu haben. Schon der Kinder wegen«, sage ich.

Christian antwortet mit Schweigen.

Er fährt zur Krankenhausapotheke, wo ich den Medikamentencocktail, den Dr. Guth bestellt hat, abhole.

Wie angedeutet, schmeckt er scheußlich und löst Brechreiz bei mir aus. Oh je. Und den soll ich mehrmals täglich zu mir nehmen?

Erschöpft lege ich mich früh am Abend in mein Bett. Das war ein anstrengender und aufwühlender Tag!

Tellertausch

Samstagabend gehe ich mit Anna und Matthias ins Kino nach Münster. Allein hätte ich mich nicht aufgerafft, aber weil ich mich heute wohlfühle, will ich die liebe Einladung der beiden nicht ausschlagen und freue mich auf die willkommene Abwechslung.

»Wir dachten, wir holen die vorbestellten Kinokarten ab und gehen dann eine Kleinigkeit essen, bevor der Film anfängt. Matthias kennt einen super Italiener in der Nähe«, sagte Anna am Telefon.

Wie nett. Ich denke daran, wie Christian mich früher gern zum Essen ausgeführt hat. Er hat mir die Tür aufgehalten, mir den Mantel abgenommen, mit dem Kellner über den besten Tisch verhandelt und mir den Platz überlassen, an dem ich das Lokal im Blick hatte. Gerade als wir uns kennenlernten, zeigte er mir voller Stolz seine Lieblingsrestaurants. Und genoss es, dass man ihn kannte und begrüßte. Als Single ging er samstags und sonntags immer zum Essen, um sich vorher und nachher seinem Malen zu widmen.

Annas Freund Matthias ist auch so ein Gentleman alter Schule. Obwohl ich heute Mühe hatte, mich zurechtzumachen, schaut er mich zur Begrüßung aufmerksam an und sagt: »Das Blau steht dir gut!« Und zaubert ein Lächeln auf mein Gesicht.

Beim Italiener verhandelt Matthias mit dem Oberkellner, der zwei kleine Tische für uns zusammenstellt.

»Tolles Lokal«, sage ich anerkennend.

Beim Essen später passiert mir allerdings etwas Unangenehmes. Aus unerfindlichen Gründen entscheide ich mich heute für Antipasti »Frutti di mare«. Matthias hat sie sich mit Gemüse bestellt. Während er genüsslich gegrillte Paprika- und Zucchinistücke auf seinen Teller legt, starre ich auf meinen und weiß, dass ich das glibberige Zeug nicht essen kann. Mein Mund reagiert darauf mit Ekel.

Matthias bemerkt mein Zögern und bietet mir an, die Gerichte zu tauschen.

»Würdest du das tun?«, frage ich erleichtert.

»Klar, warum nicht? Für mich ist das kein Problem.«

Er hat mir den Abend gerettet.

Ungleichgewicht

Das Gespräch mit Dr. Krause am Montag um 9 Uhr in seiner Praxis verläuft viel ruhiger als am Freitag. Ich spüre, dass ich ihm vertrauen kann und erzähle ihm voller Freude, dass ich mit meinem Mann über das Projekt gesprochen habe und es weiter fortsetzen will.

»Ich sehe, dass Sie mit sich ins Reine gekommen sind. Das wird einen positiven Einfluss auf Ihre Konstitution haben«, sagt Dr. Krause sanft lächelnd.

Wir kommen auf mein Verhältnis zu meinen Eltern zu sprechen. Ich erzähle ihm aus meiner Kindheit und Jugend, von der Scheidung meiner Eltern, meinem Aufbruch nach Amerika, der sich vergrößernden Distanz zu meiner Ursprungsfamilie.

»Es wäre hilfreich für Sie, sich mit Ihrer Kindheit auseinanderzusetzen. Kennen Sie das Buch ›Aussöhnung mit dem inneren Kind‹ von Chopich und Paul?« Ich verneine.

»Es ist wichtig, sich mit der Vergangenheit auszusöhnen und einen Abschluss zu finden. Die Brust ist ein seelisches Organ. Die Ursache für Brustkrebs wird oft als ein Ungleichgewicht von Geben und Nehmen bezeichnet. Das kann sich auf Ihre Ursprungsfamilie beziehen oder auf Ihre momentane Situation. Es kommt darauf an, wie Sie das empfinden. Auch ein Überschuss im Nehmen führt zu einem Ungleichgewicht, es ist nicht nur das Geben. Denken Sie darüber nach.«

Dr. Krause gibt mir wieder Globuli mit.

»Sie sollten in den nächsten Tagen eine Besserung verspüren. Wenn das nicht so ist, melden Sie sich bitte bei meiner Sprechstundenhilfe.«

Ich fühle mich gestärkt durch die Aufmerksamkeit, die Herr Dr. Krause mir geschenkt hat. Das Buch »Aussöhnung mit dem inneren Kind« werde ich mir besorgen.

Nachverhandlung

Nach dem morgendlichen Ausflug zurück in meinem Büro, sehe ich mich den aktuellen Problemen gegenüber. Und ich spüre, dass ich mich nicht mehr so hilflos fühle wie am Freitag.

Was kann ich tun, damit Herr Fischer mir nicht abspringt, ist mein vorrangiger Gedanke. Bisher kennt er den Umfang der Korrekturen noch nicht. Und das ist von Vorteil.

Gegen 10 Uhr führe ich ein langes Telefonat mit ihm. Er dringt darauf, dass ich mit dem Verlag verhandele. Seiner Meinung nach muss ausgeschlossen werden, dass es im zukünftigen Verlauf zu nachträglichen Korrekturen kommt.

»Für mich sind Sie die Entscheidungsträgerin. Sie sind die Producerin. Es kann nicht angehen, dass der Verlag sich in dieser Form einmischt«, sagt er mit einigem Nachdruck.

Herr Fischer hat recht. Das Verhalten ist nicht akzeptabel. Dennoch bin ich davon überzeugt, dass die gewünschten Veränderungen dem Buch guttun. Und dass ein Verlag sein Vetorecht abgibt, kann ich mir nicht vorstellen. Aber das diskutiere ich nicht mit Herrn Fischer. Das muss ich allein abwägen.

Entgegenkommend verspreche ich ihm zu erwirken, dass wir mehr Zeit bekommen, um den Termindruck aus dem Projekt zu nehmen.

In meiner E-Mail an Herrn Bernhard frage ich nach einer Verschiebung um einen Monat.

Herr Bernhard bewilligt sie mir innerhalb von kürzester Zeit und schreibt: »Wir freuen uns darauf, die Herstellerseiten im zweiten Teil des Buches zu sehen.«

Das ist eine gute Nachricht.

Tiefe Wasser

Am Freitagnachmittag kommen meine drei Brunnenfrauen zu mir, um mich aufzuheitern. »Wir bringen etwas zum Naschen mit, du musst nur das Teewasser aufsetzen«, hatte Christa vorgeschlagen.

Ich bin gespannt, was sie Interessantes zu erzählen haben. Wir setzen uns gemütlich ins Wohnzimmer. Hilde, Imke und Christa packen ihre kulinarischen Schätze aus, wir lassen es uns gutgehen.

Ich genieße das Beisammensein mit den dreien sehr. Sie sind so liebenswert und nehmen mich unter ihre Fittiche. Alle drei sind Zwillingsmütter und haben erwachsene Kinder. Sie sind im Rentenalter und strahlen eine Lebensklugheit und wohltuende Ruhe aus, die mir in der Hektik des Alltags oft fehlt.

Imke fragt nach meinem »tollen Projekt« und ich schildere, warum es im Augenblick nicht »so toll« läuft. Auf ihren Wunsch hin hole ich die gestalteten Seiten aus meinem Büro und zeige sie ihnen. Alle drei schreiben nicht nur selbst gern und erstklassig, sondern sind ausgesprochene Bücherfrauen. Sie sehen jede Seite mit Ruhe und Bedacht an, vertiefen sich in jedes Bild. Als ich ihnen die Kritikpunkte des Verlages darlege, empören sie sich heftig.

»Das ist unglaublich«, erregt sich Christa. »Das können sie doch nicht ernst meinen.«

»Du hast erstklassige Arbeit geleistet«, sagt Hilde anerkennend.

»Danke, liebe Hilde, das tut gut!«

»Und wie geht es weiter?«, fragt Imke. »Was wirst du tun? Das lässt du doch nicht auf dir sitzen, oder?«

»Naja, ich verstehe schon, was dem Verlag nicht gefällt. Ich suche bereits neue und zusätzliche Bilder und kürze den Text, indem ich ganze Passagen streiche. Anders kann ich, wegen der drei Sprachen, nicht verfahren. Erstaunlicherweise funktioniert es hervorragend. Es dauert nur lange. Und mir fehlt die Kraft dazu.«

Ich sage, dass ich das Projekt an den Nagel hängen wollte.

»Nein, das solltest du auf keinen Fall«, sagt Imke bestürzt. »Du kriegst das hin, das spüre ich. Und du wirst stolz sein auf das, was du erreicht hast. Ich glaube fest daran.«

Obwohl ich meine lieben Brunnenfrauen gar nicht lange kenne, haben wir einen vertrauten Umgang miteinander. Ein Austausch auf Augenhöhe. Der Respekt untereinander. Die anregenden Gespräche. Gerade jetzt, seit mein Selbstbewusstsein aufgrund der Krebserkrankung erschüttert ist, spüre ich die Stärkung und Wohltat. Anstatt mir kritisch zu begegnen, erkennen sie das, was ich bisher erreicht habe, neidlos an.

Vom Wohnzimmertisch wechseln wir zum großen Esstisch, der vor unserer Bücherwand steht. Christa hatte gefragt, ob ich ihnen die Bücher zeigen würde, an denen ich mitgearbeitet habe. Und so erzähle ich mit wachsender Begeisterung Anekdoten aus meinem Verlagsleben und hole ein Buch nach dem anderen aus dem Regal.

»Hier, schaut mal, das ist das Buch, für das mich mein Kunstbuchverlag nach Paris geschickt hat. Ich war im Archiv des Centre Pompidou und hatte mir einen riesigen Stapel an großformatigen Dias und anderen Bildvorlagen zusammengesucht. Als die Archivarin mir auf Französisch zu verstehen gab, dass ich nicht so viele ausleihen könne, sagte ich achselzuckend, ›Je ne parle pas français‹. Sie schaute mich groß an, zuckte ebenfalls mit den Achseln, und ich durfte sie alle einpacken!«

»Du hast ihr gesagt, du sprichst kein Französisch?«

»Ja, das ist der einzige Satz, den ich fließend kann«, sage ich und lache fröhlich.

Ich bin in meinem Element. Viel positive Energie strömt durch meinen Körper und gibt mir Kraft und Zuversicht.

Nach dem Besuch der Brunnenfrauen weiß ich: Dieses Projekt werde ich zum Abschluss bringen! Es wird mir gelingen. Bestimmt.

Meine Schrift

Am Sonntag hat meine Mutter Geburtstag. Normalerweise wäre ich wahrscheinlich zu ihr gefahren, aber im Moment kann ich mir eine weite Reise weder mit dem Zug noch mit dem Auto vorstellen. Deshalb habe ich meiner Mutter ein Buch per Post geschickt und einen Brief mit meiner neuen Computerschrift geschrieben.

Beim Schreiben kann ich oft besser ausdrücken, was mir wichtig ist. Am Telefon oder persönlich bin ich häufig durch die Stimmung meines Gegenübers stark beeinflusst. Gerade meiner Mutter gegenüber fällt es mir schwer, weil wir oft anders fühlen. Dennoch bleibt sie für mich diejenige, der ich mein Herz, wenn es besonders traurig ist, ausschütten möchte.

Ich schreibe ihr: »Danke, dass du einen Weg gefunden hast, mich zu unterstützen, indem du dich erkundigst, wie es mir geht, und mir geduldig zuhörst, wenn ich klage oder weine. Es gibt nicht viele Menschen, bei denen ich das kann. Danke, Mutti.«

Als ich am Sonntagmorgen meiner Mutter am Telefon gratuliere, hat sie meinen Brief schon gelesen. Ich höre die Bewegtheit in ihrer Stimme, als sie sich bedankt. Ich freue mich darüber, dass ich sie emotional berühren konnte, und hoffe, dass wir Stück für Stück näher zueinanderfinden.

Bei jedem Brief mit meiner Computerschrift wird mir das Außergewöhnliche von Christians Geschenk bewusst. Wie viele Gedanken muss er sich gemacht haben, bis er auf diese schöne Idee kam. Und die Tatsache, dass er weiß, wie sehr mir meine private Korrespondenz am Herzen liegt, zeigt sein tief gehendes Einfühlungsvermögen.

Super-Gau

Die ganze letzte Woche habe ich mit voller Kraft daran gearbeitet, die Wünsche des Verlages umzusetzen, vor allem, um den Aufwand für Herrn Fischer zu minimieren. Schweren Herzens stecke ich am Mittwoch die korrigierten Seiten in einen großen Umschlag.

Schon früh am Donnerstagmorgen liegt die Antwort von Herrn Fischer in meinem E-Mail-Postfach. Mit Hochspannung öffne ich seine Mail und lese:

»Um den Schaden zu begrenzen, trete ich hiermit von diesem Projekt zurück und bitte Sie, sich einen anderen Gestalter zu suchen. Ich werde Ihnen umgehend per Post die mir zugestellten Korrekturen zurückschicken.«

Ich fasse es nicht! Was lese ich da?

Ich hatte mit einigem gerechnet, aber nicht damit.

Er lässt mich hängen, schmeißt alles hin und gibt auf.

Oh Gott! Was mache ich jetzt? Ohne ihn kann ich bei null anfangen. Alle Vorarbeit umsonst. Ich habe alles auf Herrn Fischer abgestimmt. Wie soll ich kurzfristig einen Grafiker finden, mit dem ich so vertrauensvoll zusammenarbeiten kann? Und der mein Budget nicht sprengt?

Ich kann es nicht glauben.

Positive Einstellung

Heute ist meine allerletzte Chemo! Der Termin wurde um einen Tag vorgezogen.

Am Donnerstag können meine Brunnenfrauen alle nicht. Schade. Also leider doch kein Prosecco.

Nachdem die Infusion durchgelaufen ist, gehe ich zu Dr. Guth in den vierten Stock zur Abschlussbesprechung. Ich berichte ihm, dass der Pilz im Mund nach ein paar Tagen dank seines »Cocktails« weggegangen ist, aber dass es schrecklich war. Ich sehe ihm sein Mitgefühl an, als ich von den anderen schwächenden Nebenwirkungen berichte.

»Sie haben es bald geschafft«, spricht er mir Mut zu. »Jetzt können Sie durchatmen und sich erholen. Nach Ostern beginnt die Bestrahlung. Die wird Ihnen wenige bis keine Nebenwirkungen bescheren. Das Einzige ist, dass Sie vielleicht etwas müde werden. Man nennt das Fatigue. Das hat Ihnen Dr. Hanssen sicherlich gesagt. Er ist ein extrem versierter Strahlentherapeut, er wird die Dosierung so gering wie möglich halten.«

»Wie sieht es mit der Antihormontherapie aus?«, frage ich. »Wann geht die los?«

»Im Prinzip können wir in zwei Wochen damit anfangen, wenn Sie sich von der letzten Chemo erholt haben.«

»Wäre es möglich, damit bis nach der Bestrahlung zu warten? Ich fühle mich sehr schwach und körperlich angegriffen. Und die Antihormontherapie ist ja wohl nicht ganz harmlos. Ich würde am liebsten erst Ende Juni damit beginnen, dann weiß ich, welche Nebenwirkungen der Bestrahlung zuzuordnen sind. Im Moment ist mir das alles sonst zu viel.«

Herr Dr. Guth überlegt eine Weile und liest in meiner Akte. Dann schaut er hoch und sagt: »Sie sollten genug Schutz haben, um mit der Antihormontherapie bis nach der Bestrahlung zu warten. Erholen Sie sich erst einmal. Es ist immer von Vorteil, wenn man positiv motiviert an ein neues Medikament geht. Machen Sie sich nicht zu viele Sorgen. Sie haben die Chemo sehr gut vertragen …«

»Ach ja, finden Sie?«, unterbreche ich ihn, und kann meine Überraschung nicht verhehlen.

»Ja, doch. Aufgrund Ihrer Werte und Ihres jungen Alters mussten wir eine starke Dosierung wählen, und der Medikamentenwechsel in der Mitte hat Ihnen verständlicherweise zugesetzt. Alles in allem haben Sie sich in den Pausen dazwischen ausgezeichnet erholt. Dass Sie erschöpft sind, ist völlig verständlich. Ich kenne viele Frauen, denen es wesentlich schlechter geht. Sie haben eine positive Einstellung, nicht nur der Chemo gegenüber, sondern auch dem Leben. Sie bringen viel Eigendynamik mit. Das spielt eine erhebliche Rolle.«

Ein Strahlen huscht über mein Gesicht. Es macht mich stolz, was Dr. Guth da gerade gesagt hat.

»Nach den Erfahrungen mit der Chemo werden Sie auch die weiteren Therapien tadellos vertragen.«

Die lobenden Worte von Dr. Guth lassen mich ein wenig erröten. Ich freue mich, dass er meine Konstitution so einschätzt. Und ich bin froh, dass mein eigenes Bemühen und die Gedanken, die ich mir bei jedem Schritt mache, Früchte tragen. Nur deshalb bin ich vor diesem Gespräch auf die Idee gekommen, den Beginn der Antihormontherapie hinauszuschieben. Ich bin froh, dass ich mich getraut habe, ihn um Aufschub zu bitten, und stolz, meinen Therapieplan aktiv mitzugestalten. Nicht jeder Arzt würde darauf eingehen.

Frühling

Ein Grund zum Feiern

»Habt ihr Lust, am 20. zu uns zum Abendessen zu kommen?«, hat Regina, Christians Cousine, vor einer Woche am Telefon gefragt.

»Am Freitag habe ich meine letzte Chemo«, habe ich unentschlossen geantwortet.

»Das passt doch prima, dann feiern wir zusammen das Ende der Chemotherapie und den Frühlingsanfang«, rief sie freudig aus und schob hinterher, »es sei denn, es geht dir nicht gut genug.«

»Meist stellen sich die Nebenwirkungen erst am Sonntag ein. Das sollte also passen.«

Wolfgang, Reginas Mann, führt uns ins Wohnzimmer und bietet uns einen Prosecco an. »Ich habe für dich extra eine alkoholfreie Sorte besorgt, die auch noch lecker schmeckt«, strahlt er mich an. Ich entspanne mich sofort und fühle mich wohl.

»Du siehst gut aus. Die Frisur steht dir absolut«, sagt Regina aus der Küche kommend zu mir und nimmt mich in den Arm.

»Danke«, sage ich, »und danke, dass ihr heute diesen historischen Moment mit uns feiert.«

»Es ist uns eine Ehre!«, betont Regina. Von ihr fühlt sich jeder beschenkt.

Während des Abends erkundigen sich beide behutsam, wie es uns in den letzten Monaten ergangen ist, und hören aufmerksam zu. Der Abend entpuppt sich als würdevolle Abschlussfeier für eine Therapiephase, die uns viel abgerungen hat.

Christian genießt es, in diesem Rahmen seinen Empfindungen und Gefühlen mehr als üblich Raum geben zu können. Regina stellt gezielte Fragen an ihn, wie er zurechtkommt. Er blüht auf, und ich achte darauf, meine Neigung, seine Ausführungen zu unterbrechen, im Zaum zu halten. Der Abend ist uns beiden gewidmet, bei seiner Cousine fühlt er sich immer wohl. Das ist schön.

Es kommen viele andere Themen zur Sprache. Wolfgang erzählt, dass er einen Kochkurs für Männer gemacht hat und seitdem oftmals in der Küche verschwindet, um Regina mit einem Mittag- oder

Abendessen zu überraschen. Und Regina lobt Wolfgang in höchsten Tönen. »Es schmeckt hervorragend. Und das Geschirr spült er nachher auch ganz allein!«

Die beiden wirken wie frisch verliebt. Sie stehen kurz vor der Pensionierung, beide Töchter sind aus dem Haus. Und Regina weiß, dass es ihren Wolfgang freut, gelobt zu werden.

»Männer wollen bewundert werden«, hat sie einmal zu mir gesagt und geschmunzelt.

Wer will das nicht, denke ich, und nehme mir vor, mehr das Schöne in den Blickpunkt zu nehmen.

»Danke, ihr beiden! Das war ein wohltuender und aufbauender Abend. Er hat uns so richtig gutgetan!«, sagt Christian zum Abschied. Und ich nicke zustimmend.

Ein Abend wie dieser ist Balsam für unsere Seelen.

Pflanzliche Heilkraft

Bei meiner letzten Blutabnahme, die immer zehn Tage nach jeder Chemo zur Kontrolle aller Blutwerte erfolgt, habe ich Herrn Dr. Frei noch einmal auf die Misteltherapie angesprochen. Ich hatte zunächst Vorbehalte. Aber jetzt denke ich, dass ich zusätzliche Unterstützung für mein Immunsystem gebrauchen kann, und bin bereit, mir Mistelextrakt zu spritzen. Tante Klara hat das auch gemacht.

Viele Schulmediziner bezweifeln ihre Wirkung, weil bisher ein empirisch-wissenschaftlicher Nachweis aussteht, aber Anthroposophen schreiben der Mistel drei Wirkungsweisen zu: Selbsttötung kranker Zellen, Stärkung des Immunsystems und Schutz gesunder Zellen gegenüber Chemotherapeutika. Deshalb will ich mich dagegen nicht verschließen, zumal eine Stabilisierung Ihres Wohlbefindens und damit eine Verbesserung der Lebensqualität auch bei Kritikern außer Frage steht.

Das Mistelpräparat sowie Kanülen und Einmalspritzen, die ich in der Apotheke bestellen musste, habe ich mitgebracht. Heute zeigt mir Dr. Frei, wie ich die Spritze setzen muss.

»Kommen Sie am Mittwoch und am Freitag in die Praxis, dann spritzen wir Ihnen das Präparat unter die Haut«, hatte er mir angeboten. »Wenn Sie es sich dann zutrauen, selbst zu spritzen, können Sie sich den Weg in die Praxis sparen.«

Dr. Frei fügt hinzu: »Wir werden die Dosierung behutsam steigern. Achten Sie darauf, dass um die Einstichstelle eine münzgroße rote Färbung eintritt. Diese besagt, dass das Mittel wirkt. Neben einer Steigerung Ihrer Leistungsfähigkeit wird sich auch Ihr Schlafverhalten verbessern und das Gefühl inneren Frierens werden sie verlieren. Bald wird sich Ihr Allgemeinzustand wieder stabilisieren.«

Das Ruder herumreißen

Auf die Mail von Herrn Fischer von letzter Woche habe ich bisher mit keiner Silbe geantwortet. Das sitze ich aus.

Tatsächlich traf ein paar Tage nach seiner Ankündigung die Sendung mit den Korrekturen, die ich ihm geschickt hatte, ein. Er hat es also wahrgemacht. Ich reagiere auch darauf nicht und versuche zu ergründen, wie ich das Ruder herumreißen könnte.

Warum gibt Herr Fischer auf, frage ich mich zum x-ten Mal. Was sind seine Beweggründe? Denn dass er das nicht leichtfertig macht, weiß ich. Er ist verletzt, schließe ich. Er fühlt sich in seinem Tun, seiner Anstrengung nicht wertgeschätzt. Verständlich. Mir geht es nicht anders. Und er hängt an dem Projekt, sonst hätte er nicht so viel Energie und Herzblut investiert.

Ich muss eine Lösung finden, bei der er spürt, wie sehr ich ihn schätze und dass ich seine Arbeit gegenüber dem Verlag verteidige. Er muss für seine Mehrarbeit bezahlt werden. Das geht eindeutig auf das Konto des Auftraggebers. Und ich muss ihm garantieren, dass das nicht noch einmal vorkommt.

Herr Fischers Abkehr zwingt mich, mit dem Verlag zu verhandeln. Nach vielen Tagen des Grübelns und Entwerfens und wieder Verwerfens habe ich eine Mail an Herrn Bernhard formuliert. Christian liest meine Entwürfe und macht Alternativvorschläge, damit mein Anliegen sachlich bleibt und nicht emotional gefärbt ist. Wir ziehen an einem Strang, er unterstützt mich. Das hilft.

In dieser Mail zähle ich alle bisherigen Abläufe auf, stelle dar, wo Fehler gemacht wurden und welche Konsequenzen daraus erfolgt sind. Ich weise darauf hin, dass der Mehraufwand sowohl ein zeitliches wie ein finanzielles Problem darstellt, das gelöst werden muss. Herrn Fischers Rücktritt erwähne ich mit keinem Wort. Das muss ich aushalten. Ich hoffe, dass ich mit dem Angebot, das der Verlag mir machen wird, Herrn Fischer überzeugen kann. Stillschweigen nach meiner ausführlichen Mail vom letzten Mittwoch.

Endlich trifft am folgenden Montag eine Mail von Herrn Bernhard ein. Darin steht unter anderem: »Die zusätzlichen Kosten für den Grafiker stehen Ihnen auf jeden Fall zu. Wie telefonisch mitgeteilt, können wir das Abgabedatum um zwei Wochen schieben.«

Ich atme auf. Das gibt mir Raum, weiteres Vorgehen zu planen.

Seit Montag schreibe ich an meiner Mailantwort an Herrn Fischer. Heute ist Mittwoch. Christian steht mir wieder zur Seite. Dieses Mal ist es noch wichtiger, die emotionalen von den sachlichen Argumenten zu unterscheiden. Ich schreibe, dass der zeitliche und finanzielle Rahmen vom Verlag erweitert und die Anerkennung unserer bisherigen Arbeit gestärkt wurde.

»Ich würde es sehr bedauern, wenn unsere bisherige erfolgreiche Zusammenarbeit Schaden erleiden und hier ein jähes Ende finden würde.«

Dann mache ich ihm ein konkretes Angebot, das die Mehrkosten deckt und den Zeitraum verlängert.

Herr Fischers Antwort lässt zum Glück nicht lange auf sich warten. Er schreibt: »Ich werde mir das heute überlegen und mit meiner Frau besprechen. Ich melde mich morgen dazu abschließend.«

Herr Fischer hat in den zwei Wochen sicher viel über seinen Rücktritt nachgedacht. Aufgrund seiner spontanen und schnell erfolgten Rückmeldung regt sich in mir Hoffnung.

Am Donnerstag schreibt Herr Fischer: »Machen wir so weiter! Das ist ein gangbarer Weg.«

Was bin ich froh!

Christian hat noch einmal deutlich gemacht, dass er an mich und den Fortgang des Projektes glaubt. Dafür hat er kluge Worte gefunden und war vorsichtig mit Kritik. Als ich ihm ausdrücklich danke, winkt er ab.

»So wild war das nicht.« Das Lächeln, das über sein Gesicht huscht, verrät seine Freude.

Bodypainting

Mit einem großen Badetuch in der Tasche treffe ich am Dienstag um 12 Uhr in der Strahlenpraxis Dr. Hanssen ein.

»Hier ist mein großes Blutbild und das unterschriebene Formular«, sage ich am Empfang und überreiche die Unterlagen. Wieder fällt mir die Atmosphäre mit viel Tageslicht in der Praxis auf.

Dr. Hanssen hatte mir gesagt, dass mithilfe eines speziellen Therapiesimulators die günstigsten Stellen für die Bestrahlung ermittelt werden. Dazu wird mir Röntgenkontrastmittel in die Vene gespritzt.

Der junge Radiologe, der in den nächsten eineinhalb Stunden die Prozedur bis zur Markierung gewissenhaft durchführt und am Schluss meine Haut markiert, ist ausgesprochen vertrauenerweckend.

»Um Ihr gesundes Gewebe bestmöglich zu schonen, gehen wir den zu behandelnden Bereich über verschiedene Strahlrichtungen an, die wir mehrfach überprüfen«, erklärt er mir. »Dann markieren wir die Strahlungseintritte auf Ihrer Haut.«

Eine medizinisch-technische Assistentin richtet mich auf dem Bestrahlungstisch möglichst günstig ein. Dazu verwendet sie verschiedene kleinere und größere Lagerungshilfen wie Kissen und Rollen. Das dauert eine Weile.

»Wir haben extra für Sie ein bisschen eingeheizt, damit Ihnen nicht kalt wird«, sagt sie.

»Das ist nett. Danke.«

Auch sie gibt sich Mühe, dass es mir gutgeht und ich mich entspannen kann. Dabei ist sie hoch konzentriert, es geht um Millimeterarbeit. Sie kommentiert alle ihre Schritte, sodass ich genau weiß, was oder warum etwas erfolgt. Das reduziert die Nervosität bei mir, schließlich liege ich entblößt bis auf meinen Slip in einem abgedunkelten Raum. Eine Situation, an die ich mich am besten schnell gewöhne, denke ich. Sobald sich die große Maschine sehr nah auf mich zubewegt und ich stillhalten muss, manchmal für Sekunden die Luft anhalten soll, schließe ich meine Augen und übe mich in Vertrauen. Ich sage mir, dass alles zu meinem Besten geschieht. Ich beschließe bewusst, diesem Prozess positiv gegenüberzustehen. Das ist nicht leicht, es ist dunkel, die Geräte sind zum Teil riesig groß und alles sieht futuristisch aus.

Als die Prozedur vorbei ist und ich dem jungen Radiologen angezogen gegenüberstehe, erklärt er mir: »Die Markierungen auf Ihrer Haut dürfen Sie auf keinen Fall entfernen.«

»Ach, kann ich vier Wochen nicht duschen?«, frage ich bestürzt.

»Doch, das dürfen Sie, aber nicht mit Seife. Am besten, Sie waschen sich nur mit Wasser. Verblasste Markierungen können nachgezeichnet werden, sie dürfen aber nicht komplett verschwinden, sonst haben wir ein Problem.«

»Verstehe.«

»Wichtig ist, dass Sie sich während der nächsten Wochen ohne Seife waschen und kein Spray oder Deo im Bestrahlungsbereich verwenden. Das würde die Haut reizen. Sie können sich zwei- bis dreimal am Tag mit einem parfümfreien Puder einreiben, vor allem unter der Achsel.

Dr. Hanssen wird regelmäßig die Verträglichkeit der Behandlung überprüfen. Im Anschluss an die Strahlentherapie wird er Ihnen eine Salbe verordnen, die Sie über ein paar Wochen regelmäßig verwenden. Dann sollte Ihre Haut keinen großen Schaden nehmen.«

Ich bedanke mich bei ihm und sage, wie hervorragend ich mich behandelt und informiert fühle. Er lächelt.

Zwei Tage später, an Gründonnerstag, finde ich mich um 9 Uhr zur zweiten Markierung ein. Diesmal dauert es, wie angekündigt, nur eine Dreiviertelstunde.

Herzkissen im Einsatz

Am Nachmittag fange ich an zu packen. Wir fahren über Ostern zu Onkel Horst.

Ganz in Gedanken will ich mein Uhrarmband lockerer binden, weil es so fest sitzt, und schrecke auf, denn es geht nicht. Der Stift steckt im letzten Loch! Was ist das?

Mein linker Arm ist viel dicker als früher.

Jetzt verstehe ich, warum er mir in letzter Zeit so schwer und anders vorkam. Da war ein dumpfer Schmerz. Nicht aufdringlich, aber die Schwere und die Anspannung der Haut treten stärker in mein Bewusstsein. Ich habe ein Lymphödem, murmele ich vor mich hin. Oh nein!

Ich werde hektisch. Morgen ist Karfreitag und wir sind unterwegs. Ich muss sofort mit Dr. Frei sprechen.

»Das haben Sie richtig erkannt«, stellt Dr. Frei fest.

»Und was bedeutet das? Was kann ich dagegen tun?«, frage ich aufgelöst. »Ich habe doch so gut auf meinen Arm aufgepasst, ihn geschont, nichts getragen.«

»Bei Ihrer zweiten Operation wurden alle Lymphknoten unter dem linken Arm entfernt. Durch die Vernarbung sind die Abflusswege unter Umständen blockiert, sodass die Lymphflüssigkeit nicht abfließen kann und sich staut. Ich gebe Ihnen eine Überweisung zur manuellen Lymphdrainage.«

»Wer macht denn das?«

»Zum Beispiel Frau Paulus. Bei ihr waren Sie ja schon. Die kann Ihren Arm entstauen. Wenn Sie möchten, lasse ich dort direkt anrufen. Vielleicht haben Sie Glück und bekommen kurzfristig einen Termin. Und hier ist die Verordnung für einen Kompressionsärmel. Den müssen Sie sich anfertigen lassen.«

»Muss ich den ab jetzt immer tragen?«, frage ich entsetzt.

»Dazu erkundigen Sie sich am besten bei Frau Paulus oder im Sanitätshaus, wo Sie den Ärmel angepasst bekommen«, rät er.

Es klappt natürlich nicht mit einem schnellen Termin, aber Frau Paulus gibt mir einen direkt nach Ostern. Sie nimmt sich einen Augenblick Zeit für mich, obwohl ich ganz spontan in ihrer Praxis aufgetaucht bin.

»Das macht unsere Charleen«, sagt sie, »Die Lymphdrainage ist eine angenehme und sanfte Massage.«

»Und was kann ich bis dahin tun, damit der Arm nicht weiter anschwillt?«, frage ich.

»Lagern Sie ihn hoch, legen Sie ihn auch beim Schlafen auf ein Kissen, sodass der Lymphfluss zum Herzen gelenkt wird.«

»Ah, dafür kann ich mein Herzkissen, das ich im Krankenhaus bekommen habe, bestens verwenden«, freue ich mich.

»Herzkissen?«

»Ja, das ist ein Kissen mit langen ›Ohren‹ speziell für Brustkrebspatientinnen. Unter der Achsel getragen lindert es den Druck.«

»Das könnte helfen. Außerdem: Durch regelmäßiges Schließen der Hand zu einer Faust und wieder Öffnen pumpen Sie die Lymphflüssigkeit nach oben. Beugen und strecken Sie Ihren Arm, auch zeitweise ganz nach oben. Charleen wird Ihnen weitere Übungen zeigen, mit denen Sie den Lymphfluss positiv beeinflussen können. Und jetzt wünsche ich Ihnen erst mal frohe Ostertage!«

»Danke, die wünsche ich Ihnen auch!«

Osterurlaub

Palmsonntag ist Florian mit dem Zug zu Onkel Horst vorgefahren. Er holt die Reise nach, auf die er in den Herbstferien verzichtet hat.

Onkel Horst hat die Gabe, alles, was er tut, mit Hingabe zu tun. Er weiß zu leben, das Leben zu genießen, und daran wird er Florian teilhaben lassen. Am Telefon hat Florian stolz erzählt, wie seine Zugfahrt war. Seitdem haben wir nichts mehr von den beiden gehört.

Die vierstündige Fahrt läuft trotz Karfreitagsverkehr reibungslos.

»Ich vermisse Florian so. Ob es ihm bei Onkel Horst gut geht?«, fragt Sophie, wie schon während der ganzen Woche, immer wieder.

»Da bin ich sicher. Du wirst sehen«, antworte ich und lächle sie aufmunternd an.

Und schon stehen wir vor Onkel Horsts Tür und ein strahlender Florian kommt uns entgegen. Er stürzt sofort auf seine Schwester zu und die beiden umarmen sich innig. Die Ferien bei seinem Großonkel haben ihn ein Stück wachsen lassen.

»Du bist größer geworden«, sage ich.

»Ja, das glaube ich auch«, sagt Florian und stellt sich aufrecht neben mich. »Schaut mal, bald bin ich größer als Mama!«

Neben der Freude über seine Freude zieht ein bisschen Wehmut durch mich hindurch. Ich fühle mich im Moment alt und geschrumpft, die Chemo hat mir zugesetzt und die Markierungen auf meiner Brust sowie der dicke Arm machen es nicht besser. Aber die Wiedersehensfreude und Florians Stolz überwiegen.

»Kommt rein«, lädt Onkel Horst uns ein. »Florian und ich haben gekocht. Ihr seid sicher hungrig nach der langen Fahrt.«

»Eigentlich müssten wir nach der Fahrt todmüde sein«, sage ich zu Sophie, die nach dem leckeren Abendessen und einem schönen Plausch im Wintergarten zu mir ins Bett gekrochen kommt. Sophies Klappbett steht mit in dem Gästezimmer, das Onkel Horst für uns beide vorbereitet hat. Christian und Florian schlafen jeweils in anderen Zimmern. Florian hat sie uns nach unserem Ankommen stolz gezeigt, als wäre er der Hausherr.

»Stimmt, aber ich bin total wach«, sagt Sophie.

Es ist etwas Besonderes, dass wir beide mitten in der Nacht zusammen munter sind.

Und so entspinnt sich ein wunderschönes Gespräch, in dem Sophie und ich die letzten Monate Revue passieren lassen und sie über ihre Gefühle sprechen kann. Zwischendurch fließen Tränen, bei ihr und bei mir, und wir nehmen uns fest in den Arm.

So nah sind wir uns lange nicht mehr gekommen. Ich freue mich, dass Sophie mir ihr Herz öffnet, und merke, dass sie in den letzten Monaten gereift ist. Mich schwach und manchmal leidend zu sehen, hat viel Kraft in ihr mobilisiert.

»Ich habe dich so lieb«, flüstere ich ihr ins Ohr.

»Ich dich auch«, murmelt sie und schläft selig lächelnd ein.

Die restlichen Tage sind wunderbar. Onkel Horst verwöhnt uns nach Strich und Faden. Meine Mutter ist auch da und hält sich weitgehend zurück, überlässt ihrem Bruder die Regie. Wir gehen Wandern, lecker essen und jeder hat Gelegenheit, sich zu entspannen und auch, sich mal zurückzuziehen.

Zum Schinken im Brotteig, der in unserer Familie karsamstags auf den Tisch kommt, finden sich auch Markus und seine Familie samt Cara ein. Eine herrliche Familienrunde. Da darf der traditionelle Ostereiertausch am Ostersonntag nicht fehlen.

Taxi, bitte!

Kurz vor 11 Uhr am Montagmorgen bin ich pünktlich bei der ersten Bestrahlung. Sie wird wegen der Einstellung der Geräte zwanzig Minuten dauern. Jede weitere Bestrahlung dann nur zwei Minuten.

Die Brunnenfrauen haben ihre Fahrdienste für die erste Woche angeboten, damit Christian nicht zusätzlich belastet wird. Die drei haben einen Plan entwickelt, wie sie sich abwechseln können.

Heute ist Christa am Start, sie macht es sich in dem taghellen Wartebereich bequem. Auf die Minute pünktlich werde ich aufgerufen und lege meine Oberteile in der kleinen Umkleidekabine ab. Mit einem Badetuch umwickelt gehe ich in den Raum mit dem großen Strahlenapparat. Auf dem Weg dorthin zeigt ein Computerbildschirm ein Porträtfoto von mir und meine Daten. So weiß ich, dass das Gerät auf mich eingestellt ist.

Schon bei der Begrüßung vermittelt die Radiologin eine entspannte Atmosphäre. In aller Ruhe werde ich auf der Liege gelagert. Die Markierungen auf meiner Brust stimmt sie exakt mit den Rastern des Strahlengerätes ab. Dann bin ich für einen kurzen Augenblick allein, muss die Luft anhalten und darf mich nicht bewegen. Durch ein Fenster beobachtet sie, ob alles einwandfrei läuft.

»Dass ich wochenlang keinen BH tragen darf, daran muss ich mich erst gewöhnen«, sage ich zu Christa auf der Heimfahrt.

»Das glaube ich dir.«

»Früher war es Mode, keinen BH zu tragen. Da ich mit zwanzig einen kleinen Busen hatte, war das für mich kein Problem. Heute fühle ich mich mit wohler.«

»Also ich gehe nie ohne Büstenhalter aus dem Haus. Das könnte ich mir nicht vorstellen. Es sei denn, ich müsste auf ihn für eine Weile verzichten, das ist etwas anderes, wie bei dir jetzt.«

»Im ›Brustbuch‹ von Susan Love habe ich gelesen, dass es keinen Unterschied macht, ob du einen BH trägst oder nicht. Früher hieß es, man bekommt einen Hängebusen. Der Brustmuskel liegt hinter der Brust, sodass er durch einen BH gar nicht gestützt werden kann.«

»Ach, ist das so? Wusste ich nicht. Trotzdem kommt es sicherlich auch auf die Größe an.«

»Ja, klar, und es spricht nichts dagegen. Ich fühle mich mit hübscher Wäsche attraktiver und habe vor Kurzem einige Wäschestücke aussortiert und zu den neuen BHs, die ich mit meiner Prothese tragen kann, passende Slips gekauft. Ich finde es schön, wenn alles zusammenpasst, auch zu dem, was ich darüber trage.«

»Ja«, meint Christa. »Du hast deinen ganz eigenen Stil, auch in deiner Farbwahl. Bei dir passt immer alles perfekt zusammen!«

»Danke«, sage ich erfreut.

Freitag um 15.20 Uhr habe ich meine fünfte und letzte Bestrahlung für diese Woche. Diesmal fährt Imke mich.

»Wie läuft dein Projekt? Ist alles wieder im Lot?«, fragt sie interessiert. Wir haben uns seit dem Besuch der Brunnenfrauen bei mir Mitte März nicht mehr gesehen.

»Danke, es läuft im Moment richtig gut. Dem Verlag haben unsere neuen Seiten gefallen und mein Grafiker hat wieder Spaß an der Arbeit und macht seine Sache super.«

»Ach, das freut mich aber!« Imke schaut kurz zu mir hinüber und lächelt erfreut.

Und dann erzähle ich ihr, welche Aufregung es zwischendurch gegeben hat, als mein Grafiker das Handtuch geworfen hat.

»Nein. Das glaube ich nicht«, ruft Imke empört. »Du hast doch immer so von ihm geschwärmt.«

»Er ist ja auch toll. Aber da hatte er die Nase gestrichen voll.«

»Und was hast du gemacht?« Imke kann ihren Blick nur mit Mühe auf der Straße halten, so bewegt sie meine Schilderung.

»Du bist sehr gut in deinem Beruf«, sagt sie voller Bewunderung nach meinen Erläuterungen. »So langsam beginne ich zu begreifen, was für ein Multitalent man in deinem Metier sein muss. Da geht es nicht nur um die richtige Rechtschreibung. Für das Projektmanagement muss man Verhandlungsgeschick und viel Fingerspitzengefühl haben. Und das in deiner jetzigen Situation. Wie hast du das denn rein psychisch bewerkstelligt? Als wir uns das letzte Mal gesehen haben, warst du sehr niedergeschlagen. Ich habe mir Sorgen gemacht.«

»Ich habe gemerkt, dass ich meine Kräfte stärken muss und war bei einem Homöopathen, der mich mit Globuli versorgt hat und mir eine interessante Lektüre an die Hand gegeben hat. Außerdem spritze ich dreimal wöchentlich ein Mistelpräparat. Und nicht zu vergessen die Ostertage bei meinem Onkel. Dort haben wir uns alle unglaublich erholt, auch wenn es nur kurz war. Er hat so eine liebe, aufbauende Art.«

»Ja, wohlwollende Gespräche und Zuwendung sind Balsam für die Seele. Ich freue mich, dass es dir inzwischen wieder besser geht.«

»Wenn mich die Bestrahlungen nicht sehr ermüden, wäre das perfekt. Ende Juni fahre ich für drei oder vier Wochen zur Anschlussheilbehandlung. Ich habe eine Zusage von der Rehaklinik. Da kann ich hoffentlich ausspannen.«

Imke fährt mich nach der Bestrahlung zur Praxis von Frau Paulus. Um 16.30 Uhr ist meine erste Lymphdrainage. Sie soll eine Dreiviertelstunde dauern.

Ich bedanke mich mit einer warmen Umarmung. Wie froh ich über diese wertvollen Freundschaften bin.

Zarte Berührungen

Charleen, die attraktive junge Physiotherapeutin, heißt mich freundlich lächelnd willkommen und führt mich zum Behandlungsraum.

»Bitte machen Sie Ihren Oberkörper frei. Hier ist ein Frotteetuch, um Ihre Brust zu bedecken«, sagt Charleen.

Ich mache es mir auf der Liege bequem. Charleen legt eine Rolle unter meine Kniebeuge. Sie beginnt ihre Massage am Hals mit sanften, kreisenden Bewegungen. Leise meditative Musik spielt im Hintergrund. Ich schließe die Augen und genieße die zarten Berührungen. Nach einer Weile fragt Charleen, ob es für mich angenehm ist. Ich bejahe. Daraufhin kommen wir behutsam ins Gespräch. Ich erzähle von meiner Krebserkrankung, den Operationen, der Chemo und der täglichen Bestrahlung.

Charleen hört aufmerksam zu und geht ihrer Massage nach.

Ich werde diese regelmäßige Lymphdrainage als kleine Auszeit ansehen. Hier kann ich abschalten.

An diesem Wochenende findet samstags und sonntags eine Schreibwerkstatt in unserer Stadtbibliothek statt. Ich gehe nur am Sonntag hin, weil ich mich zu schwach fühle.

Meine Brunnenfrauen sind da, und alle anderen lieben Schreiberinnen begrüßen mich herzlich. Ich habe mich entschlossen, dieses Mal nicht mitzuschreiben und freue mich darüber, dass alle einverstanden sind, dass ich nur zuhöre.

Gisela, die die Schreibwerkstatt leitet, animiert mit einem interessanten Schreibanlass dazu, einen längeren Text, der am Samstag geschrieben wurde, in vier Zeilen zu verdichten. Jede Schreiberin reduziert das, was sie am Vortag geschrieben hat, auf vier Zeilen. Dann lesen die Frauen ihre Texte vom Vortag vor.

Es erstaunt mich immer wieder, was jede Einzelne aus dem vorgegebenen Thema gemacht hat. Gern beteilige ich mich daran, den Schreiberinnen wohlwollendes Feedback zu ihren Texten zu geben.

Zur Mittagspause um 13 Uhr steige ich wieder aufs Fahrrad und radele nach Hause. Der Vormittag hat mich erstaunlich angestrengt.

Am Nachmittag werde ich nicht noch einmal kommen. Es sind die intensiven Eindrücke, die lieben Menschen, die ich lange nicht gesehen habe und auch ein bisschen Wehmut darüber, dass ich dieses Mal nicht mitschreibe.

Nach der zehnten Bestrahlung am darauffolgenden Freitag und vor der Lymphdrainage gehe ich ins Sanitätshaus, um mir meinen Kompressionsärmel anpassen zu lassen.

Am Montagmorgen nach dem großen Blutbild hatte ich mir meinen Arm vermessen lassen. Der Kompressionsärmel wurde nach meinen Maßen maschinell gestrickt und sitzt eng. Es wurde auch ein Handschuh dazu angefertigt. Das Material fühlt sich kratzig an. Insgesamt engt das ein.

Ich bin froh, dass ich den Ärmel und den Handschuh zur Lymphdrainage ausziehen kann. Charleen hilft mir dabei.

»Nach der Lymphdrainage wird der Ärmel sicher besser sitzen«, ermutigt sie mich. »Dann ist der Arm nicht mehr so dick.«

»Na, das hoffe ich«, sage ich.

Glücklich bin ich mit diesem neuen Accessoire nicht.

Während Charleen behutsam ihrer Lymphdrainage nachgeht, erzähle ich, wie es mir bei den täglichen Bestrahlungen geht und dass ich zum Glück bisher kaum Nebenwirkungen spüre.

»Allerdings scheint es ein Problem zu sein, dass ich meinen Bestrahlungstermin am Nachmittag haben möchte. Die meisten Leute sind flexibler und kommen am Vormittag. Aber da möchte ich arbeiten. Morgens kann ich mich am besten konzentrieren. Am Nachmittag schwinden meine Kräfte. Da unsere Kinder nicht vor zwei Uhr aus der Schule nach Hause kommen, können wir dann erst essen.«

»Und gehen sie auf Ihre Wünsche ein?«

»Nicht so. Die meisten Termine sind um kurz nach drei.«

»Sprechen Sie das Problem noch einmal klar an. Das lässt sich sicherlich lösen.«

Lieber Besuch

Am Samstagmorgen um 11.22 Uhr kommt Tante Klara mit dem Zug an und stattet uns ihren jährlichen Besuch ab. Wir freuen uns alle auf sie, weil sie ein wunderbarer Gast ist und sich mühelos in unser Familienleben integriert.

Seit einigen Jahren treffen wir beide uns zuerst in Münster, gehen gemeinsam essen und meist ins Museum für Kunst und Kultur. Am späten Nachmittag oder gegen Abend fahren wir zu uns. So haben wir viel Zeit füreinander und die anderen Familienmitglieder können ihren eigenen Interessen nachgehen.

Wir haben uns viel zu erzählen. Tante Klara hört aufmerksam zu und will alles genau wissen, ohne neugierig oder aufdringlich zu sein. Ihr Interesse ist echt und herzlich.

Nach dem Abendessen hilft Tante Klara mir beim Abtrocknen.

»Das hast du schon früher bei Mutti gemacht«, erinnere ich sie. »Und Markus und ich durften zurück zum Spielen. Deshalb, naja, nicht nur deshalb, fanden wir die Besuche von dir immer so toll.«

Mit Tante Klara spreche ich auch über meine Beziehung zu meiner Mutter. Dass ich mir wünsche, wir könnten uns besser darüber austauschen, wie es uns geht, was uns wichtig ist.

»Weißt du, deiner Mutter fällt es nicht leicht, über Gefühle zu sprechen. Wenn wir miteinander telefonieren, sagt sie mir, wie sehr sie für dich hofft, dass alles gutgeht und du dich bald besser fühlst. Du weißt, dass sie sich schwer damit tut, Mitgefühl zu zeigen. Aber das ist nur der äußere Schein. In ihrem Herzen ist sie bei dir und denkt viel an dich.«

So, wie Tante Klara meine Mutter beschreibt, kann ich mich mit ihr versöhnen. Und ich weiß, dass das der einzige Weg ist. Auch wenn ich mir wünschte, dass sie ihre Zuneigung deutlicher zum Ausdruck bringen würde. Im Moment brauche ich davon so viel, wie ich bekommen kann. Es würde uns beiden guttun.

Am Sonntag frühstücken wir in Ruhe und üppig. Christian hat den Tisch festlich gedeckt und sich um alles gekümmert. Das ist sehr lieb von ihm, so kann ich mich ganz auf Tante Klara konzentrieren.

Die Sonne scheint, also machen Tante Klara und ich einen Spaziergang an der Ems entlang. Dabei kommen wir auf unsere jetzige Familiensituation zu sprechen. Tante Klara zeigt mir auch hier, dass sie sich einfühlen kann, hat Verständnis für die schwierige Lage aller Beteiligten. Durch ihre taktvollen Bemerkungen trägt sie dazu bei, dass ich manches besser verstehe.

Ein Gespräch mit ihr tröstet und bestärkt mich darin, dass es sich lohnt, aufeinander zuzugehen. Auch wenn es manchmal schwer ist.

Nach einem leichten Mittagessen, das ich schnell gekocht habe, bringe ich Tante Klara wieder zum Bahnhof. Sie hinterlässt ein wohliges Gefühl bei uns allen. Es war wie immer ein Geben und Empfangen auf beiden Seiten. Angenehm, freudig und völlig stressfrei.

Große Geschenke

Christian hat einen neuen Auftrag! Heute Morgen erhielt er den Anruf. Er kam aufgeregt aus seinem Büro in meines und hat mir davon erzählt. Er soll morgen zu seinem neuen Auftraggeber fahren, dann legt man ihm die Verträge vor. Er kann weiter von zu Hause aus arbeiten und muss nur hin und wieder vor Ort zu Konferenzen. Das heißt, er muss nicht während der Woche woanders wohnen.

Oh, wie ich mich freue! Und wie sein Gesicht sich aufhellt!

Am Donnerstag ist Florians Geburtstag. Er wird fünfzehn! Und er überragt mich jetzt. Das ist für ihn das beste Geburtstagsgeschenk.

»Ich möchte dieses Jahr nicht groß feiern«, hat Florian gesagt. »Am schönsten fände ich es, wenn wir abends alle zusammensitzen würden.«

»Sollen wir Pizza machen?«, habe ich vorgeschlagen.

»Oh ja«, war seine begeisterte Antwort.

Und so stehen wir abends in der Küche um den Küchenblock herum und belegen den Pizzateig auf runden Blechen. Während die Pizza im Ofen ist, packt Florian seine restlichen Geschenke aus. Eines nach dem anderen. Ganz in Ruhe.

Auf dem Gabentisch liegt neben Florians Geschenken auch ein Brief von mir. Mit einem Lächeln öffnet er ihn und liest.

Als Sophie ruft: »Lies ihn mal vor«, schüttelt er den Kopf.

Er kann die Tränen kaum zurückhalten und nimmt mich fest in den Arm. Nach einer Weile flüstert er mir ins Ohr: »Vor allem die letzten Zeilen sind besonders schön.«

Offenes Atelier

Christian und ich nutzen den 1. Mai und fahren nach dem Mittagessen zu meiner zukünftigen Rehaklinik, hundertfünfzig Kilometer von uns entfernt. Das Haus liegt fernab auf einem kleinen Hügel mitten im Wald. Geschützt und verborgen.

Der ganze Komplex wirkt nicht wie eine Klinik. Das höchstens dreigeschossige, weiße Gebäude mit einem relativ neuen Anbau ist halbkreisförmig angelegt. Bis auf wenige Menschen, die in die Cafeteria eintrudeln, um dort Kuchen zu essen, wirkt die Klinik ruhig.

Wir melden uns an und dürfen selbstständig durch die ineinandergreifenden Gebäude gehen. Wegweiser führen uns zu dem großen »Bewegungsbad«, dem mit bunten Bildern behängten »Malraum« und einem geräumigen »Atelier« unter dem Dach.

»Hier werde ich viel Zeit verbringen«, sage ich zu Christian. Das offene Atelier übt sofort eine große Anziehungskraft auf mich aus. An einem Tisch sitzt eine Frau in meinem Alter und formt aus hellbeigem Ton eine Büste. In einem Holzregal und entlang des Fensterbretts stehen viele kleine und große Tonskulpturen.

Auf einer geschützten Terrasse unterhalten sich Leute in kleinen Gruppen. Liegestühle lehnen zusammengeklappt an der Wand. Wir können auf die Balkone sehen, die es vor jedem Zimmer gibt.

Vor uns breitet sich eine große Blumenwiese mit einem Nutzgarten mit Beeten aus. Kreuz und quer sind Wege durch die Wiese gemäht. Das Gelände ist abschüssig und läuft auf einen See zu. Ich fühle mich an die Insel meiner amerikanischen Gasteltern erinnert, vor allem mit dem bewaldeten Ufer rings um den großen See.

Christian und ich spazieren ein wenig herum. Unser Weg führt durch ein Tal und hinüber auf den anderen Hügel zu dem kleinen Ort mit Bioladen und Schule, vorbei an Kuhweiden und Gehöften.

»Meinst du, du hältst es hier aus?«, fragt Christian schmunzelnd. »Du brauchst doch mindestens einen Stoffladen und eine Buchhandlung, um einigermaßen glücklich zu sein.«

»Stimmt wohl. Normalerweise. Aber ich glaube, wenn ich im Juni hierherkomme, brauche ich Ruhe und sonst nichts.«

Wohlgefühl und neue Kraft

Wieder ist fast eine Woche mit täglichen Bestrahlungen um. Noch eine weitere Woche, dann ist Halbzeit.

Heute gehe ich nach der Bestrahlung zu Ursel zum Kaffeetrinken. So hatten wir das im November ausgemacht. Lang, lang ist's her, denke ich. Normalerweise fahre ich nach der Bestrahlung direkt nach Hause.

»Du siehst super aus«, begrüßt Ursel mich freudig. »Bei dem, was du zurzeit so mitmachst! Wenn ich da die Frauen mit ähnlichen Schicksalen sehe. Manche kommen gar nicht mehr aus ihrem Haus raus. Du scheinst das gut wegzustecken.«

»Naja, ich stecke es nicht weg, ich versuche, mich damit auseinanderzusetzen«, erwidere ich. »Ich achte mehr auf mich und tue Dinge, die mir Freude machen. Arbeiten, die mich anstrengen, versuche ich zu vermeiden. Da bin ich egoistisch.«

»Egoistisch würde ich das nicht nennen. Das klingt so selbstsüchtig. Du merkst deine Grenzen und erkennst sie an. Alles, was wir nicht mit Freude machen, fühlt sich anstrengend an. Wir Frauen und Mütter neigen dazu, Missstimmungen keinen Raum zu lassen und gehen meist darüber hinweg. Dabei sagt unsere innere Stimme klar, wann wir eine Pause einlegen oder etwas anderen überlassen sollten.«

»Stimmt wohl«, sage ich nachdenklich.

»Seitdem ich im Ruhestand bin, spüre ich, wie oft ich in meinem Leben über meine Grenzen hinausgegangen bin. Das hat viel Kraft und Energie gekostet und war wahrlich nicht immer zu meinem Besten. Jetzt kann ich darauf viel besser hören und Grenzen setzen, zum Beispiel, wenn meine Enkelkinder da sind und ich merke, dass es mir zu viel wird. Dann suche ich nach einer Möglichkeit für sie, sich für eine Weile selbst zu beschäftigen, und lege mich auf mein Bett. So kann ich die Nachmittage besser verkraften und bin nachher nicht erschöpft, sondern belebt und voller Energie.«

»Das hört sich gut an. Im Alltag mit Beruf, Kindern und Haushalt ist das nicht immer leicht zu bewerkstelligen. Es gibt unendlich viel zu tun. Aber seit Christian mir jeden Tag das Spülen nach dem

Essen abnimmt und die Kinder miteinbezieht, koche ich wieder aufwändiger, auch weil ich weiß, dass ich mich nach dem Essen direkt zurückziehen kann. Früher hat mich das sehr angestrengt, weil ich gerade beim Mittagessen die Müdigkeit gespürt habe nach dem langen Vormittag im Büro. Wenn die Kinder aus der Schule erzählen, kann ich manchmal nicht mehr aufmerksam zuhören. Meine Konzentration lässt nach. Ich hoffe, das ändert sich wieder.«

»Sicherlich. Zurzeit bist du durch die starken Medikamente und deine Bestrahlung zusätzlich belastet. Du wirst sehen, nach der Kur wird es dir viel besser gehen.«

»Ja, das hoffe ich sehr.« Ich erzähle Ursel von meinem Erkundungsausflug mit Christian und welchen Eindruck die Kurklinik auf mich gemacht hat. »Es ist ein außergewöhnlicher Ort.«

»Trägst du deinen Kompressionsärmel jeden Tag?«, fragt Ursel und deutet auf meinen linken Arm.

»Ja, leider. Es ist schwer, sich daran zu gewöhnen. Obwohl er hautfarben ist, fällt er doch sehr auf. Außerdem zwickt er mich ständig in der Armbeuge und ich habe abends nach dem Ausziehen immer zwei rote Striemen an der Stelle. Abgesehen davon, dass mein Daumen dick ist. Ich finde das Prinzip nicht logisch.«

»Diese Kompressionsstrümpfe sind eine Qual. Vor allem, wenn es so richtig heiß wird im Sommer, wirst du deine Freude daran haben. Ich trage auch welche.«

»Ja, der Sommer wird eine Herausforderung. Ich muss jetzt schon höllisch aufpassen, dass ich keine Sonne abbekomme, vor allem auf meinem Dekolleté. Ich musste mir neue T-Shirts kaufen, weil ich keine hochgeschlossenen hatte. Zum Glück kann ich die Ausschnitte nächstes Jahr vergrößern und umnähen.«

»Ein Hoch auf die Nähkunst. Sie macht uns Frauen ein Stück unabhängiger. Nähst du im Moment überhaupt?«

»Nein, dazu habe ich keine Energie. Aber ich freue mich an den Kleidern, die ich mir in den letzten Jahren genäht habe. Jetzt kommt bald der Sommer, dann kann ich sie wieder tragen. Zur Not mit einem hochgeschlossenen Shirt darunter. Mein letztes Nähprojekt war eine Weste für Christian, die ich am Nachmittag nach meiner zweiten Chemo genäht und ihm zu Weihnachten geschenkt habe.«

»Du bist aber auch eine Powerfrau! Nach der Chemotherapie setzt du dich an die Nähmaschine?«

»Kreatives Tun ist die beste Therapie«, sage ich aus Überzeugung. »Nach dem Nähen habe ich etwas Schönes in der Hand.«

»Über die Weste hat er sich sicherlich gefreut.«

»Ja, Christian liebt meine Westen und hat jeden Tag eine an.«

Auf der Heimfahrt klingt das Gespräch mit Ursel nach. Es ist ihre Anteilnahme, ihr Interesse und ihre positive Einstellung zum Leben, die mir ein Wohlgefühl und neue Kraft gegeben haben. Begegnungen, in denen ich offen über meine Krankheit reden kann, tun mir gut. Da muss ich mich nicht verstellen, kann einen Augenblick der Trauer oder ein Gefühl der Erschöpfung zulassen und mich zeigen, ohne dass ich mein Gesicht verliere oder missverstanden werde.

Manche Menschen möchten in mir die Starke sehen, die gegen die Krankheit ankämpft und sie besiegt, auch indem sie nicht darüber spricht, sie ignoriert. Das bin aber nicht ich. Es trifft nicht meinen Kern. Ich stelle mich der Krankheit, setze mich mit ihr auseinander, versuche, die Ursachen zu ergründen und biete ihr Paroli, indem ich mich besser kennenlerne und gut zu mir bin.

Ursel, selbst früher berufstätige Frau und Mutter, kann nachvollziehen und anerkennen, wie es mir geht. Ich fahre beschwingt und gestärkt nach Hause.

Kein Handlungsbedarf

Am Donnerstag habe ich einen Termin bei meiner Hautärztin. Nach dem Hautcheck will ich ihr meine Fußnägel zeigen, die sich seit ein paar Wochen stark verändert haben.

Frau Dr. Warnecke ist etwas älter als ich und strahlt Zufriedenheit aus. Ich lasse den Hautcheck seit Jahren regelmäßig bei ihr durchführen. Meistens kommen wir als Familie. Sie schaut in meine Akte und fragt, wie es mir geht.

»Oh, das tut mir leid«, sagt sie mitfühlend, als sie von meiner Krebserkrankung erfährt.

Frau Dr. Warnecke schaut sich meine Haut durch das Auflichtmikroskop an. »Alles in Ordnung«, sagt sie strahlend.

Ich zögere, dann frage ich, ob ich als Brustkrebspatientin mit einem erhöhten Hautkrebsrisiko rechnen muss.

»Nein, das steht in keinem Zusammenhang«, beruhigt sie mich.

Mir fällt ein Stein vom Herzen. Es von einer Fachfrau bestätigt zu bekommen, gibt mir Sicherheit.

»Jetzt schaue ich mir Ihre Fußnägel genauer an. Vor allem die beiden großen sind im Begriff, sich abzulösen. Das ist eine bekannte Nebenwirkung der Chemotherapie. Allerdings können Sie sehen, dass gesunder Nagel bereits nachwächst. Sie haben Glück, Ihre Nägel wachsen sehr schnell. Es gibt im Moment keinen Handlungsbedarf. Sie können in ein paar Wochen den sich ablösenden Nagel abschneiden oder abfeilen. Wenn Sie damit Probleme haben, kommen Sie in die Praxis oder gönnen Sie sich einen Besuch bei der Fußpflege.«

Nun verstehe ich den Sinn, warum sich unsere Zellen immer wieder erneuern und unsere Nägel und Haare wachsen. Damit nach einer Verletzung oder durch Medikamente, alles wieder nachwächst. Ein Wunder der Natur, über das ich vorher nie nachgedacht habe.

Statt Blumen

Am Nachmittag sitzen wir zu einem Stück Kuchen mit den Kindern im Wohnzimmer am Couchtisch.

»Statt Blumen«, sage ich zu Christian und gebe ihm einen Brief. Er liest ihn leise und schüttelt abwehrend mit dem Kopf.

»Was hast du geschrieben?«, will Sophie wissen.

Florian sagt: »Lies mal vor.«

Christian liest.

Lieber Christian,
herzlichen Glückwunsch zum Vatertag! Dieser Tag gibt mir Gelegenheit, Dir zu sagen, wie dankbar ich Dir bin.
Du bist derjenige, der unseren Alltag in Gang hält. Du räumst ohne zu murren die vielen Kleinigkeiten weg, spülst, kaufst ein und und und. Ohne Dich würde unser Leben aus den Fugen geraten, denn auf mich ist zurzeit kein Verlass.
Danke auch, dass Du spürst, wenn ich Entlastung brauche.
Danke für Dein Verständnis!
Alles Liebe,
Deine Clara

Der ganze Tag wird noch sehr schön. Wir machen einen gemeinsamen Ausflug und Christian darf bestimmen, wohin es geht. Mittags habe ich sein Lieblingsessen gekocht und die Kinder hatten auch etwas Liebes für ihn vorbereitet.

Christians entspanntes Gesicht hellt sich über den Tag hinweg immer mehr auf. Er hat es verdient, im Mittelpunkt zu stehen.

Wellness-Wochenende

Bisher hat meine Mutter es nicht geschafft, uns einmal ein ganzes Wochenende zu besuchen. Auch nicht, als die Kinder klein waren. Deshalb habe ich mir für Muttertag überlegt, sie zu einem »Wellness-Wochenende« einzuladen.

Also hatte ich ihr einen Gutschein geschickt.

Ich war sicher, dass sie den Wochenendbesuch bis auf weiteres verschieben würde. Doch sie überraschte mich, indem sie am Muttertag anrief, sich bedankte und ihren Terminkalender zückte.

Nun ist das Wochenende. Meine Mutter kommt mit dem Zug und ist zum Mittagessen da. Wir essen bei herrlichem Frühlingswetter in unserem Gartenhof. Die Stimmung ist toskanisch schön.

Sophie hatte angeboten, für das Mittagessen zu sorgen. Sie kam früher als sonst aus der Schule. Es gibt Risotto mit gebratenem Lachs. Voller Stolz verteilt sie das Essen auf die Teller. Dass ihre Oma mit dabei ist, macht es für sie besonders, und alle loben das leckere Essen.

»Und, was machen wir jetzt?«, fragt meine Mutter unternehmungslustig.

»Ich lege mich einen Augenblick hin«, sage ich. Das hatte ich mir fest vorgenommen. Ich habe am Vormittag konzentriert gearbeitet und brauche eine Mittagspause. Das hatte ich meiner Mutter am Telefon angekündigt.

Christian sieht mich vorwurfsvoll an, er möchte mit ihr nicht allein sein.

Meine Mutter sagt prompt: »Also ich muss mich nicht hinlegen«, obwohl sie eine fünfstündige Zugfahrt hinter sich hat.

Ratlos schauen wir uns alle für einen Moment an.

Sophie springt ein und sagt: »Omi und ich können eine Radtour machen.«

Sie weiß, dass ihre Großmutter es liebt, Fahrrad zu fahren.

Für Sophie ist das eine echte Herausforderung, und ich freue mich, dass sie es sich zutraut. Ich schaue sie ermutigend und dankbar an. Ihre Oma ist sofort begeistert und ich auch, weil die beiden etwas zusammen machen – ohne mich.

Um 15.30 Uhr ist mein 27. Bestrahlungstermin. Nur noch neun Bestrahlungen, dann habe ich die tägliche Fahrerei hinter mir.

Nach einer Tasse Kaffee versammeln wir uns um kurz vor drei vor dem Auto. Christian hat angeboten zu fahren, und Sophie schließt sich an, weil sie noch nie mit in der Strahlenpraxis war. So wird die Tour ein kleiner Ausflug.

Mir bedeutet es viel, dass sich alle Zeit nehmen. Da die Bestrahlung nur ein paar Minuten dauert, ist es für die anderen kein langer Aufenthalt dort. Und sie bekommen einen Eindruck. Sophie gefallen die Fische im Aquarium. Der Wartebereich ist heute fast leer.

Um 17 Uhr setzen mich die drei bei der Lymphdrainage ab. Alle sind vergnügt, als ich nach Hause komme.

Am Samstag verbringen meine Mutter und ich ein paar Stunden in Münster. Wir fahren früh los und schlendern am noch mäßig gefüllten Markt entlang. Ich zeige ihr meine liebsten Geschäfte und führe sie zum Picasso-Museum, wo eine schöne Ausstellung ist.

Ich mag dieses Kleinod, und meine Mutter besucht gern Museen. Und so gehen wir in harmonischem Einklang durch die Räume, tauschen uns über die Kunstwerke aus, weisen uns gegenseitig auf dies und das hin und entspannen uns angesichts der Kunst.

So langsam beginne ich, die Zeit mit meiner Mutter zu genießen. Sonst habe ich immer das Gefühl, ihren Erwartungen entsprechen zu müssen. Ihr Leben ist glamouröser als meins, sie ist ständig unterwegs, ein Event toppt das nächste. Ich hingegen freue mich über ein einfühlsames Gespräch, ein wohlwollendes Miteinander, gegenseitiges Verständnis und Zuhören.

In einem lauschigen Innenhof essen wir zu Mittag. Da kommt auch sie zur Ruhe. Wir müssen nicht ständig über etwas Neues reden, können uns anlächeln, zufrieden sein. Das ist schön.

Nach einem frühsommerlich schönen Sonntag, den wir für einen Familienausflug nutzen, fährt meine Mutter am späten Nachmittag nach Hause. Sie wirkt zufrieden und erholt. Uns allen hat das entspannte Zusammensein gutgetan.

Meine »Wellness-Idee« hat funktioniert.

Richtig sauer

Heute Morgen muss ich um 9 Uhr in der Strahlenpraxis sein und um 9.20 Uhr habe ich einen Termin zur Markierung für die Boost-Bestrahlung. Am Ende der Strahlentherapie wird der unmittelbare Tumorbereich mit erhöhter Dosis bestrahlt, um das Risiko, dass der Krebs wiederkommt, zu minimieren.

Es sind nur noch acht Mal! Am 5. Juni wird meine letzte Bestrahlung sein. Nur noch zwei Wochen!

Um 19 Uhr ruft mein Homöopath an.

Dr. Krause hatte mich gebeten, meine Urinwerte anhand von ph-Teststreifen auf seinen Säuregehalt hin zu messen. Das habe ich fünf Tage lang dreimal am Tag vor den Hauptmahlzeiten gemacht und ihm die Werte gefaxt.

»Sie sind zu sauer«, sagt er am Telefon. »Sie sollten ihre Ernährung komplett umstellen und Stress abbauen.« Dieser Vorschlag ist einer von vielen, die Dr. Krause mir im Laufe der Gespräche mit auf den Weg gegeben hat.

Ich bin verärgert und beende das Gespräch schnell.

So ein Unsinn. Meine Ernährung komplett umstellen und Stress abbauen. Toller Ratschlag! Am Ende der Krebstherapie, während der ich alle möglichen Neuerungen auf mich nehmen musste, soll ich jetzt noch meine Essgewohnheiten umstellen! Die einzige Konstante, die mir geblieben ist.

Als ich im Internet unter »Übersäuerung« nachsehe, sehe ich, dass eine Ernährungsumstellung extrem große Veränderungen nach sich ziehen würde. Und das nach allem, was ich durchgemacht habe! Ich kann mit seinem Vorschlag in der jetzigen Situation nichts anfangen und bin ziemlich wütend.

Dienstagnachmittag bin ich bei Frau Große Beermann. Ich erzähle ihr aufgebracht von dem Ernährungsvorschlag des Homöopathen.

»Ich habe schon ein Dreivierteljahr alles Mögliche nicht gegessen, entweder, weil es mir nicht mehr geschmeckt hat oder weil meine

Mundschleimhaut so angegriffen war. Und jetzt kommt Dr. Krause mit der Idee einer Ernährungsumstellung. Ich kann und will nicht mehr!«, schimpfe ich.

Frau Große Beermann reagiert wie immer völlig ruhig. Sie fühlt sich zum Glück nicht angegriffen, sondern sagt nach einer kurzen Pause: »Was würden Sie denn am liebsten tun?«

»Auf keinen Fall meine komplette Ernährung umstellen, das ist mal sicher!«, antworte ich noch einmal heftig.

»Ja, das verstehe ich. In der Rehaklinik, in die sie gehen werden, wird es mit Sicherheit eine Ernährungsberatung geben. Wollen Sie nicht vielleicht abwarten, was man Ihnen dort rät? Dann können Sie sich nach der Reha Gedanken darüber machen, was Sie davon in Ihren Alltag übernehmen können und wollen?«

»Das ist ein ausgezeichneter Vorschlag. Und den Termin mit Dr. Krause sage ich ab. Im Moment habe ich keine Nerven dafür.«

Ich bin Frau Große Beermann unendlich dankbar, dass sie mir in den Gesprächen, die ich alle vierzehn Tage mit ihr führen darf, nicht nur zuhört. Sie hilft mir, aktuelle Probleme zu lösen, die ich mit niemandem besprechen könnte. Sie schenkt mir ihre Zeit und ihr Ohr. Sie gibt mir nicht das Gefühl, dass ich selbst auf eine Lösung kommen müsste. Ich kann bei ihr weinen. Das hält sie mit mir aus. Ohne Wertung. Obwohl ich manchmal denke, dass es sicherlich andere Patientinnen und Patienten gibt, die ihrer Hilfe mehr bedürfen. Trotzdem. Ich nehme das Angebot der Krebsberatungsstelle an und für mich in Anspruch.

Am Abend rufe ich Herrn Dr. Krause an und sage ihm, dass mich seine vielen Vorschläge völlig überfordern.

»Sind Sie inzwischen auf ein Konstitutionsmittel gestoßen, das meine Selbstheilungskräfte stärken kann?«, frage ich ihn direkt. Denn aus diesem Grund bin ich ursprünglich zu ihm gegangen.

»Nein, das ist nicht möglich, da sie sich in einem Ausnahmezustand befinden, der eine Konstitutionsbehandlung nicht zulässt.«

»Na, das erstaunt mich jetzt aber«, antworte ich brüskiert und ärgere mich, dass er mir das nicht eher gesagt hat. »Jedenfalls werde ich, was meine Ernährung angeht, das Angebot der Reha abwarten.«

Auf der Zielgeraden

Heute ist das Abschlussgespräch mit dem Strahlenarzt und morgen meine letzte von sechsunddreißig Bestrahlungen!

Dr. Hanssen lächelt mich wie immer freundlich an. »Das ist doch alles prima gelaufen«, meint er zur Begrüßung. »Wie geht es Ihnen?«

»Danke! Ja, ich bin überrascht, wie gut ich alles vertragen habe. Bis auf eine leichten Rötung der Haut merke ich nichts.«

»So soll es sein«, freut er sich. »Darf ich mir das bitte einmal genauer ansehen?«

»Ja, natürlich«, sage ich und wende mich der Umkleidekabine im Behandlungsraum zu.

Dr. Hanssen ist behutsam in seinem Umgang mit der Situation, dass ich hier fast komplett nackt vor ihm stehe. Es kostet mich immer wieder Überwindung. Deshalb ist es mir wichtig, dass er sich auf seine Aufgabe konzentriert und mich nicht zu lange »oben ohne« vor sich stehen lässt.

»Ziehen Sie sich bitte wieder an. Ich kann nichts Auffälliges feststellen.« Währenddessen redet er weiter. »Das ist erfreulich und ein Zeichen dafür, dass wir prima aufgepasst haben. Sie auch auf sich!«

Als ich ihm wieder gegenübersitze, sagt er: »Achten Sie darauf, dass sie sich der Sonne nicht direkt aussetzen, bleiben sie im Schatten, verdecken Sie Ihr Dekolleté mit einem Tuch oder tragen Sie hoch geschlossene Kleidung.«

»Das werde ich. Es ist ja nur für diesen Sommer.«

»Reiben Sie die bestrahlte Fläche in den nächsten vier Wochen großflächig einmal am Tag mit einer entzündungshemmenden Hautcreme ein. Sie enthält die heilenden Substanzen von Mutterkraut. Ich schreibe sie Ihnen auf.«

Er reicht mir das Privatrezept für die Salbe. »Danach sollten Sie zur Rückfettung ein- bis zweimal täglich eine regenerierende Pflegesalbe mit dem pH-Wert 5 auftragen. Und in einer Woche dürfen Sie sich wieder mit Seife waschen«, ergänzt er lächelnd.

»Oh ja, das ist gut. Wann kann ich wieder einen BH tragen?«

»Warten Sie noch zwei Wochen.«

»Okay.«

»Wie weit sind Sie mit Ihrem Buchprojekt?«, fragt Dr. Hanssen unvermittelt. Ich bin erstaunt, dass er das noch weiß, und erzähle, dass alle Seiten inzwischen layoutet sind und ich mich in der Korrekturphase befinde.

»Toll! Wie oft haben Sie den Text schon gelesen? Wird das nicht mit der Zeit langweilig?«

»Nein, ganz und gar nicht. Immerhin geht es um fünfhundert Seiten, da gibt es immer viel Schönes zu sehen und zu entdecken.«

»Ach, so ein dickes Buch wird das!«, ruft er erstaunt.

»Ja!«, sage ich stolz. »Die Fahnenkorrektur mag ich besonders gern«, erzähle ich weiter. »Das Buch ist fast fertig und ich genieße jede Zeile und jedes Bild. So genau werde ich mich damit nie mehr befassen können. Es ist schön, wie die Bilder beim Scrollen auf dem Bildschirm erscheinen, viel größer, als sie im Buch sein werden.«

»Das klingt interessant«, nimmt er begeistert Anteil. »Ich gratuliere Ihnen! Das ist eine Leistung, auf die Sie stolz sein können. Wenn das Buch fertig ist, möchte ich es gern sehen.«

»Das sollte sich machen lassen«, erwidere ich freudig.

»Und Ihren Kompressionsärmel? Werden Sie den denn immer tragen müssen? Er sieht nicht gerade attraktiv aus, vor allem bei ärmelloser Kleidung im Sommer.«

Ich schaue auf meinen linken Arm und bin pikiert. Das klingt seltsam von einem Arzt.

»Naja, schön und bequem ist das nicht. Aber wenn's hilft, werde ich ihn so oft wie möglich tragen«, erwidere ich. Für einen Augenblick bin ich befremdet. Aber mit diesem Gefühl will ich das Gespräch nicht beenden, deshalb sage ich beim Aufstehen: »Ich bedanke mich ausdrücklich bei Ihnen und Ihrem Team für die freundliche und zuvorkommende Behandlung. Das hat die lange Phase der Strahlentherapie für mich erträglich gemacht. Vielen Dank!«

»Das freut mich zu hören«, gibt Dr. Hanssen zurück. »Jetzt können Sie zu Ihrem normalen Leben zurückkehren. Ich wünsche Ihnen viel Freude daran und alles Gute!«

Neue Weichen

Am Dienstagnachmittag bin ich in der Praxis meiner neuen Gynäkologin. Ich sollte mich nach allen Therapien bei ihr melden. Außerdem brauche ich die Überweisung für Dr. Guth.

Vor dem Gespräch wird mir Blut entnommen. Außerdem muss ich mich auf die Waage stellen.

»Wie geht es Ihnen, nachdem Sie die Chemo und die Bestrahlung überstanden haben?«, fragt Frau Dr. Bach einleitend.

»Zum Ende der Chemo ging's mir schlecht«, sage ich. »Aber die Bestrahlung war okay. Ich bin allerdings sehr erschöpft.«

»Das kann ich mir vorstellen. Haben Sie die ganze Zeit während der Therapien voll gearbeitet?«, ist Frau Dr. Bach erstaunt.

»Naja, ich bin selbstständig, sodass ich mir die Zeit einteilen kann. An schlechten Tagen habe ich mich ausgeruht, aber an anderen hat es mir sogar viel Freude gemacht. Ich liebe meinen Beruf.«

»Das ist schön für Sie. Arbeit kann ein großer Kraftspender sein. Bald geht es mit der Antihormontherapie für Sie los. Wir müssen den Hormonspiegel abwarten, dafür hat man Ihnen vorhin Blut abgenommen. Der bestimmt Ihren Menopausestatus.«

»Aha. Das heißt, ob ich in den Wechseljahren bin oder nicht?«

»Ja. Während der Chemotherapie bleibt die Periode meist aus. Sie sind in einem Alter, in dem man davon ausgehen kann, dass sie nicht mehr wiederkommt. Aber da müssen wir sicher sein. Davon hängt das Präparat ab. Es ist ein teures Medikament, aber Sie können beruhigt sein. Ich werde es Ihnen verschreiben. Den Löwenanteil zahlt Ihre Krankenkasse.« Ich atme erleichtert auf.

»Was halten Sie von der Bisphosphonat-Therapie?«, frage ich weiter. »Ich habe unterschiedliche Meinungen dazu gehört.«

»Ich kann Ihnen dazu nicht viel sagen. Die Erkenntnisse sind noch nicht ausgereift. Soweit ich weiß, zahlt die Kasse das nicht.«

»Stimmt. Aber Dr. Guth schwört darauf. Trotzdem habe ich Bedenken, vor allem vor mögliche Knochenschäden im Kiefer.«

»Ja, davon habe ich gehört. Ich hatte bisher keine Patientin, die Bisphosphonate verabreicht bekam.«

Leider kann mir Frau Dr. Bach nicht sagen, wie ich an einen Nachsorge-Pass komme. Aber auf meine Frage zum Tumormarker meint sie immerhin: »Ich weiß nicht, ob Herr Dr. Guth Ihren Tumormarker bestimmt hat. Meist gibt es viel Verwirrung, die zu psychischer Belastung führen kann, wenn der Tumormarker erhöht ist, weil er bei Brustkrebs nicht eindeutig ist.«

Ich notiere mir ihre Antworten und gebe mich damit zufrieden, weil ich am kommenden Tag den Termin mit Dr. Guth habe. Was ein Tumormarker genau ist, wird er mir hoffentlich erklären.

Hohes Risiko?

Mit Dr. Guth bin ich um 15 Uhr verabredet. Ich freue mich, wieder einmal zu sehen. Die Gespräche sind immer wertvoll.

Heute ist eine junge Ärztin bei ihm, die er mir kurz vorstellt, deren Name ich aber nicht verstehe. Er fragt nach dem Verlauf der Bestrahlung, ob ich Nebenwirkungen gehabt habe und ob meine Mundschleimhaut verheilt sei. Obwohl ich einige Zeit nicht mehr bei ihm war, scheint ihm alles gegenwärtig. Trotzdem ist die Stimmung anders als sonst. Ich hole mein Buch hervor und schlage es bei dem Lesebändchen auf.

»Schießen Sie los, Frau Berg. Sie haben sicherlich einige Fragen mitgebracht«, sagt er mit einem Schmunzeln, wendet sich der jungen Frau zu und erklärt ihr, dass ich immer einen ganzen Katalog für ihn habe. »Das finde ich lobenswert. Denn alles, was die Patientin beunruhigt, beeinträchtigt den Heilungserfolg.«

Wir reden über die Antihormontherapie und er bestätigt, dass wir den Hormonspiegel abwarten müssen. »Ihre Gynäkologin wird Ihnen das Präparat verschreiben, sobald wir entschieden haben, welches für Sie richtig ist. Ich setze mich direkt mit ihr in Verbindung.«

Ich schildere ihm meine Bedenken wegen der starken Nebenwirkungen. Ich hatte dazu vor ein paar Wochen einen Vortrag in der Krebsberatungsstelle gehört und war entsetzt. Viele Frauen berichteten von schlechten Erfahrungen, dass sie ihre Wechseljahre mit voller Wucht erlebt haben. Es ging um Hitzewallungen und Gewichtszunahme, Gelenkschmerzen und Unwohlsein. Nicht nur eine Frau sagte, dass sie die Therapie vorzeitig abgebrochen habe.

Dr. Guth reagiert ungewohnt scharf: »Diese Therapie ist absolut notwendig. Sollten Sie das Präparat nicht vertragen, suchen wir ein anderes.«

Daraufhin reden wir über die Bisphosphonat-Therapie. Dr. Guth erläutert, dass bei halbjährlicher Gabe keine Knochenveränderung oder andere schwerwiegende Schäden zu erwarten seien.

»Alle meine Hochrisikopatientinnen nehmen das!«, sagt er und schaut mich streng an.

Hochrisikopatientinnen? Den Begriff habe ich noch nie gehört. Für einen Moment bin ich stumm. Dann überwinde ich mich, weil ich das unbedingt wissen muss.

»Bin *ich* eine Hochrisikopatientin?«

»Ja natürlich, Frau Berg, bei *Ihrer* Diagnose!«

Da muss ich schlucken. Der Begriff macht mir Angst.

Ich sehe auf meine Notizen, um mich zu fassen, und erkundige mich dann nach dem Tumormarker. Dr. Guth ist der gleichen Ansicht wie Frau Dr. Bach, dass ein Tumormarker nur Verwirrung stiftet, weil er bei erhöhten Werten Ängste schürt, die sich in vielen Fällen als unbegründet herausstellen.

»Was sind Tumormarker genau?«

»Tumormarker sind Proteine oder andere biologische Substanzen im Blut. Stellen wir eine erhöhte Konzentration im Gewebe oder in Körperflüssigkeiten fest, kann das auf einen Tumor oder ein Rezidiv hindeuten. Aufgrund oft geringer Spezifität sind sie jedoch nur zur Verlaufskontrolle geeignet.«

»Ach so«, murmele ich. Manchmal drückt sich Herr Dr. Guth sehr fachspezifisch aus.

Nach dem Nachsorge-Pass gefragt, sagt er: »Alle Daten sind bei Ihren behandelnden Ärztinnen und Ärzten gespeichert, außerdem stigmatisiert so ein Pass.«

Verstehe ich nicht. Ich dachte, der Pass dient dazu, den Überblick zu behalten. Und was meint er mit Stigmatisierung? Der Behindertenausweis, den ich im Theater oder Kino vorzeigen kann, um eine Ermäßigung zu erhalten, ist eher geeignet zur Stigmatisierung.

Ich äußere diese Gedanken nicht, will bei der Sache bleiben und Dr. Guths Zeit nicht über Gebühr beanspruchen, also komme ich zum nächsten Thema, dem Kompressionsärmel.

»Den Ärmel sollten Sie unbedingt tragen und regelmäßig zur Lymphdrainage gehen, die verschreibt Ihnen Ihr Hausarzt. Und bei jeder Nachsorgeuntersuchung müssen wir Ihren Oberarm messen, um den Verlauf des Lymphödems zu überwachen.«

Ich erzähle ihm, wie angenehm ich die Gespräche mit Frau Große Beermann finde und dass ich mich wundern würde, dass nur so wenige dieses Angebot wahrnehmen.

Dr. Guth erwidert, dass er sich intensiv um seine Patientinnen kümmere und deshalb eine weitere Betreuung nicht notwendig sei.

»Aber es gibt über das Medizinische hinaus Probleme, die man nicht unbedingt mit seinem Arzt bespricht«, wage ich mich einen Schritt vor. »Mir hat sie jedenfalls geholfen.«

»Unsere Sozialarbeiterin, Frau Nah, weist alle Frauen auf diese Möglichkeit hin. Und ich unterstütze sie selbstverständlich darin.«

Ich würde gerne noch ergänzen, dass ich es bedaure, Frau Große Beermann nicht während meiner Krankenhausaufenthalte kennengelernt zu haben. Da hatte ich viel Zeit, Zeit des bangen Wartens, und viele ungelöste Fragen, für die sie mir eine kompetente Gesprächspartnerin gewesen wäre. Aber ich will nicht undankbar erscheinen. Dr. Guth hat viel für mich getan, vor allem auch als Psychoonkologe. Ich möchte nur meine Erfahrung äußern und anderen Frauen, die hier behandelt werden, eine Stimme geben. Normalerweise hat Dr. Guth dafür ein Ohr. Heute nicht.

Eine Frage muss ich dennoch unbedingt stellen: »Ist es sinnvoll, meinen verbliebenen Eierstock zu entfernen, mein rechter Eierstock ist vor Jahren entfernt worden. Ich habe gehört, dass sich dort Metastasen bilden können.«

»Eine Eierstock-OP könnte sinnvoll sein, wenn Sie fünf Jahre jünger wären. Ich halte das in Ihrem Fall nicht für notwendig.«

»Ah, da bin ich froh«, atme ich erleichtert auf. »Das bleibt mir dann wenigstens erspart.«

»Sie treten sicherlich bald Ihre Anschlussheilbehandlung an. Ich wünsche Ihnen gute Erholung! Wir sehen uns im August zur Bisphosphonat-Infusion. Lassen Sie sich bitte einen Termin geben.«

Dr. Guth begleitet mich hinaus. Ich bedanke mich bei ihm.

Auf dem Nachhauseweg lasse ich das Gespräch Revue passieren. Herr Dr. Guth hat mir viele Informationen gegeben. Und auch ein neues Wort: »Hochrisikopatientin«. Allein beim Gedanken daran schießen mir Tränen in die Augen. Mit diesem Wort steht plötzlich alles infrage. Wie ein einziges Wort einen aus der Bahn werfen kann.

Christian berichte ich nur kurz von meinem Termin. Er mag es nicht, wenn ich zu sehr ins Detail gehe und ihn mit Informationen überschütte. Beim Wort »Hochrisikopatientin« schreckt er jedoch kurz auf.

»Was meint Dr. Guth damit?«, fragt er.

»Ich denke, er meint, dass ich weiterhin gefährdet bin.«

»Ja, aber er sagte, dass du nach fünf Jahren als geheilt giltst.«

»Schon, aber die fünf Jahre sind noch nicht vorbei!«

Ich würde mich am liebsten in Christians Arme schmiegen und losheulen. Aber Christian hat sich wieder seinem Computer zugewendet. Also gehe ich in mein Büro, lasse mich auf meinen Lesesessel fallen und weine still.

Es gelingt mir, am Abend meine Mutter zu erreichen, und sie sagt diesmal nicht, wie sonst oft, dass sie mich später zurückruft, weil sie keine Zeit hat. Sie klingt, als sei sie ganz bei mir. Also berichte ich ihr von dem Arztgespräch und spreche das angsteinflößende Wort noch einmal aus.

»Das ist ja furchtbar«, sagt sie. »Was meint er damit?«

Ich antworte ähnlich wie Christian gegenüber.

Nach einer kleinen Pause sagt sie etwas sehr Schönes und Tröstliches: »Ich wünschte, ich könnte dir meine Brust geben. Ich bin eine alte Frau, ich brauche sie nicht mehr.«

»Danke, Mutti, das ist lieb von dir«, kann ich gerade noch ins Telefon murmeln, dann weine ich hemmungslos. Und sie hält still, am anderen Ende der Leitung.

Es ist so schön, dass sie jetzt bei mir ist. Wir legen erst auf, als ich mich beruhigt habe.

Wahre Liebe

Seit zwei Tagen darf ich mich wieder mit Seife waschen und erfreue mich heute Morgen an einer genüsslichen Dusche. Ich lasse das Wasser über meinen Körper rieseln und denke, wie tapfer er bisher alles über sich hat ergehen lassen. Trotz aller Angriffe hat er zu mir gestanden und sieht genauso aus wie immer.

Ich nehme mir vor, viel aufmerksamer zu duschen und meinen Körper beim Einseifen behutsam zu streicheln. Er hat es verdient.

Nach einem reichhaltigen Frühstück und ausgiebiger Zeitungslektüre fahre ich zu meiner Freundin Gabriela nach Telgte, um mit ihr auf einen holländischen Stoffmarkt zu gehen. Ich habe zwar ewig nichts mehr genäht, aber Stoffe kaufen ist sehr verführerisch. Ich freue mich, dass Gabriela sich von ihren häuslichen Pflichten freimacht und wir uns ein paar schöne Stunden gönnen.

Die Sonne strahlt und wir beide haben beste Laune. Tatsächlich finde ich zwei wunderschöne Baumwolljerseys in leuchtenden Farben mit großen weißen Punkten.

»Aus dem einen nähe ich ein Sommerkleid für Sophie«, erzähle ich Gabriela, »aus dem anderen eins für mich. Sophie darf sich aussuchen, welchen Stoff sie möchte.«

»Ich habe auch Sachen für meine Jungs genäht, vor allem zu Karneval. Aber dass ich das entspannend finde, so wie du, davon bin ich weit entfernt«, lacht Gabriela.

Wir setzen uns in ein nettes Lokal am Emsufer und genießen die Sonne und unsere Vertrautheit. Da wir uns schon lange kennen und ähnliche Erfahrungen in der Kindheit gemacht haben, gelingt es uns immer, über wesentliche Dinge zu sprechen und uns in unserem Frausein wohlwollend zu stärken.

Mit Gabriela kann ich gut über die Beziehung zu meinen Eltern reden. Auch Gabriela war ein Scheidungskind. Inzwischen wohnt ihre Mutter auch in Telgte, und Gabriela leidet darunter, dass sie nur ihre eigenen Probleme sieht und nicht auf die Idee kommt, ihre berufstätige Tochter und Mutter von zwei Kindern zu unterstützen.

»Meistens kommt sie völlig unangemeldet bei uns hereingeschneit und erwartet, dass ich alles stehen und liegen lasse.«

»Oh je, das stelle ich mir anstrengend vor. Was bin ich froh, dass ich in einer anderen Stadt wohne und von Blitzbesuchen verschont bin. Trotzdem gelingt es mir bis heute nicht, mich angemessen abzugrenzen. Ich meine immer, für das Glück meiner Mutter verantwortlich zu sein. Dabei ist das ja an sich schon falsch. Ihre Rolle wäre das vielmehr gewesen, vor allem, als ich ein Mädchen war. Und ich? Kaum bin ich in ihrer Nähe, gefällt mir das, was ich anhabe, nicht mehr, und ich fühle mich unbedeutend. Das kann doch nicht sein.«

»Ich kenne deine Mutter ein wenig und weiß, wie kritisch sie ist. Wir haben sehr fordernde Mütter. Das Einzige, was wir dagegensetzen können, ist wahrscheinlich, ihre Wertungen nicht zu übernehmen. Du bist eine tolle Frau. Das weißt du auch. Denk daran.«

»Das sagt sich so leicht. Jetzt, wo es mir mies geht, sehne ich mich danach, von ihr getröstet zu werden. Verrückt, oder?«

»Nein, das ist nicht verrückt, das ist menschlich. Du hast jedes Recht der Welt, dich in deiner jetzigen Situation schwach und hilfsbedürftig zu fühlen. Du bist und bleibst ihre Tochter.«

»Obwohl ich nicht mehr klein bin, möchte ich, dass sie mich so liebt und akzeptiert, wie ich Sophie und Florian liebe. Dabei weiß ich, dass es ihr schwerfällt, Gefühle auszudrücken.«

»Gerade wenn wir krank sind, sehnen wir uns nach mütterlicher Fürsorge. Jedes Kind will von seiner Mutter geliebt werden.«

Ich erzähle Gabriela von meinem Muttertagsgeschenk.

»Du schenkst deiner Mutter ein Wellness-Wochenende, obwohl du selbst eines gebrauchen könntest? Und sie hat es angenommen? Das finde ich unglaublich!«

»Ja, ich war auch überrascht. Doch dann war es sogar für mich ein erholsames Wochenende, weil Christian und die Kinder mir vieles abgenommen haben und ich mein eigenes Wohl nicht aus dem Blick verloren habe. Dabei ist mir bewusst geworden, wie schön wir es haben und dass wir aufeinander achtgeben.«

»Darauf könnt ihr stolz sein. Das haben unsere Eltern nicht geschafft. Ich finde es verständlich, wenn du dich nach Unterstützung sehnst. Nicht jeder kann seine Empfindungen ausdrücken wie du.«

»Ja, deshalb bin ich froh, dass ich durch Florian und Sophie an diese Gefühle herangekommen bin. Und dass sie diese Liebe erwidern. Das ist das Schönste auf der ganzen Welt.«

»Das finde ich auch.«

»Und weißt du was? Am Mittwoch habe ich mit meiner Mutter telefoniert und sie hat sich Zeit genommen und mir zugehört.«

»Oh, das ist schön. Siehst du, hat das Wellness-Wochenende weiter ausgestrahlt. War doch eine prima Idee von dir.«

»Ja, stimmt.«

Dann erzähle ich Gabriela von dem Wort »Hochrisikopatientin«, das mir so viel Angst einjagt.

»Da wäre ich auch erschrocken. Du Arme!«, sagt sie und nimmt mich liebevoll in den Arm. »Du wirst sehen, alles wird gut. Du bist schon so weit gekommen. Der Krebs hat keine Chance mehr bei dir.«

Bevor wir auseinandergehen, erkundigt sich Gabriela nach dem aktuellen Stand meines Buchprojektes. »Wie hast du es geschafft, doch weiterzumachen, nachdem du im Februar so verzweifelt warst?«

Ich erzähle es ihr und dass ich froh bin, damals nicht aufgegeben zu haben.

»Trotzdem bin ich dir dankbar, dass du zum richtigen Zeitpunkt bei mir warst und mich in meinem Wunsch, meine Gesundheit vor das Buchprojekt zu stellen, unterstützt hast. Nur so konnte ich mich aus freien Stücken voll dafür entscheiden. Das hat mir die Kraft gegeben, durchzuhalten und den Schwierigkeiten, die geballt kamen, Paroli zu bieten.«

Eine neue Perspektive

Am Sonntag um 18 Uhr holen mich Anna und Matthias zum Besuch des Theaterfestes in Münster ab. Das ist eine tolle Abwechslung und ich wollte schon immer einmal dorthin gehen.

Danach schlägt Anna das mexikanisch Lokal ganz in der Nähe vor. Ich esse sehr gern mexikanisch, weil es mich an meine Mexikoreise mit meiner amerikanischen Freundin Amy erinnert. Dort haben wir so viel erlebt, sind ganz in die Kultur eingetaucht und haben sogar einige Pyramiden bestiegen. Wir waren im Blauen Haus von Frieda Kahlo und haben die Fresken von Diego Rivera, ihrem Mann, in Mexico City bestaunt.

Nach dem Essen erzähle ich Anna und Matthias von meinem Gespräch mit Dr. Guth, das immer noch in mir rumort und mir keine Ruhe lässt.

»Sieh es mal von einer anderen Seite«, sagt Matthias behutsam. »Dr. Guth hat dich bisher einfühlsam begleitet. Vielleicht war es ihm im Beisein der jungen Ärztin ein Anliegen, dir die Wichtigkeit seiner ärztlichen Fürsorge zu verdeutlichen. Für einen Mediziner scheint er eine Ausnahme zu sein, wenigstens höre ich das aus deinen Schilderungen heraus. Für ihn ist der Begriff sicherlich eine Kategorisierung, die zugegebenermaßen erschreckt. Aber darüber hinaus scheint er doch positiv gestimmt, was deine Heilung angeht.«

»Ja, du hast recht. Wahrscheinlich bin ich so empfindlich, weil ich aus der bisher engmaschigen Begleitung entlassen wurde. Ich bin jetzt auf mich gestellt. Das beunruhigt mich.«

»Du hast doch weiterhin deine regelmäßigen Kontrolltermine bei ihm und den anderen Ärzten und Ärztinnen«, beschwichtigt Anna und legt ihre Hand sanft auf meinen Arm. »Die passen auf dich auf. Du hast alle mit viel Sorgfalt für dich ausgesucht. Ich hätte mich wahrscheinlich dem Erstbesten ans Messer geliefert. So viel Weitsicht wie du hätte ich mit Sicherheit nicht gehabt.«

Sommer

Nur Mut!

Charleen erwartet mich mit freundlichem Lächeln zur Lymphdrainage. Auf ihre Frage, wie es mir heute geht, erzähle ich ihr von dem aufregenden Wochenende, das vor mir liegt.

»Wir fahren nach Franken, mein Onkel wird siebzig.«

»Das gibt sicher ein großes Familienfest«, mutmaßt Charleen.

»Ja, mit feierlichem Empfang und vielen Leuten im Abendkleid. Mir graust davor.«

»Ach ja?«, meint Charleen behutsam.

»Am Wochenende soll es heiß werden und dann die vielen Leute! Wie soll ich das überstehen? Mir ist jetzt schon alles zu viel.«

»Müssen Sie dahin?«

»Schon, auch wegen der Kinder. Viele Verwandte sehen wir nicht häufig. Und ich meine, diesen großen Geburtstag sollten wir wahrnehmen, zumal ich meinen Onkel über alles liebe. Er ist der Fels in der Brandung für mich, seit ich denken kann. Deshalb würde ich nur ungern absagen.«

»Verstehe.« Charleen massiert meinen Arm mit sanften Bewegungen. Wir schweigen. Plötzlich habe ich einen Gedankenblitz.

»Vielleicht traue ich mich, meine Perücke abzunehmen und mit Kurzhaarschnitt zu gehen«, murmele ich vor mich hin.

»Sind Ihre Haare schon so lang?«, fragt Charleen enthusiastisch.

»Naja. Ich habe meine Haare noch nie so kurz getragen und weiß nicht, wie es wirkt. Manchen Frauen steht das. Bei mir bin ich mir nicht so sicher.«

»Ihre Tochter weiß das bestimmt.«

»Super Idee! Sophie wird mir sagen, ob ich mich so auf die Straße trauen kann. Die meisten Frauen warten bis zur Reha, habe ich gehört. Es wäre eine Erleichterung, am Wochenende keine Perücke zu tragen. Außerdem muss ich mich dann nicht verstellen.«

Zu Hause angekommen, frage ich Sophie.

»Na klar«, ist ihre Reaktion. »Das sieht schön aus.«

»Bist du sicher?«, äußere ich meine Zweifel. »Was werden die anderen sagen? Schließlich gehen wir auf ein großes Fest.«

»Wenn du dich so toll schminkst, wie du das in deinem Kurs gelernt hast, dann sieht das supermodern aus.«

»Danke, meine Süße, du bist mir eine große Stütze, weißt du das?«, sage ich und nehme Sophie fest in den Arm.

»Willst du wirklich so fahren?« Christian schaut mich entsetzt an, nachdem wir im Auto abfahrbereit sitzen.

»Ja«, sage ich. »Ich habe die Perücke zu Hause gelassen, damit ich nicht rückfällig werde.«

»Momi sieht doch super aus mit ihren kurzen Haaren. Mir gefällt das«, ruft Sophie vom Rücksitz dazwischen.

Florian berührt bestärkend meine Schulter und lächelt mich an, als ich mich zu ihm umdrehe.

»Na, wenn du meinst«, sagt Christian und fährt los.

Doch heimlich schleichen sich Zweifel ein. Christian hat nicht gerade begeistert reagiert. Trotzdem bin ich froh, dass ich meine Perücke zurückgelassen habe. Sonst würde ich Christian bitten, an der nächsten Raststätte anzuhalten, und sie aus dem Kofferraum holen.

Jetzt gibt es kein Zurück. Und das ist gut. Denn es ist wichtiger, dass ich mich körperlich wohlfühle, nicht unter der Perücke schwitze und sie mir am liebsten vom Kopf reißen möchte. Mit den eigenen Haaren darunter sitzt sie nicht mehr richtig fest.

Und nach einem Dreivierteljahr habe ich genug davon. Basta.

Glück und Segen

Onkel Horsts runde Geburtstagsfeier ist sehr festlich. Viele liebe Verwandte kommen auf uns zu. Es ist schön, meine Mutter, Markus und Cara endlich mal wieder zu sehen!

Onkel Horst behandelt mich wie einen Ehrengast, ich darf an seiner Seite sitzen. In seiner rührenden Tischrede, die er diesmal ganz souverän meistert, findet er anerkennende Worte auch für mich. Und dann singen alle »Viel Glück und viel Segen ...« – mir zu Ehren!

Mit meiner gleichaltrigen Cousine Sandra führe ich ein langes Gespräch an einem separaten Tisch. Wir haben in letzter Zeit häufig miteinander telefoniert, aber jetzt sehen wir uns mal wieder.

»Weißt du, dass ich dich bewundere?«, beginnt sie. »Obwohl du so eine schwere Zeit hinter dir hast, siehst du blendend aus mit deinen kurzen lockigen Haaren. Bleibt das so?«

»Ich fürchte, nein. Das sind die Auswirkungen der Chemo, die wie eine Dauerwelle die Haare kräuselt. Gefällt mir auch. Aber wahrscheinlich wächst das schnell raus.«

Dann erzähle ich Sandra, was sich im vergangenen Jahr für mich und uns verändert hat, wie ich meine Einstellung zu manchem auf den Kopf gestellt habe. Und wie froh ich darüber bin.

»Clara, du hast so ein Sendungsbewusstsein. Man spürt, dass du nicht nur für dich kämpfst, sondern du gibst das an andere weiter. In jedem Gespräch. Du solltest wirklich ein Buch darüber schreiben.«

»Daran habe ich auch schon gedacht. Das gibt meiner Erkrankung einen weiteren Sinn. Ich spiele seit einer Weile mit dem Gedanken, meine Erfahrungen weiterzugeben.«

»Das solltest du. Vom Büchermachen verstehst du ja eine ganze Menge. Wenn ich in die missliche Lage kommen sollte, Brustkrebs zu haben, würde ich mich getrost an dich wenden.«

Mit Tränen in den Augen verabschieden wir uns.

Und das Beste ist, ich habe meine eigenen Haare zurück. Ein großartiges Gefühl.

Happy Birthday

An meinem Geburtstag gebe ich mir frei. Heute wird nicht gearbeitet. Das habe ich mir verdient. Außerdem würde ich sowieso immer wieder unterbrochen, weil so viele liebe Freundinnen und Freunde und Verwandte anrufen. Besonders freue ich mich über den jährlichen Anruf von meiner ehemaligen Kommilitonin und lieben Freundin Andrea, die mit ihrer Familie in den USA lebt, und es jedes Jahr schafft, trotz Zeitverschiebung bei mir anzurufen.

Um die Vorbereitungen zu minimieren, habe ich zwei kleine Obsttorten in der Konditorei bestellt, die ich abhole, nachdem ich den Tisch in unserem Gartenhof gedeckt habe. Sie sehen herrlich aus und ich hatte keinen Aufwand damit.

Meine Brunnenfrauen haben sich für den Nachmittag angekündigt. Und ich weiß: Sie bringen viel positive Energie mit. Wie erwartet, wird es eine schöne Runde, und das Wetter spielt auch mit.

Bea, Anna und Matthias kommen am Abend zu Besuch. Anna beschenkt mich mit einem Gutschein für einen gemeinsamen Abend in einem Varietétheater. Bea schenkt mir das Buch »Krebszellen mögen keine Himbeeren«.

Christian hat sich angeboten, mit Florian zu grillen. Sophie hilft mir in der Küche und beim Tisch decken. Ich habe einen italienischen Nudelsalat mit Oliven und Thunfisch vorbereitet, den ich neben italienischen Antipasti auf den Tisch stelle, sobald die Gäste bei uns eintreffen. Zum Nachtisch gibt's eine große Schale frische Erdbeeren.

Nicht jedes Jahr scheint die Sonne an meinem Ehrentag so kurz nach Sommerbeginn. Deshalb freue mich sehr über diesen sonnigen Tag und genieße den frühsommerlichen Abend bei Erdbeerbowle und Fackelschein.

Abschied und Neuanfang

Nach Abklärung meines Hormonspiegels, beginne ich am Montag mit der Antihormontherapie und nehme jeden Morgen eine Tablette ein. Um nicht immer darüber nachdenken zu müssen, ob ich sie schon genommen habe, beschrifte ich die Rückseite der Blisterpackung mit einem schwarzen Filzstift. Jetzt sieht sie persönlicher aus. Und ich freue mich jeden Tag an meiner Handschrift.

Am Donnerstag ist mein letztes Gespräch mit Frau Große Beermann vor meiner Reha. Ausnahmsweise treffen wir uns in den Räumen der Krebsberatungsstelle.

Nicht nur durch die Räumlichkeiten ist die Atmosphäre anders. Es geht ein Abschnitt zu Ende. Die postoperative Phase mit Chemo und Bestrahlung ist vorüber. Nach der Anschlussheilbehandlung werde ich ganz auf mich gestellt sein, zumindest fühlt es sich so an.

»Ich freue mich auf die Reha«, leite ich das Gespräch ein.

»Bestimmt werden Sie sich dort wohlfühlen und neue Impulse erhalten. In dieser Kurklinik sind die Patientinnen und Patienten am Therapiegeschehen partnerschaftlich beteiligt. Sie können mitbestimmen, wie viel Ruhe Sie vor allem am Anfang brauchen.«

»Das ist perfekt. Ich bin im Moment sehr erschöpft und möchte am liebsten rund um die Uhr schlafen. Davon träume ich seit Monaten. Und davon, dass ich mal versorgt werde und nicht kochen muss. Auf die kreativen Angebote freue ich mich ungemein.«

»Ich bin gespannt, was Sie erzählen werden. Ich war selbst noch nicht dort. Der ganzheitliche Ansatz des Heilens bezieht Leib, Seele und Geist gleichermaßen ein und wird Ihre Selbstheilungskräfte stärken. Genau das, was Sie jetzt brauchen und sich wünschen.«

»Wie sieht es nach meiner Kur aus? Darf ich noch einmal Ihre Zeit beanspruchen? Ich werde sicher viel Redebedarf haben.«

»Ja, natürlich können wir uns sehen. Ich wünsche es mir sogar. Denn ich möchte hören, wie es Ihnen ergangen ist und wie Sie sich nach der Reha fühlen.«

»Das ist schön. Dann ist heute nicht unser Abschlussgespräch.«

»Genau. Und passen Sie in der nächsten Zeit gut auf sich auf! Stürzen Sie sich nach der Reha nicht wieder voll in Ihren Alltag. Viele Menschen aus Ihrem näheren Umfeld werden Ihre Krankheitsphase für abgeschlossen halten. Für Sie wird das aber nicht so sein. Eine Krebserkrankung steckt man nicht weg wie einen Schnupfen. Da bleiben Fragen und Zweifel, auch Ängste, die Sie aus Ihrer Alltagsroutine herausreißen werden. In den vergangenen Monaten konnten Sie sich sicher fühlen im engmaschigen Netz von Chemo und Bestrahlung. Sie hatten regelmäßige Termine mit Ihren Ärzten und Ärztinnen, vor allem Dr. Guth. Sie haben aktiv an Ihrem Gesundungsprozess mitgewirkt. Auch unsere Gespräche gehörten dazu. Sie dürfen nicht vergessen, dass sich das nun ändert.«

»Ich bin Ihnen dankbar, dass Sie immer Zeit für mich hatten und ich mich bei Ihnen ausweinen konnte. Ich weiß nicht, wie es mir heute ginge, wenn ich Sie nicht gehabt hätte. Vielen Dank!«

»Ich bin Ihnen auch dankbar! Dafür, dass Sie mir Ihr Vertrauen geschenkt haben und mich an Ihrer Entwicklung haben teilnehmen lassen. Ich habe in den Gesprächen mit Ihnen viel gelernt. Und ich bewundere Sie für die Energie und Leidenschaft, die Sie ausstrahlen.«

»Danke.«

Ich bin berührt von dem, was Frau Große Beermann gesagt hat. Tränen schießen in meine Augen. Aber ich weine nicht. Ich lächle. Wir gönnen uns ein paar Momente der Stille.

»Ich wünsche Ihnen, dass Sie von Ihrer Anschlussheilbehandlung neue Impulse für Ihren Alltag mit nach Hause nehmen. Ich weiß, dass Sie für Veränderungen offen sind. In diesem Sinne möchte ich Ihnen unser Bochumer Gesundheitstraining ans Herz legen. Anfang September beginnt ein neuer Kurs. Wir treffen uns hier im Gesundheitshaus acht Wochen lang mittwochs von 18 bis 21 Uhr in einer Gruppe mit zehn Personen. Am Ende findet ein Blocktag von sechs Stunden statt.«

»Worum geht es genau?« Ich bin sofort interessiert.

»Wir setzen uns mit psychologischen Aspekten zur Gestaltung und Stärkung der Alltags- und Lebenssituation bei und nach einer Krebserkrankung auseinander.«

»Was heißt das konkret?«

»Durch die Beschäftigung mit Themen, die durch die Krebserkrankung geweckt werden, durch Bewegung, Malen, Schreiben und den Austausch innerhalb der Gruppe entdeckt jede von Ihnen neue Kraftquellen, das Selbstvertrauen wird gestärkt. Sie erlernen außerdem die Progressive Muskelentspannung nach Jacobson.«

»Das klingt interessant. Dafür möchte ich mich gleich anmelden. Ist das möglich?«

»Ja, es sind noch wenige Plätze frei.«

Die Aussicht darauf, dass ich durch dieses Gesundheitstraining weiterhin Kontakt zu Frau Große Beermann haben werde, macht mir den Abschied leichter.

Am Schluss des Gespräches überreicht mir Frau Große Beermann einen dicken DIN-A4-Ordner mit dem Titel »Brustkrebsjournal«. Darin befinden sich schön gestaltete, beschriftete Register zu persönlichen Daten, Diagnostik, Anamnese und Therapien. Außerdem drei DVDs zum Thema Brustkrebs.

»In dem Ordner können Sie alle Ihre Unterlagen sammeln.«

»Vielen herzlichen Dank. Und auf ein baldiges Wiedersehen!«

Zimmer mit Balkon

Am letzten Dienstag im Juni beginnt meine Anschlussheilbehandlung. Christian ist so lieb, mich dort hinzubringen. Bis 14.30 Uhr muss ich da sein. In meinem Zimmer, das schön und groß ist und einen Balkon hat, fühle ich mich sofort wohl.

»Hier kann ich es die nächsten Wochen aushalten«, sage ich zu Christian, der mich skeptisch ansieht. Er ist sichtlich froh, nach Hause zurückfahren zu dürfen.

Mein Zimmer ist mit hellen, leicht geschwungenen Möbeln aus Birkenholz bestückt, die mit den Jahren eine warme Färbung angenommen haben. Ich lege meine rot-orange-karierte Fleecedecke, die ich mitgebracht habe, aufs Bett. Nachdem ich das Oberbett und das Kissen zur Wand aufgerollt habe, sieht es aus wie eine Couch. So wird das Zimmer zu meinem kleinen Zuhause.

Besonders nett und praktisch finde ich den Schreibtisch. Ich bin froh, dass ich darauf nicht verzichten muss – und dass darauf kein Computer steht. Mein Notizbuch mit meinen Aufzeichnungen erhält hier seinen Platz. Auf dem Regal liegen ein paar Formulare, die ich ausfüllen muss, und ein DIN-A4-Blatt, das mit »Reha-Fahrplan« überschrieben ist. In der linken Spalte ist eine Liste mit den verschiedenen Anwendungen, die verordnet werden, aber auch mit Aktivitäten, die ich freiwillig machen kann. Interessant. Damit werde ich mich eingehender beschäftigen.

In die kleinen Schubladen habe ich meine Schreibutensilien gelegt. Auf dem Schreibtischaufsatz stehen die zwei Leinwände in Postkartenformat, die Sophie bemalt und mir geschenkt hat. Die eine ist durch Striche in vier Teile unterteilt und zeigt verschiedene Herzvarianten. Sophies liebevolles Geschenk zum letzten Muttertag. Auf dem anderen Bild ist eine Seejungfrau vor blauem Grund zu sehen. Sophie hat einen Rahmen in Gelb-Orange-Tönen um die Leinwand herum gemalt. Dieses Bild ist neu, Sophie hat es heimlich in meinen Koffer gelegt. So schön! Sophie hat mir schon früher, wenn ich allein verreist bin, in einer kleinen Dose Nützliches in den Koffer gelegt, zum Beispiel etwas Süßes, ein Pflaster und ein Erfrischungstuch. Mir wird warm ums Herz und ich sehe ihr strahlendes Lächeln vor mir. Hoffentlich geht es ihr gut in den nächsten Wochen. So lange waren wir noch nie voneinander getrennt. Auch für Florian wird es sicher nicht ganz leicht, obwohl er sich in den letzten Monaten verselbstständigt hat und mit seinem Freund, dessen Großvater auch Krebs hat, austauschen kann.

Ich bin froh, dass ich mir ein paar schöne Dinge von zu Hause mitgebracht habe. Sie machen das Zimmer zu meinem. Die selbst gefilzte Blume erinnert mich an das Filzen mit Cara. Sie feiert am Sonntag ihren zwanzigsten Geburtstag – leider ohne mich, aber mit Christian, Sophie und Florian, die zu dem Familienfest fahren. Ebenfalls eine neue Erfahrung für sie.

In einer Glasvase steht eine Rose mit einem Zweig Frauenmantel. Was für ein liebevoller Willkommensgruß! Bei Tisch erfahre ich am Abend, dass ich mir diese Vase jederzeit mit Blumen aus dem Garten oder von der Wiese bestücken kann. Schöne Idee.

Beim Abendessen treffe ich auf meine fünf Tischnachbarinnen, die ebenfalls Tumorerkrankungen hinter sich haben. Sie unterhalten sich rege miteinander, ich stelle mich kurz vor. Ich beobachte die Abläufe am Büfett und reihe mich in die Schlange ein. Beim Essen sage ich nur das Nötigste und verschwinde danach in meinem Zimmer.

Ich muss mich erst eingewöhnen und im Haus zurechtfinden. Die Hausführung um 16 Uhr war verwirrend, weil die Gänge und Flure verschlungen sind und wir kreuz und quer durchs Haus geführt wurden. Immerhin habe ich herausgefunden, dass das Bewegungsbad in der Nähe meines Zimmers liegt. Ich beschließe, jeden Morgen zum Schwimmen zu gehen und dort zu duschen. Das wird ein wunderschöner Start in den Tag.

Manche der Räumlichkeiten kenne ich von unserem vorherigen Besuch. Heute waren die Gänge nicht so leer wie damals. Überall schwirrten Menschen herum. Die vielen neuen Eindrücke haben mich angestrengt. Für heute ist es genug.

Viel Neues

Leicht verwirrt registriere ich am nächsten Morgen das Klingeln meines Weckers und taste nach ihm. Verschwommene Bilder flackern vor meinem inneren Auge auf. Ich erinnere mich vage daran, dass ich mitten in der Nacht aufgewacht bin und völlig erschreckt im Halbdunkel die Abbildung der Fluchtwege studiert habe. Am Abend vorher hatte es einen Probealarm gegeben.

Ich muss um 7.20 Uhr zum Wiegen und Messen zu Schwester Marion. Meinen ausgefüllten Fragebogen soll ich mitbringen. Zum Glück ist es zum Schwesternzimmer nicht weit und ich kann mich auf dem Weg dorthin nicht verlaufen.

»Ich komme um 8.50 Uhr in Ihr Zimmer und weise Sie ein«, verabschiedet sie mich kurz danach.

Schwester Marion hat allerlei dabei, als sie an meiner Zimmertür klopft. Sie erklärt mir im Stehen, wie ich meine Haut am ganzen Körper jeden Morgen nach dem Duschen trockenbürste. Da ich keine entsprechende Bürste habe, empfiehlt sie mir, im Bioladen im Ort eine aus Naturhaar zu kaufen.

»Bürsten Sie mit sanften kreisenden Bewegungen das rechte Fußgelenk außen bis zum Oberschenkel, dann das Innenbein entlang der Wade bis zum Knie und wieder außen entlang bis oben. Anschließend bürsten Sie das linke Bein von unten nach oben, den rechten Arm und dann den linken. Anschließend streichen Sie dieses Körperöl sanft auf Ihre Haut. Fangen Sie wieder bei Ihrem rechten Fußgelenk an und streichen Sie immer in Richtung Herz.«

»Warten Sie bitte eine Minute«, sage ich mit Blick auf die weiteren Utensilien, die sie hat. »Ich möchte mir das aufschreiben, damit ich nichts vergesse.« Mir schwirrt schon jetzt der Kopf. Ich hole mein Buch, setze mich an meinen Schreibtisch und schreibe in Stichpunkten alles auf. Leicht ungeduldig ob dieser Unterbrechung fährt sie in ihren Ausführungen fort.

»Mit diesem Öl streichen Sie abends Ihren Arm von der Schulter abwärts bis zur Hand aus. Das Öl duftet nach Moor und Lavendel und wird Ihnen beim Einschlafen helfen.«

Für die Narbe an meiner Brust erhalte ich Arnikasalbe. »Die tragen Sie morgens und abends dünn auf die Narbe auf.«

Den Lympharm soll ich mit einer Venenlotion morgens von der Hand bis zur Schulter hin eincremen.

»Kann ich den Lymphärmel darüberziehen?«, frage ich.

»Ja, kein Problem. Lassen Sie die Lotion vorher einziehen.« Sie packt ihre Sachen zusammen und rauscht aus dem Zimmer.

Ich bin erledigt und froh, den übrigen Vormittag frei zu haben. Nach einer Verschnaufpause beschließe ich, den Ort zu erkunden. Auf halbem Weg treffe ich Christiane, die auch gestern angekommen ist. Wir tauschen uns über unsere ersten Eindrücke aus und gehen zum Naturkostladen. Die gelernte Buchbinderin scheint eher eine Ausnahme unter uns.

»Ich hatte keinen Krebs, sondern nur einen Bandscheibenvorfall«, sagt sie ehrfürchtig.

»Von ›nur‹ kann keine Rede sein«, antworte ich ihr. »Jede Krankheit ist ein Einschnitt, der verarbeitet werden muss.«

Nach dem Mittagessen kommt Schwester Marion erneut zu mir ins Zimmer und weist mich in die Kunst des Leberwickels ein. So einen heißen Wickel anzulegen, ist nicht einfach. Sie bringt kochend heißes Wasser in einer Thermoskanne mit, eine Wärmflasche, zwei Tücher und eine Art Schal.

»Das Wasser holen Sie sich ab morgen aus der Küche für Patientinnen und Patienten«, erklärt sie mir. »Machen Sie sich bitte bis auf BH und Höschen frei, dann lege ich Ihnen den Leberwickel.«

Sie benetzt das eine Tuch mit dem heißen Wasser und legt es mir um den rechten Rippenbogen. Dann breitet sie mit geschickten Händen das trockene Tuch darüber und wickelt mir den Schal um den Bauch. Zum Schluss legt sie die Wärmflasche obenauf und dann meinen Arm darüber zum Festhalten.

»Wofür ist der Leberwickel?«

»Durch die Wärme wird die Leber stärker durchblutet und kann den Körper entgiften. Machen Sie Ihren Mittagsschlaf und behalten Sie die Sachen«, erklärt sie mir. Dann verlässt sie leise mein Zimmer. Ob ich das morgen schaffe, denke ich noch, und bin eingeschlafen.

Um 15.30 Uhr soll ein Gespräch mit Dr. Sänger in meinem Zimmer sein. Ich dachte, mein Zimmer ist mein Rückzugsraum, und jetzt kommt ständig jemand herein.

Dr. Sänger ist ein junger Assistenzarzt, der mich zu meiner körperlichen und seelischen Verfassung befragt und die Antworten notiert. Das anfänglich von beiden Seiten etwas angespannte Gespräch entwickelt sich zu einem vertrauensvollen Austausch. Dr. Sänger bekennt, dass er gerade erst seine Ausbildung mit einer Arbeit über Musiktherapie abgeschlossen hat. Das weckt mein Interesse.

»Es stehen viele verschiedene Instrumente zur Verfügung, die Sie ausleihen können«, erzählt er mir. »Einmal in der Woche singen wir abends als Chor mehrstimmig zusammen.«

»Oh, das ist schön. Da mache ich mit.«

Schon im Einladungsschreiben stand, dass wir Instrumente und Noten mitbringen sollen. Meine Gitarre war mir zu sperrig und die Flöte habe ich vergessen. Mist.

»Wir sehen uns heute Abend bei Frau Hoffmann, um über Ihren Rehaverlauf und die Wahl Ihrer Therapieform zu sprechen«, beendet Dr. Sänger unser Gespräch.

Ich kann Christian bitten, mir meine Flöte mitzubringen, wenn er mich besucht, fällt mir ein.

Ruhe und Erholung

Um 19.30 Uhr gehe ich ins Zimmer meiner betreuenden Ärztin. Herr Dr. Sänger ist schon da. Frau Hoffmann gibt mir die Hand. Der ausgefüllte Fragebogen liegt auf ihrem Schreibtisch. Sie nimmt darauf Bezug, stellt weitere Fragen und ergänzt die Anmerkungen von Herrn Dr. Sänger handschriftlich. Schließlich schlägt sie die Arbeit mit Ton als meine vorrangige Therapie vor.

»Krankheit bedeutet, unser Leben ist aus dem Gleichwicht gekommen. Durch den schöpferischen Prozess kann die Ordnung wiederhergestellt werden. Gerade bei der Arbeit mit Ton geht es, anders als beim Malen, um aufbauende Prozesse.«

»Ich wollte eigentlich an meiner Biografie arbeiten«, wende ich ein, weil ich ungern mit Ton arbeite.

»Der Körper muss jetzt zu seinem Recht kommen. Die Arbeit am Ton hat beruhigende Wirkung. An Ihrer Biografie können Sie vielleicht nächstes Jahr arbeiten, wenn Sie wieder zu uns kommen«, sagt sie mit einem Lächeln, das müde aussieht. Kein Wunder nach so einem langen Tag, denke ich mitfühlend.

»Wir haben ein lichtes Atelier unter dem Dach. Vielleicht waren Sie schon dort?«

»Ja. Das ist toll.«

Ich überlege kurz, dann frage ich: »Kann ich denn nur *eine* kreative Therapie wählen? Ich hatte mich schon auf die Vielfalt gefreut.«

»Was würden Sie denn bevorzugt machen?«

»Malen, filzen, musizieren …«, antworte ich spontan.

»Sie können neben den Verordnungen kreativ werden. Es werden viele Kurse angeboten, oder Sie nutzen das Atelier, den Malraum, das Musikzimmer in Zeiten, in denen keine Therapien stattfinden. Doch gehen Sie es langsam an. Ich habe den Eindruck, dass Sie viel Ruhe benötigen. Erholen Sie sich nach jeder Anwendung ausgiebig, ziehen Sie sich in Ihr Zimmer zurück oder gehen Sie hinaus in die Natur. All das steht Ihnen offen.«

»Darauf freue ich mich seit Monaten. Nichts tun und nicht gebraucht zu werden.«

»Genau das. Sie haben sehr viel geleistet in den letzten Monaten. Sie haben nicht nur Ihre Erkrankung meistern müssen, sondern sich auch beruflich nicht geschont. Das ist eine enorme Anstrengung. Aber so wie ich Sie verstehe, hat es Ihnen viel Energie und Antrieb gegeben. Jetzt sollten Sie zunächst nur an sich denken.«

»Wenn das so leicht wäre!«

»Alles kann man lernen, auch die Beschäftigung mit sich selbst. Zur Stärkung Ihrer Selbstregulation schlage ich Ihnen Maßnahmen vor wie die Sanfte Massage. Ab nächster Woche kommt eine Ölpackung hinzu. Wir gehen behutsam vor. Die Sanfte Massage ist eine manuelle Therapie mit stärkender Wirkung. So kann der Mensch seine Gesundheit erhalten und Krankheiten überwinden. Das Maß Ihrer körperlichen und seelischen Gesundheit hängt davon ab, wie weit Sie sich dessen bewusst werden, die Fähigkeit zur Selbstwahrnehmung ausbilden und die Regulation Ihres Gesundheitszustandes mit übernehmen. Diese Prozesse werden dadurch eingeleitet.«

»Ich brauche auch Lymphdrainage, oder?«

Frau Hoffmann sieht auf meinen Lymphärmel. »Tragen Sie den jeden Tag?«

»Ja. Ich hoffe, dass ich ihn nach einer Weile nicht mehr brauche, wenn ich ihn regelmäßig trage.«

»Versuchen Sie es einmal ohne. Trauen Sie Ihrem Arm zu, dass er das allein schafft. Mit Trockenbürsten, der Venenlotion und vor allem der Massage werden Sie bald eine Stärkung Ihrer Flüssigkeitsströme im ganzen Leib erfahren. Alles wird ins Fließen kommen, körperlich, geistig und seelisch. Sie werden sehen!«, lächelt sie mich an und kommt zum Ende des Gesprächs. »Die Massage macht die Lymphdrainage überflüssig.«

Am nächsten Tag hole ich meinen Therapieplan ab. Mit Bleistift sind erstaunlich wenige Termine eingetragen: zwei Vormittage im Atelier, zwei weitere beim Ausdruckstanz. Nachmittags zweimal Gymnastik für Brustkrebspatientinnen und anschließend Sanfte Massage. Das war's. Und am Dienstagnachmittag meine erste Ölpackung.

Der nächste Termin bei Frau Hoffmann ist erst am folgenden Dienstag. Das überrascht und beunruhigt mich.

Eigene Spuren

Kurz vor 11 Uhr gehe ich ins Dachgeschoss-Atelier zur Tonarbeit bei Frau Artel, einer jungen, aparten Frau mit dunklen Locken. Außer mir sind zwei weitere Personen im Atelier. Sie sitzen an jeweils einem Tisch abgewendet voneinander vor ihren begonnenen Plastiken und warten. Frau Artel fordert mich auf, aus einer großen Kiste einen Batzen Ton zu holen.

»Formen Sie daraus eine Kugel, die gut in eine Hand passt«, sagt sie zu mir und den anderen. »Schließen Sie bitte Ihre Augen, wenn Sie möchten, und umfassen Sie die Kugel mit beiden Händen.«

Ein heller Ton erklingt.

»Erspüren Sie die Kugel in Ihren Händen«, gibt sie leise Anweisungen. »Ist sie schwer oder leicht? Kalt oder warm? Wiegen Sie sie hin und her. Was spüren Sie? Welche Bilder entstehen vor Ihrem inneren Auge? Wohin will Sie dieses Stück Ton führen?«

Nach einer Weile der Stille erklingt wieder der helle Ton.

»Verabschieden Sie sich langsam von den soeben entstandenen Bildern und kommen Sie in die Gegenwart zurück. Wenn Sie so weit sind, öffnen Sie Ihre Augen.«

Frau Artel stellt die Klangschale weg, geht zu den beiden anderen und spricht kurz mit ihnen über ihre angefangenen Arbeiten. Dann kommt sie zu mir.

»Wie geht es Ihnen heute?«, fragt sie mich sanft.

»Gut. Danke.«

»Wie fühlt sich der Ton an?«

Ich erzähle von den Bildern, die sich mir aufgetan haben, und sage: »Ich habe große Lust, etwas zu gestalten. Der Ton fühlt sich weich und angenehm an. Nicht so trocken wie sonst.«

»Schön. Unser Ton ist sehr fein. Lassen Sie sich auf ihn ein. Geben Sie etwas hinzu oder nehmen Sie etwas weg. Es kommt nicht auf das Ergebnis an, sondern auf den Prozess. Hinterlassen Sie Ihre eigenen Spuren im Ton.«

Die Kugel möchte ich so behalten, wie sie ist. Die lege ich erst einmal zur Seite, beschließe ich.

Ich greife zu einem neuen Stück Ton und beginne zu formen. Knete den weichen, beigefarbenen Ton. Bilde einen großen Ring, den ich verbiege und forme und in sich verdrehe, bis ich ein geschwungenes Gebilde kreiert habe. Damit es in sich stabil ist und Stand hat, verbreitere ich den Ring an einer Stelle zu einer Fläche. Im Nu ist die Zeit vorbei. Ich war vertieft und völlig im Reinen mit mir.

Als Frau Artel sanft dazu aufruft, den übrigen Ton zurück in die Kiste zu legen und unsere Plastiken in feuchte Tücher zu wickeln, fällt mein Blick auf die Kugel, die ich zu Anfang in meinen Händen geformt habe.

»Die Kugel setze ich hier drauf«, sage ich und lege sie auf die verbreiterte Fläche des in sich verdrehten Rings.

Zufrieden gehe ich die Treppe hinunter zu meinem Zimmer. War das schön! Ich kann das nächste Mal im Atelier kaum erwarten.

Vor dem Mittagessen ruhe ich eine Weile auf meinem Bett und lasse mich erfüllen von diesem wundervollen Gefühl, mit meinen Händen etwas Schönes geschaffen zu haben.

Zum Mittagschlaf muss ich mich um meinen Leberwickel kümmern. Erst im Tun merke ich, dass ich mir die Abläufe nicht gut gemerkt habe. Wie schaffe ich es, dass alles straff sitzt, frage ich mich verzweifelt. Und dann muss ich den Wecker stellen, um meine Brustkrebs-Gymnastik um 14.30 Uhr nicht zu verpassen. An Einschlafen ist nicht zu denken, also ruhe ich nur.

Bei der Gymnastik für Brustkrebspatientinnen geht es darum, normale Beweglichkeit wiederzugewinnen und eventuellen Schädigungen der Nervenbahnen durch die Operationen entgegenzuwirken, erklärt uns die Physiotherapeutin. Wir arbeiten mit großen Gymnastikbällen, Hula-Hoop-Reifen und Stangen.

»Wichtig ist, dass Sie nur so weit gehen, wie Sie können. Achten Sie darauf, wo Ihre Grenze ist«, betont die Therapeutin.

Sanfte Hände

Bis zu meiner ersten Massage bei Herrn Seiler habe ich zwei Stunden Zeit. Ich ziehe mich in mein Zimmer zurück und genieße die Ruhe. Da die Sonne herrlich scheint, mache ich es mir auf meinem Balkon im Liegestuhl unter dem Sonnenschirm bequem. Hier kann ich wunderbar entspannen und nichts tun. Ich brauche ein bisschen, bis ich mir das zugestehe. Ich rede mir in Gedanken gut zu. Hier darf ich das. Hier kann ich mich erholen. Ich muss keine Ansprüche erfüllen. Und die verschiedenen Therapien sind Herausforderung genug. Alles ist neu und ungewohnt für mich.

Herr Seiler empfängt mich in einem sechseckigen kleinen Raum. In der Mitte, schräg zur Eingangstür und dem Fenster, thront eine Liege. In der Ecke ist ein Stuhl, auf den ich meine Kleidung legen kann. Zuerst fühle ich mich beengt in diesem Raum mit dem Therapeuten. Herr Seiler steht auf der anderen Seite der Liege und breitet ein großes, weißes Moltontuch darüber.

»Wie geht es Ihnen? Haben Sie sich schon eingelebt?«, fragt er.

Ich erzähle ihm von meinen ersten Eindrücken und dass ich heute im Atelier war. Herrn Seilers behutsame Art rührt mich auf mir unbekannte Weise. Ich bin kurz davor, in Tränen auszubrechen.

Er bereitet mit ruhigen Bewegungen die Liege für mich. Wie nebenbei sagt er: »Sie dürfen sich freimachen bis auf Ihren Schlüpfer. Hier haben Sie ein Handtuch, um sich oben herum zu bedecken. Dann können Sie sich hierhin auf den Bauch legen.«

»Danke«, sage ich und ziehe mit dem Rücken zu ihm Kleid und Bikinioberteil aus. Für das Handtuch bin ich dankbar, fühle mich nicht schutzlos und unbedeckt.

»Welchen Duft mögen Sie gern? Ich habe Rosenöl, Lavendel ...«

»Lavendel«, sage ich spontan und lege mich auf die Liege.

»Gute Wahl«, sagt Herr Seiler. »Lavendel entspannt.«

Während er meinen Körper fürsorglich mit den äußeren Enden des weichen Flanelltuchs, auf dem ich liege, einpackt, sagt er: »Wenn ich die Massage beendet habe, werde ich Sie in dieses Flanelltuch einwickeln. Dann können Sie nachruhen. Damit Sie in Ihrer

Entspannung nicht gestört werden, stelle ich eine Eieruhr in die Schublade. Die wird Sie sanft wecken. Achten Sie darauf, dass Sie nicht von der Liege fallen, und setzen Sie sich erst kurz auf, bevor Sie hinuntersteigen. Damit Ihr Kreislauf sich wieder einpendelt. Hier stelle ich nachher einen Hocker für Sie hin.«

Dann wendet er sich mit sehr viel Aufmerksamkeit meinem Rücken zu, den er behutsam und kleinflächig freilegt. Er gleitet mit beiden Händen und einzelnen Fingern leicht über meinen Körper, zieht hier und da an der Haut und übt einen leichten Sog auf die darunterliegenden Gewebeschichten aus. Ich spüre die Bewegung und merke, wie meine Anspannung allmählich nachlässt. Durch seine sanfte Art, die er schon im Gespräch gezeigt hat, spüre ich intuitiv, dass ich mich ihm voll anvertrauen kann. Er sucht nicht das Gespräch, sondern überlässt mich meinem Rückzug. Ich nehme alle seine Bewegungen und Griffe wahr und spüre ihnen nach. Immer wieder deckt er Körperbereiche sanft auf und andere zu.

So geborgen habe ich mich mein ganzes Leben noch nie gefühlt.

Am Rande nehme ich wahr, wie Herr Seiler die Eieruhr stellt und dann leise den Raum verlässt. Als sie eine Weile später gedämpft ertönt, weckt sie mich aus einem wohligen Schlaf. Langsam und verträumt schäle ich mich aus dem warmen, leichten Tuch. Ich setze mich auf, lasse die Beine eine kurze Weile herunterhängen, bevor ich den Hocker mit den Füßen suche und von der Liege steige. Es ist genug Zeit, um vor dem Abendessen in mein Zimmer zu gehen und bei mir und der Welt anzukommen.

In dieser Nacht schlafe ich wohlig und zum ersten Mal seit Langem durch. Was für ein besonderer Tag!

Reden und Tanzen

Beim Frühstück am Freitag breche ich plötzlich in Tränen aus. Ich hatte Erika an unserem Tisch erzählt, dass ich verwundert darüber bin, dass in meinem Verordnungsplan nur ein Gespräch vorgesehen ist. »Dabei habe ich so einen Gesprächsbedarf!«, sage ich heftig. »Die letzten Monate habe ich alles für mich behalten, weil ich auf die Familie, die Kinder Rücksicht genommen habe. Ich dachte, in der Reha gibt es jemanden, mit dem ich reden kann. Und jetzt gibt es nur einen Gesprächstermin pro Woche. Wie soll ich über das Wochenende kommen?«

»Warum bittest du nicht um einen weiteren Termin?«

»Meinst du, das geht?«

»Ja, warum nicht?«

»Den wird man mir doch eh erst nächste Woche einräumen können«, erwidere ich resigniert.

»Wenn du Schwester Marion sagst, dass du heute noch mit Frau Hoffmann sprechen möchtest, wird sie es sicherlich einrichten.«

»Danke. Das versuche ich nach dem Frühstück.«

Schwester Marion ist kurz angebunden, nimmt aber meine Nachricht an Frau Hoffmann entgegen.

Nach dem Frühstück gönne ich mir ein paar Runden im Bewegungsbad und bürste mich danach mit meiner neuen Bürste in Ruhe trocken. Dann reibe ich mich mit dem Öl ein. Diese Eigenmassage fühlt sich wunderbar an. Ich bin stolz, dass ich am Morgen für mich eingestanden bin und von Erika dabei unterstützt wurde.

Um kurz nach zehn ist Ausdruckstanz. Ich bin gespannt, was mich erwartet und freue mich darauf.

Wir sind eine Gruppe von sechs Frauen. Frau Baumann fordert uns auf, uns Matten zu holen und einen Sitzkreis zu bilden. Jede Frau sagt, wie es ihr geht und was sie heute bewegt. Ich staune darüber, was mir ganz spontan aus dem Mund schlüpft. Mir war nicht bewusst, dass mich dieses Thema gerade beschäftigt. Aber durch das, was die anderen gesagt haben, hat es sich herauskristallisiert.

Nach einer Abschlussbemerkung von Frau Baumann schieben wir die Matten an den Rand und es geht los.

»Beim Ausdruckstanz«, erklärt Frau Baumann, »kommt der Körper in fließende Bewegung. Ich lege eine Musik auf und jede bewegt sich intuitiv dazu, um im Raum anzukommen.«

Ich schließe meine Augen und lasse die Musik auf mich wirken. Ganz allmählich bewege ich mich dazu.

Beim nächsten Musikstück gibt Frau Baumann uns leise Anweisungen. Sie bittet uns, den Kopf zu lockern. Dann den Hals, die Schultern, Arme, Hände. Danach die Brust, den Bauch, den Rumpf. Über die Beine kommt sie bei den Füßen an.

Jedes weitere Musikstück wirkt anders auf mich. Der jeweilige Rhythmus gibt den Takt vor. Bewege ich mich schnell, wird mir warm, ich schwitze. Bei einem langsamen Rhythmus tanze ich ruhig, wiege mich hin und her. Bilder scheinen auf und ziehen weiter.

Im Sitzkreis tauschen wir uns abschließend über unsere Erlebnisse aus. Ich fühle mich ausgeglichen und angenehm durchblutet, als ich zurück in mein Zimmer gehe.

Nach dem Mittagessen finde ich einen Zettel an meiner Zimmertür. Darauf steht, dass ich um 15 Uhr einen Termin bei Frau Hoffmann habe. Toll, es klappt noch vor dem Wochenende!

Gleich zu Anfang unseres Gespräches kullern die Tränen. Frau Hoffmann hält mir Papiertaschentücher hin und wartet den Tränenstrom ab. Ich erzähle ihr, zunächst stockend, dass ich mir Sorgen um meine Ehe mache. Dass ich mich überlastet fühle von den vielen Verantwortlichkeiten innerhalb der Familie.

»Ich weiß nicht, ob ich mit meinem Mann zusammenbleiben kann. Als früheres Scheidungskind habe ich erfahren, wie es ist, wenn eine Ehe auseinanderbricht. Aber im Moment bin ich mir nicht sicher, ob wir das hinkriegen. Ich habe mich körperlich so alleingelassen gefühlt, als es mir schlecht ging.«

Ich sage offen, dass ich gehofft hatte, hier Gelegenheit zu Gesprächen zu haben.

»Ich sehe kaum eine Gelegenheit, über meine Gedanken zu reden, die mir ständig im Kopf umherschwirren«, beklage ich mich.

Frau Hoffmann hört aufmerksam zu und sagt nichts.

Also erzähle ich von meiner Kindheit. »Vieles, was damals geschehen ist, macht mich traurig, manchmal sogar wütend. Es lässt mich nicht los und ich suche dringend Aussprache«, betone ich.

Frau Hoffmann streckt mir mehrere Bücher hin.

»Suchen Sie sich etwas aus. Und lesen Sie. Schreiben Sie. Briefe schreiben kann sehr heilsam sein. Sie müssen sie nicht abschicken. Schreiben Sie an Ihre Eltern, Ihren Mann. Schreiben hat eine klärende Wirkung. Das wird das Gedankenkarussell durchbrechen. Und arbeiten Sie an Ihrer Trauer.«

Ich suche mir das Buch von Jorgos Canacakis aus, »Auf der Suche nach den Regenbogentränen«.

Frau Hoffmann malt oben auf ein Blatt Papier zwei nebeneinanderliegende Kreise, die sich leicht berühren. »Das symbolisiert zwei Menschen, die sich gerade kennen und lieben lernen«, sagt sie.

Darunter malt sie zwei Kreise, die sich in der Mitte überschneiden. »So sieht die Paarbeziehung in der Familienphase aus. Die Schnittmenge ist relativ groß.«

Darunter malt sie zwei Kreise, die mit etwas Distanz nebeneinanderstehen und durch zwei gegenläufige Pfeile verbunden sind. »So sieht die Paarbeziehung in der Reife aus. Die Gemeinsamkeiten werden weniger, wenn die Kinder beginnen, sich zu verselbstständigen. Gelingt es uns, diesen Zustand anzuerkennen und mit Respekt den individuellen Freiraum des Einzelnen zu achten, unseren eigenen und den unseres Partners, können wir zufrieden und glücklich miteinander alt werden – mein früherer Mann und ich haben das zu spät erkannt«, fügt sie mit Bedauern hinzu.

Ich lasse die Worte und Bilder auf mich wirken. Das macht Sinn. Auch wenn ich mir wünsche, mit meinem Mann mehr zu verschmelzen. Ich kann es nicht erzwingen. Und diese beiden Kreise, die nebeneinanderstehen, wirken auf mich wie zwei stabile Einheiten, die aufeinander bezogen sind. Da ist Nähe und Verbundenheit. Gemeinsamkeit, die nicht einengt.

Frau Hoffmann wirkt erschöpft und verabschiedet sich. Ich trage das Buch in mein Zimmer und lege mich auf mein Bett. So richtig aufgefangen fühle ich mich nicht. Mitgefühl sieht anders aus. Es wirkt auf mich, als wollte sie sagen: »Sie sind eine erwachsene Frau. Warum heulen Sie mir was vor? Hier, nehmen Sie ein Taschentuch, und Schluss.«

›Heulst du schon wieder?‹, echot es in meinem Kopf. Eine bekannte Stimme aus meiner Kindheit. Ja, denke ich trotzig. Ich lasse meine Tränen fließen und tue das so lange, wie ich mag. Als der Tränenfluss langsam versiegt, spüre ich Erleichterung. Ich habe die Tränen zugelassen. Ich kann es. Das fühlt sich gut an.

Beim Abendessen erzähle ich Erika von meinem Gespräch mit Frau Hoffmann und bedanke mich noch einmal bei ihr. Dann gehe ich nach einer kurzen Pause in meinem Zimmer zum Chor. Ich bin neugierig und freue mich.

Singen und Entdecken

Frau Heinze, sicherlich über siebzig, ist eine resolute Frau, die die Stimmung im Vortragsraum allein durch ihre Anwesenheit in Schwung bringt. Sie verteilt an jeden Notenkopien, die zu meinem Erstaunen vierstimmig gesetzt sind. Auch Kanons sind dabei. Die traut uns was zu, staune ich.

Schon spielt sie temperamentvoll am Klavier und singt. Deutsches und englisches Liedgut hat sie für uns vorbereitet. Einige von uns stimmen mit ein. Dann fragt sie: »Wer singt Sopran, Alt, Tenor oder Bass?« und fordert uns dazu auf, uns nach Stimmen zusammenzusetzen. Vor allem die wenigen Männer begrüßt sie freudig. »Bitte bleiben Sie uns erhalten und kommen Sie nächste Woche wieder«, ermuntert sie sie.

Das Singen bringt vieles bei mir zum Schwingen, auch weil es ein Musizieren auf hohem Niveau ist. Es macht Spaß und ist herausfordernd.

Damit hatte ich nicht gerechnet. Ich bin erstaunt, wie viel Musikalität zusammenkommt. Ich bin wohl nicht die Einzige, die sonst auch im Chor singt.

Von meinem Balkon aus sehe ich ein paar Leute auf dem Weg in den kleinen angelegten Garten auf der großen Wiese. Ingrid, die Blumenfrau von meinem Tisch – ich habe sie so getauft, weil sie immer frische Blumen in unsere kleine Vase am Esstisch zaubert –, zeigt einigen Umstehenden etwas. Das macht mich neugierig und ich gehe los.

»Schaut nur, die Nachtkerze«, ruft sie begeistert und deutet auf eine gelbe Knospe an einem hochgewachsenen Stängel, die wie in Zeitlupe aufblüht. »Diese ist als nächste dran.«

Tatsächlich können wir beobachten, wie sich die gelben Blütenblätter dieser krautigen, hüfthohen Pflanze innerhalb einer Minute entfalten und zu voller Größe aufgehen. Ein wundervolles Naturschauspiel, das man leicht übersieht, wenn man nichts davon weiß.

»Das habe ich noch nie gesehen«, sage ich zu Ingrid.

»Die Schnelligkeit, mit der sie aufblüht, kannst du bei keiner anderen Pflanze beobachten. Ich habe sie bei mir zu Hause im Garten. Riech mal, wie intensiv sie duftet.«

Nach einer Weile entfaltet sich eine neue Knospe. Und wieder eine. Wir bleiben noch lange so stehen und betrachten voller Staunen dieses Naturwunder.

Ich beschließe, morgen Abend mit meinem Handy ein Video davon zu machen. Für Florian und Sophie.

Wandern, Lachen, Zuhören

Am nächsten Morgen schwimme ich vor dem Frühstück und genieße die Runden allein im warmen Wasser. Alles ist still. Schwimmen und mich im Wasser treiben lassen weckt meine Lebensgeister.

Bei einem ausgedehnten Frühstück zu zweit an unserem Tisch unterhalte ich mich mit Erika. Heute ist Samstag, und wir haben beide keine Termine. Sie lädt mich ein, morgen mit ihr zum Gottesdienst zu gehen. »Mal sehen, wie es mir morgen geht«, sage ich. »Interessieren würde es mich. Aber ich brauche auch viel Ruhe.«

Als Erika geht, kommt Ingrid mit frischen Blumen an den Tisch. Sie erzählt mir ihre Krankengeschichte, obwohl wir das ausdrücklich nicht am Esstisch tun sollen. Das steht in der Reha-Hausordnung.

Ingrid ist so alt wie meine Mutter und hatte zur selben Zeit wie ich ihre Brustkrebs-OP.

»Man hat mir während der Operation meine Brust rekonstruiert«, vertraut sie mir an. »Und stell dir vor, im Frühjahr wurde ein Rezidiv festgestellt … und im Juni Darmkrebs!«

Erstaunt schaue ich auf ihre vollen, langen Haare.

»Hast du denn keine Chemo gemacht?«, frage ich.

»Nein. Das wollte ich mir nicht antun.«

»Oh«, ist alles, was mir dazu einfällt. Sie ist eine lebensfrohe Frau. Warum nutzt sie nicht die Errungenschaften der Medizin?

»Du hast so eine lebendige Ausstrahlung. Ich freue mich, dass du mir gegenübersitzt«, richte ich das Gespräch neu aus.

»Danke«, sagt sie strahlend.

»Wenn ich dich sehe, muss ich an meine Mutter denken. Sie hat das Glück, dass es ihr gesundheitlich fast immer gut ging. Aber manchmal denke ich, dass ihr die Demut fehlt, dies als Geschenk wahrzunehmen. Sie meint, Krankheit sei selbstverschuldet. Leute, die zu viel nachdenken, die nicht nur die Sonnenseite sehen, sondern auch das, was dahintersteht, findet sie unattraktiv. Aber es geht doch um die Balance zwischen Sonne und Schatten. Das gehört für mich zum Leben.« Ich werde traurig, als ich das sage, und fühle mich mies, weil ich über meine Mutter schlecht rede. Ingrid legt ihre Hand auf meinen Arm. Wir lächeln uns an und sie sagt: »Ja, Demut, die musste ich auch erst lernen.«

Nach der Mittagsruhe mache ich einen langen Spaziergang und treffe Ingrid und eine andere Patientin vom Nachbartisch. Beide sind schon länger hier und kennen sich aus. Ich schließe mich ihnen an. Auf dem Weg zu einem kleinen Ort mit Café kommen wir an Kornfeldern vorbei. Dahinter liegen saftig grüne Wiesen und Baumreihen vor azurblauem Himmel.

Wir pflücken tiefrote Kirschen und sammeln sie in Ingrids Strohhut, um sie beim Wandern genussvoll zu essen. Jede von uns hat einen Strohhut auf, von denen es im Fundus neben der Eingangstür jede Menge zum Ausleihen gibt. Die Sonne scheint warm und ist gefährlich für unsere empfindliche Haut. Wir lachen ausgelassen. Im Café treffen wir noch andere Frauen aus der Rehaklinik. Alle genießen den selbst gebackenen Kuchen und die Freiheit des Augenblicks.

Nach dem Abendessen schaue ich im Werkraum vorbei und sehe den Frauen beim Filzen an großen Tischen zu. Wasserkocher und Olivenseifen stehen bereit. In Körben auf dem Boden und auf den Wäscheständern liegen Luftpolsterfolien und alte Handtücher. Ich habe im letzten Jahr das Filzen erlernt, spüre aber in diesem Moment keinen Drang mitzumachen. Ich, die ich immer aktiv bin, genieße das Zusehen und Nichtstun. Ich muss nicht beweisen, dass ich das kann. Ich bewundere die schönen Farben und Muster, die andere kreieren. Wie entspannend sich das anfühlt.

Die Frauen tauschen sich aus und beraten sich gegenseitig. Die einen filzen Stuhlkissen, die anderen belegen Chiffonschals mit Wolle und rollen sie in Luftpolsterfolie oder Bambusmatten zum Walken ein. Es ist wundervoll zu sehen, wie verschieden jedes einzelne Stück aussieht. Und wie stolz die Frauen auf das sind, was sie mit ihren Händen schaffen. Eine Frau erzählt, dass man auf dem Biohof in der Nähe Chiffontücher und Filzwolle in allen Farben kaufen kann. Da gehe ich in der nächsten Woche hin, nehme ich mir vor.

Eine andere Frau spinnt eigenständig Wolle an einem der Spinnräder an der Seite des Raumes. Toll diese kreative Gemeinschaft!

Im Raum steht ein alter, dreiflügeliger Schrank mit einem Spiegel in der Mitte. Doch keine hat Verwendung dafür. Viele von uns haben extrem kurze Haare, manche kahle Köpfe. Es tut gut, nicht auf Äußerlichkeiten zu achten und sich frei bewegen zu können. Ich trage seit Tagen keine Brustprothese mehr und meine Perücke habe ich sowieso zu Hause gelassen. Manchen Frauen kann ich die Amputation unter dem T-Shirt ansehen. Das erregt mein Mitgefühl. Wir kommen uns behutsam näher. Es hat keine Eile.

Am Sonntagmittag finde ich einen handgeschriebenen Brief von Dr. Sänger am Haken an meiner Tür: »Es besteht die Möglichkeit, heute zwischen 12 und 13.30 Uhr eine Leier auszuleihen. Eine Einführung in das Instrument können Sie von mir bekommen.«

Ich bin gerührt von seinem Angebot. Nach dem Essen gehe ich in den Gemeinschaftsraum und suche mir eine Leier aus.

»Die Leier ist eines der ältesten Zupfinstrumente. Jedes Instrument hat eine bestimmte Wesenhaftigkeit, eine Ausstrahlung und bemerkenswerte Eigenschaften. Die Musik, die wir selbst erzeugen, wirkt therapeutisch auf uns.«

Zurück in meinem Zimmer setze ich mich auf meine Bettcouch und stelle die Leier fast senkrecht auf meinen linken Oberschenkel, wie Dr. Sänger es mir gezeigt hat. Mit der linken Hand halte ich sie fest. Mit der rechten zupfe ich leicht an den Saiten und spüre dem Klang nach. Ich weiß nicht, wie ich sie halten soll, damit ich mit beiden Händen darauf spielen kann. Nach mehreren Versuchen gebe ich auf und lege sie zurück in den Kasten. Ich sehne mich nach meiner Gitarre.

Am Nachmittag gehe ich in den kleinen Ort. Im Zimmer wird es mir zu eng und die Sonne scheint so schön. Auf der Terrasse eines Cafés treffe ich ein paar Frauen. Yvonne, die mir auf Anhieb sympathisch ist, erzählt mir von ihrer Arbeit als Tanztherapeutin. Die junge Österreicherin hat schulterlange schwarze Haare. Die Spitzen sind bis zur Hälfte gelockt.

»Genau so ist mein Haar die letzten zwei Jahre gewachsen seit der Chemotherapie«, sagt sie strahlend. »Und ich werde es niemals mehr abschneiden, habe ich mir geschworen.«

Im Verlauf des Gesprächs erfahre ich, dass es Yvonne gesundheitlich sehr schlecht geht. Ihr wurde vor zwei Jahren die eine Brust amputiert. Doch ihr Körper ist voller Metastasen und sie kann nur mit starken Medikamenten, die ihr nicht gut bekommen, leben.

»Es gibt Tage, an denen kann ich nicht vor die Tür. Deshalb kann ich meinen Beruf als Tänzerin nicht mehr ausüben. Und da ich allein wohne, bin ich auf mich selbst gestellt. Ich weiß nicht, wie es mit mir weitergehen soll.«

Trotz dieser niederschmetternden Aussage sprüht Yvonne vor Leben. Ich finde sie wundervoll und sage ihr das.

Als sie mir erzählt, dass sie vier Jahre in Schweden gelebt hat, weiß ich plötzlich, wohin ich mit meiner Mutter reisen möchte, um die verpasste Venedig-Reise nachzuholen.

Mit Schweden verbindet mich mein Mittelname, der Vorname ihrer schwedischen Brieffreundin, die meine Mutter als junge Frau einmal besucht hat. Ich erzähle Yvonne davon und denke freudig an die zukünftige Reise mit meiner Mutter.

Am Abend liest Frau Hoffmann im Gemeinschaftsraum ein mir unbekanntes Märchen der Gebrüder Grimm vor. Als ich ins Bett gehe, bin ich erleichtert, dass mein erstes Wochenende in der Reha wesentlich besser war, als ich es befürchtet hatte. Ich habe neue Leute kennengelernt, aber auch das Alleinsein genossen. Und freue mich auf die nächste Woche.

Mein Nest

Um 10 Uhr klopft es an meiner Zimmertür. Yvonne und ich haben uns zum Singen verabredet. Es ist eine neue Erfahrung für mich, ohne Instrumentalbegleitung meiner Stimme zu trauen. Aber nach einer Weile klappt es wunderbar.

Anschließend gehe ich zur Tonarbeit ins Atelier unter dem Dach. Wir beginnen wieder mit einer Kugelmeditation. Nachdem ich mich eine Weile mit meiner ersten Skulptur beschäftigt habe, fordert Frau Artel mich auf, »mein Nest« zu gestalten, einen Raum, in dem ich mich geborgen fühlen könnte.

Ich mache mich voller Eifer an die Arbeit. Immer mehr Ton nehme ich mir von dem Batzen, den ich aus der Holzkiste vor mich auf den Tisch gelegt habe. Die umstehenden Figuren auf dem Fensterbrett und in den Regalen inspirieren mich, meinem Gestaltungsgefühl zu trauen. Mit beiden Daumen drücke ich tiefe Kuhlen in die weiche, beigefarbene Masse.

Ich gestalte zunächst eine Art Schale, deren Seitenwände ich hochziehe. Immer wieder halte ich das ganze Gebilde in meinen beiden Händen, streiche den Ton glatt, er ist so weich und fein. Es entsteht eine hohe Wand an der einen Seite, die ich S-förmig nach vorn neige und leicht schwingend nach innen biege. Links forme ich eine Art Dach über einen kleinen Bereich, der mir besonders schützenswert erscheint. Trotzdem ist das Nest nach oben offen und hat zwei V-förmige Einbuchtungen, die mir als Ein- und Ausgänge wichtig sind. Frau Artel fragt, ob mir das nicht zu offen ist, und ich sage ihr nach kurzer Überlegung, dass ich das so gut finde. Als ich am Ende mein Werk betrachte, bin ich überrascht, wie schön und harmonisch es auf mich wirkt. Und wie groß und geräumig es ist. Gar nicht einengend.

Ich denke an unser Zuhause. An die vielen Türen, die in unser Haus hineinführen – und auch wieder heraus. Mir wird klar, wie viel Freiraum ich habe, und dass ich ihn oft nicht nutze. Dabei überlässt Christian mir viel Platz, weil er sich auf wenig Raum beschränkt.

Ich komme mir mit einem Mal reich vor. Ich habe so viele Möglichkeiten. Ich sollte sie wahrnehmen und mich nicht selbst einengen.

Ich muss mich von dem Gefühl befreien, Christian in alles einbeziehen zu wollen, ihn zu etwas zu bewegen, was er nicht will. Und mich mehr auf meine eigenen Wünsche konzentrieren. Vieles ist möglich. Das sehe ich deutlich vor mir.

Tief in Gedanken packe ich mein »Nest« in feuchte Tücher und räume es in ein Regal. Dann frage ich Frau Artel: »Kann ich das, was ich gemacht habe, am Ende der Reha mit nach Hause nehmen?«

»Ja. Alles, was Sie mitnehmen möchten, wiegen wir am Ende. Der Ton kostet nur ein paar Cent.«

»Wie schön«, freue ich mich. »Kann man die Stücke brennen?«

»Alle Teile, die Sie hier sehen, wurden nicht gebrannt. Der Ton ist so fein, dass er ohne Brennen hält, wenn er nicht im Freien steht und womöglich durch Regenwasser aufgeweicht wird.«

»Und wie schaffe ich es, dass er so schön glänzt?« Ich zeige auf ein paar Plastiken, die aussehen, als wären sie aus poliertem Stein.

»Sie können die Oberfläche mit einem flachen Trommelstein bearbeiten, wenn sie ledertrocken ist, also noch ein bisschen feucht. Ich zeige Ihnen das beim nächsten Mal.« Beschwingt steige ich die Stufen zu meinem Zimmer hinab.

Ach, wenn ich doch nur zu Hause ein so schönes Atelier hätte!

Und dann fällt mir ein, dass ich viele Räume habe und die tatsächlich schon nutze. Im Obergeschoss ist ein großer Flur mit einem Ecktisch vor dem Fenster, an dem ich nähe. Meine Stoffe liegen in den Schränken dort. Da fertige ich auch manchmal Ketten. Am Küchentisch, an dem ich zuschneide, könnte ich mit Ton arbeiten. Oder draußen im Gartenhof. Ich habe so viele Möglichkeiten!

Was hält mich davon ab, zu tun, was ich möchte? Bisher dachte ich, es sei Christian, sein kritischer Blick. Aber das stimmt nicht. Ich selbst bin es, die sich diese Freiräume versagt. Christian hat mich meistens unterstützt. Da ist eine Stimme in mir, die sich kritisch äußert. Diese Stimme muss ich zum Schweigen bringen.

Nicht warum, sondern wofür

Die Gymnastik für Brustkrebspatientinnen am frühen Nachmittag verläuft wie zuvor. Dafür genieße ich die Sanfte Massage von Herrn Seiler. Seine Behutsamkeit rührt mich zu Tränen. Ganz sacht legt er ein Papiertaschentuch auf meine Augen, das die Tränen auffängt und mich nicht unbedeckt lässt. Was für eine sensible Geste!

Am Abend bietet Dr. Vox, der Leiter der Rehaklinik, einen Vortrag im Gemeinschaftsraum an. Er bringt auf den Punkt, was mir schon länger durch den Kopf geht.

»Denken Sie nicht über das Warum nach. Fragen Sie sich nicht: ›Warum habe ich Krebs bekommen?‹ Viel wichtiger ist das Wofür. Wo führt es Sie hin? Welche Perspektiven tun sich auf? So entfalten Sie sinnstiftende Impulse für Ihr weiteres Leben und finden Ihren Weg zur Selbstverwirklichung.«

Genau das ist es: Nicht warum, sondern wofür!

Seit meiner Diagnose sehe ich mein Leben mit anderen Augen, viel bewusster und zunehmend achtsam. Viele Begegnungen haben mir neue Wege aufgezeigt, ich mache mir Gedanken. Aber nicht wie früher rückwärtsgewandt, sondern ich schaue nach vorn. Nehme neue Möglichkeiten wahr. Dieser Ansatz wird weiter in mir wachsen.

Ich möchte meine Erfahrungen bündeln und teilen. So viele Frauen gehen einen ganz ähnlichen Weg wie ich. Und das Thema ist immer noch so tabuisiert, dass viele keine Gelegenheit haben, darüber zu reden.

Der Ausdruckstanz am Dienstag wird von Anne, einer jüngeren Frau, durchgeführt. Frau Baumann sei für die nächsten drei Wochen im Urlaub. Die neue Tanztherapeutin macht einen netten Eindruck, aber ich spüre, dass sie eher wortkarg und unsicher uns gegenüber ist. Die Abläufe sind wie beim ersten Mal und die Musik, die Anne auflegt, versetzt mich in eigene Welten. Trotzdem schade, dass Frau Baumann nicht mehr da ist!

Nach einer Nachruhezeit soll um 11 Uhr die erste Ölpackung in meinem Zimmer stattfinden. Ich räume ein paar Sachen weg und lege mich mit Unterwäsche bekleidet unter meine Bettdecke. Ich hatte mich bei meinen Tischgenossinnen erkundigt, was ich mir unter einer Ölpackung vorstellen soll.

Herr Keiner kommt nach lautem Klopfen mit festen Schritten in mein Zimmer. Er fordert mich auf, mein Bett kurz zu verlassen, und breitet ein weißes Bettlaken aus Baumwollflanell darauf aus.

»Das Laken behalten Sie im Raum und legen es bitte das nächste Mal vorher aus«, sagt er. Dann bittet er mich, meinen BH auszuziehen und mich auf dem Bauch aufs Bett zu legen.

Er lässt warmes Öl auf meinen Rücken fließen und beginnt in sanften Bewegungen, meinen Körper von oben bis unten damit einzureiben. Es fühlt sich wunderbar an und hat etwas Rhythmisches, Melodisches. Nach einer Weile beginnt er leise zu summen.

So etwas Wunderbares habe ich selten erlebt! Ich fühle mich gestreichelt. Spüre, wie meine Haut das Öl aufsaugt und die Wärme mich umhüllt. Am Schluss packt Herr Keiner mich wie ein Baby in die weiche Flanelldecke ein.

»Ruhen Sie eine halbe Stunde nach«, sagt er und verlässt auf leisen Sohlen mein Zimmer.

Ich spüre dem gerade Erlebten mit meinem ganzen Körper und allen meinen Sinnen nach. Es ist tröstlich und wohltuend, derart verwöhnt zu werden.

Zwischenbilanz

Am Nachmittag bei meinem Termin fragt Frau Hoffmann, wie mir die Therapien bisher gefallen. Ich berichte begeistert von der Massage, dem Arbeiten mit Ton und der Ölpackung.

»Das freut mich, dass es Ihnen bei uns gefällt«, sagt sie. »Sie sehen auch schon ein bisschen erholt aus.«

Dann schaut sie auf meinen Reha-Fahrplan, den ich fleißig jeden Abend ausfülle.

»Ich sehe, dass Sie sehr aktiv sind, regelmäßig ins Bewegungsbad gehen und sich draußen in der Natur aufhalten.«

»Ja, danke. Ich merke, wie die Ruhe mich befreit. So eine Auszeit habe ich mir noch nie gegönnt. Ich wusste nicht, dass das in dieser Weise möglich ist.«

»Wenn wir aus dem Alltag heraustreten und uns dem Sein an sich widmen, spüren wir, wie reich das Leben auch ohne viel Aktivität ist. Achten Sie weiterhin darauf, sich mit der Ruhe anzufreunden. Es heißt, in der Ruhe liegt die Kraft. Für aktive Menschen ist dieser Satz zunächst wenig verständlich.«

Sie legt eine Pause ein, dann fragt sie: »Wie gefällt Ihnen die Tanztherapie? Macht sie Ihnen Freude?«

»Ich bin erstaunt, wie viel beim Tanzen in Bewegung gerät, nicht nur körperlich.«

»Ausdruckstanz eröffnet Ihnen die Möglichkeit, Ihren eigenen Anteil am Heilungsprozess in Gang zu setzen. Und die Musik tut ihren Part. Vertrauen Sie darauf.«

»Ich bin gespannt, was es weiter in mir bewirkt«, sage ich nachdenklich. Dann bedanke ich mich für die Leier, die ich seit dem Wochenende habe, und erzähle, dass ich gemerkt habe, wie mir meine Gitarre fehlt.

Frau Hoffmann nickt erfreut und sagt: »Für Freitag habe ich einen zusätzlichen Gesprächstermin für Sie bei mir eingetragen, bevor ich in den Urlaub gehe. Ich möchte Ihnen vom Seelengarten erzählen.«

Beim Hinausgehen wird mir bewusst, dass ich, obwohl ich erst kurze Zeit hier bin, schon eine starke Veränderung in mir spüre. Ein anderes Bewusstsein. Auf der einen Seite erlaube ich mir mehr Ruhe und Gelassenheit. Auf der anderen Seite spüre ich neue Kräfte in mir wachsen, die Wege zum Handeln eröffnen. In beidem geht es um mich. Ich höre in mich hinein, und ich bin diejenige, die die neuen Wege findet!

Die nächsten Tage verlaufen angenehm und ruhig. Ich habe meinen Rhythmus gefunden, freue mich auf die Massage bei Herrn Seiler und die Ölpackung von Herrn Keiner. Beim letzten Mal hat er mir ein irisches Segenslied vorgesungen. So zart und rein. Ich war zu Tränen gerührt. Die Tonfolgen waren melodisch, aber anders, als ich das kenne. Irisch eben.

Beim Ausdruckstanz erlebe ich immer wieder Überraschungen. Neulich sah ich ein Mädchen, das am Klavier sitzt, und erkannte mich selbst darin. Manchmal weine ich beim anschließenden Reden über das Erlebte. Anne reicht mir ein Taschentuch, und alle warten geduldig, bis ich weitersprechen kann.

Im Atelier habe ich an meinem Nest weitergearbeitet. Die aufstrebende Form, die zugleich Schutz und Geborgenheit vermittelt, gefällt mir sehr.

Und – ich habe heute Nachmittag meine Brustkrebsgymnastik verschlafen. Ich hatte mir keinen Wecker gestellt und durchgeschlafen. Etwas betreten gestehe ich es Herrn Seiler bei der anschließenden Massage. Er überrascht mich völlig mit seiner Antwort: »Na, das war doch okay. Ein Zeichen dafür, dass Sie in der Erholung angekommen sind.«

»Aha«, antworte ich verblüfft und nehme seine Sichtweise bereitwillig an.

Mein Seelengarten

Wie angekündigt, erzählt mir Frau Hoffmann von ihrem Seelengarten. Sie malt auf ein Blatt Papier einen großen Kreis aus kleinen Ovalen, die wie die Steine einer Mauer aussehen. Dazwischen malt sie eine Gartenpforte.

»Die fällt immer von selbst zu, hält alles von Ihnen fern«, sagt sie. »Nur Sie allein können die Pforte öffnen.«

In die Mitte des Kreises schreibt sie ICH.

»Das ist Ihr Seelengarten. Den müssen Sie pflegen. Benutzen Sie manchmal eine Mistgabel und eine Schubkarre, um das eine oder andere hinauszubefördern.«

Sie malt eine Mistgabel und eine Schubkarre mit einem Paket darauf und einen Pfeil zur Gartenpforte und darüber hinaus.

»Hier ist ein Tränensee mit einer Trauerweide daneben. Ein Platz für Ihre Stärken und Schwächen, Ihre Ängste und Wut.«

Tränensee und Trauerweide deutet sie zeichnerisch an, die Begriffe schreibt sie um das ICH in den Garten.

»Schauen Sie alles genau an und kommen Sie mit sich ins Gespräch. Alles darf sein. Können, Nicht-Können, perfekt sein, Fehler machen – alles hat seinen Platz. Nehmen Sie sich so an, wie Sie sind. Fragen Sie sich: Was brauche ich gerade? Was fehlt mir im Moment? Was stört mich?«

Frau Hoffmann hält kurz inne.

Dann fährt sie fort: »In diesen kleinen Beeten am unteren Rand sind Ihre Vergangenheit, Ihre Eltern, Werte und Normen, die Ihnen vermittelt wurden, untergebracht. Daneben steht ein Komposthaufen. Übernehmen Sie nichts unverdaut. Schicken Sie alles durch die Kompostierung. Lassen Sie nichts in Ihren Seelengarten hinein, das nicht zuerst von Ihnen kompostiert, verdaut wurde. Das gilt für alles, was von außen zu Ihnen kommt.«

Ich betrachte das entstehende Bild mit großem Interesse und höre aufmerksam zu.

»Lernen Sie, sich anzunehmen. Voll und ganz. Verurteilen Sie sich nicht, vergleichen Sie nicht und rechtfertigen Sie sich nicht.

Übernehmen Sie Verantwortung für sich – und finden Sie Ihren Platz in der Welt. Was von außen kommt, vom Ehemann, von der Mutter, vom Chef, können Sie zurückschicken oder auf den Restmüllhaufen geben.«

Frau Hoffmann lächelt und zaubert ein Lächeln in mein Gesicht.

»So viele Möglichkeiten!«, staune ich. Auf der Zeichnung sieht alles plausibel aus.

»Ja, und vergessen Sie nicht: *Sie* haben es in der Hand!«

Da hat mir Frau Hoffmann vor ihrem Urlaub ein wunderbares Werkzeug zur Selbsterforschung mitgegeben. Mehrmals sehe ich die Zeichnung an und übertrage sie auf mein Leben, meine Beziehungen, meine Selbstkritik, und auch auf Meinungen von außen, die ich häufig völlig ungefiltert übernehme. Die mich verwirren und verunsichern. Es fallen mir alte Glaubenssätze ein, zum Beispiel »Wie, das weißt du nicht?« oder »Bist du schon wieder beleidigt?«. Vermutlich waren das häufig unbedachte Äußerungen meiner Eltern oder anderer Personen aus meiner Kindheit. Aber sie hatten großen Einfluss auf mich und mein Denken.

Es wird Zeit, damit aufzuräumen und nichts mehr unverdaut durch mein Gartentor einzulassen.

Lecker und gesund

Christian und mir war es immer wichtig, auf eine gesunde Ernährung zu achten. Vor allem, seit Florian und Sophie auf der Welt sind. Deshalb koche ich, so oft ich kann, frisch und meist mit viel Gemüse, Salat und wenig Fleisch.

Ausgesprochen gefreut hat uns, als die Kinderärztin uns einmal nach einem Bluttest bescheinigt hat, dass Florian und Sophie so gesund ernährt seien, wie sie es selten in ihrer Praxis erlebe.

Die Rehaklinik bietet an verschiedenen Terminen einen Einblick in ihr Ernährungskonzept an. Ich melde mich zu einem Vortrag über Ernährung und einem Kochkurs an.

»Alle Lebensmittel, die wir verwenden, stammen aus biologisch-dynamischem Anbau«, erklärt die Ernährungsberaterin zu Beginn. »Ernährung ist die Quelle jeglichen Zellwachstums. Durch das, was Sie essen, erneuern sich Ihre Zellen immerzu.«

Das habe ich mir noch nie so klargemacht.

Sie spricht vom Leber-Gallen-Rhythmus, der sich über die vierundzwanzig Stunden des Tages vollzieht, und wie wichtig Eiweiß und gesunde Fette sowie die verschiedenen Getreidesorten und Hülsenfrüchte sind. Von Bedeutung für die Galle sind die Aromen würzig, sauer, bitter und herb für die Verstoffwechselung.

»Wenn Sie Ihrer Leber im Moment etwas Gutes tun wollen, trinken Sie täglich ein bis drei Tassen Mariendiesteltee zur Entgiftung. Der regt die Neubildung der Leberzellen an und stabilisiert sie«, fährt sie fort.

»Nachmittags und abends kann die Leber etwas Süße gebrauchen. Deshalb gibt es beim Abendbüfett süße Aufstriche und nicht zum Frühstück. Ansonsten essen Sie dann, wenn Sie Hunger verspüren. Als Kinder hatten wir noch ein Gefühl dafür. Jetzt essen wir meist zu viel, zu fett, zu oft, zu unregelmäßig. Finden Sie einen Rhythmus. Machen Sie lange Pausen, damit Ihr Darm sich erholen kann.

Alkohol ist der größte Risikofaktor für Krebs«, warnt sie. »Vor allem für Frauen. Es ist erwiesen, dass wir wesentlich weniger Alkohol vertragen als Männer. Kommen Sie in die Bewegung! Dreißig

Minuten Walking oder flottes Gehen, ist ideal, vor allem als Verdauungsspaziergang.«

Bestätigt sehe ich mich in ihrer Aussage, dass leckeres und persönlich zufriedenstellendes Essen alles mit einbezieht, nämlich den Nähr-, Genuss- und Erlebniswert. Aromen, Farben, Zusammenstellung der Speisen, Kochkunst und ein schön gedeckter Tisch sind für unser Wohlbefinden und unsere Gesundheit genauso wichtig wie Vitamine und Mineralstoffe.

»Carotinoidreiches Obst und Gemüse, das vor allem in roten und gelben Obst- und Gemüsesorten sowie in grünblättrigen Gemüsen enthalten ist, wird ein vermindertes Risiko für verschiedene Krebsarten nachgesagt. Das gilt auch für die Rot-, Blau- und Violettfärbung von Kirschen, Pflaumen, Beeren, vor allem Holunderbeeren, Rotkohl und Auberginen. Also, je bunter, desto besser.«

Das gefällt mir.

»Eine Krebsdiät an sich gibt es nicht. Vielmehr führt eine einseitige Speisenauswahl eher zu Mangelernährung und schwächt den Organismus zusätzlich«, sagt sie entschieden.

»Und vergessen Sie das Trinken nicht! Durst ist ein verlässliches Signal des Körpers, für Wasserzufuhr zu sorgen. Schenken Sie dem Aufmerksamkeit! Die besten Durstlöscher sind Leitungswasser, Mineralwasser, stark verdünnte Fruchtsäfte, Gemüsesäfte sowie ungesüßte Früchte- und Kräutertees. Wobei sich die Flüssigkeitsaufnahme zusätzlich aus dem Wassergehalt von Lebensmitteln und Speisen zusammensetzt«, sagt sie und beendet damit ihren Vortrag.

Ernährung ist ein weites Feld. Und es gibt dazu widersprüchliche Aussagen. Deshalb beruhigt mich die Aussage, dass es keine spezielle Diät für Krebskranke gibt. Im Gegenteil, das Immunsystem braucht ausreichend Kraft und sollte mit allem, was schmeckt und bekommt, gestärkt werden.

Loslassen und zulassen

An einem Samstagnachmittag besucht mich Gabriela, meine liebe Freundin aus Telgte. Sie ist zufällig mit ihrer Familie in der Nähe auf dem Campingplatz. Für den Tag hat sie sich von allem losgeeist. Auch ich habe frei.

Es ist schön, Gabriela um mich zu haben. Erst zeige ich ihr mein Zimmer und das Haus, führe sie ins Atelier unter dem Dach und zum Bewegungsbad.

Wir machen einen ausgiebigen Spaziergang durch die weitläufige Landschaft und setzen uns in ein nettes Café, das mir ein paar Frauen aus der Reha empfohlen haben.

Es dauert nicht lange, da kommen wir auf Christian zu sprechen. Ich erzähle ihr von meinen Zweifeln, ob es uns gelingt, diese Krise zu überstehen. Es gibt manches, das mir an unserem Zusammenleben nicht gefällt. Aber ich lerne gerade auch, dass einiges davon an mir liegt. Ich könnte es ändern, indem ich sage, was ich möchte.

»So eine Krisensituation, wie ihr sie erlebt, ist nicht leicht zu stemmen. Ich kenne viele Paare, die das nicht schaffen. Christian und du, ihr seid sehr verschieden in eurer Mentalität, eurer Art, Gefühle zu zeigen.«

»Weißt du, Christian und ich tun uns schon schwer, uns mal in den Arm zu nehmen oder zu küssen. Das liegt vielleicht daran, dass ich das früher schnell abgewehrt habe. Irgendetwas hält mich davon ab, mich ganz hinzugeben. Heute sehne ich mich danach. Doch wir gehen uns aus dem Weg und meiden direkten Augenkontakt. Wir sprechen manchmal nur mit den Kindern. Über sie tauschen wir indirekt unsere Mitteilungen aus.«

»Ach, das ist schade, dass ihr euch gerade jetzt wenig stützen könnt. Das würde euch in dieser schwierigen Zeit guttun. Mir fällt zu diesem Thema ein Buch ein, das ich vor Kurzem gelesen habe. Es ist von Mathias Jung und heißt ›Das sprachlose Paar‹. Intelligent geschrieben.«

»Schon der Titel klingt, als würde das Buch perfekt zur Situation mit unseren Ehemännern passen.«

»Ja, deshalb habe ich es mir gekauft. Carl und ich sind emotional auch sehr verschieden. Und wir kennen uns schon lange, wir könnten Bruder und Schwester sein. Das macht es leichter, sich anzunehmen. Aber wir haben unsere Höhen und Tiefen.«

»Wie jedes Ehepaar, das an seiner Beziehung arbeitet.«

»Genau. Mathias Jung beschreibt die vier verschiedenen Charaktere nach C. G. Jung. Er sagt, dass es uns leichter fällt, den Partner zu verstehen, wenn wir akzeptieren, dass er in seinem Charakter bis zu einem gewissen Grad gefangen ist. Ich fand die Beschreibungen sehr treffend und konnte Carl und mich, aber auch meine und seine Eltern darin wiedererkennen.«

»Das ist interessant. Ich habe mich oft gefragt, wieso Christian und ich uns damals füreinander entschieden haben.«

»Unterschiede machen eine Beziehung spannend. Aber in der Krise werden sie häufig zu einem Problem. Wir sehen deutlicher, was uns am anderen fehlt. Dabei entdecken wir auch unseren eigenen Anteil an der Beziehungskrise.«

»Ist der Charakter angeboren oder wird er im Verlauf des Lebens erworben? Was sagt das Buch dazu?«

»Jung schreibt, dass sich der Charakter in den ersten Lebensjahren als eine Art Reaktion auf unsere unmittelbare Umgebung entwickelt. In einem gefühlsarmen Elternhaus lernt das Kind auf schmerzhafte Weise, dass es gefährlich ist, Emotionen zu zeigen. Es schottet sich ab, macht sich unabhängig, wird zum einsamen Wolf, der alles allein bewältigen muss. Als Erwachsener pflegt dieser Mensch einen sachbezogenen und distanzierten Umgang mit anderen und lässt Gefühle außen vor.«

»Kommt mir bekannt vor.«

»Ein anderer Charakter entwickelt sich, wenn das kindliche Umfeld stark von Schuldzuweisungen geprägt ist. Das Kind erlebt sich als Zumutung, als eine Belastung für die Eltern. Aus Angst vor der eigenen Selbstwerdung erarbeitet es sich die Liebe der Eltern, indem es ihnen jeden Wunsch erfüllt. Dabei verleugnet es sich und seine eigenen Gefühle. Eine Abgrenzung und Abnabelung vom Elternhaus fallen später schwer. Genau das Gegenteil vom vorherigen Charakter, der sich sehr wohl vom Gegenüber abgrenzen kann.«

»In dieser zweiten Beschreibung erkenne ich einiges von mir wieder. Obwohl ich durch mein erstes Amerikajahr früh einen eigenen Weg für mich gefunden habe – und ich glaube, das war mein Glück –, fällt es mir bis heute schwer, meine Eltern aus meinen Gedanken herauszuhalten. Immer stehen sie an erster Stelle, immer meine ich, mich um sie, ihr Wohl kümmern zu müssen. Und genauso geht es mir, seit ich krank bin, mit den Kindern. Das Wohl von Sophie und Florian steht weit über meinem eigenen. Aber okay, das ist wahrscheinlich normal, oder?«

»Ja, das glaube ich auch. Dennoch ist es wichtig zu erkennen, dass jeder für sich selbst die Verantwortung übernimmt. Alles andere zerreißt uns. Und macht unzufrieden.«

»Mhm. Das stimmt.« Gabrielas Worte gehen mir unter die Haut.

»Auf der einen Seite verstehe ich Christian, auf der anderen sehe ich meine eigenen Wünsche und Nöte. Ich wünsche mir etwas von ihm, was er mir nicht geben kann. Und ich muss lernen, mich besser um mich zu kümmern und mir helfen zu lassen.«

»Der Ehepartner muss und kann nicht alles abdecken, was wir uns wünschen. Dafür gibt's schließlich Freundinnen.«

Gabriela lächelt mich verschmitzt an.

Dieses Gespräch hat mir viel Klarheit verschafft. In Gedanken versunken machen wir uns auf den Rückweg. Zum Abschied nimmt Gabriela mich in den Arm und hält mich fest.

Es dauert eine Weile, bis ich loslassen kann. Ich spüre ihrer Stütze nach. Das fühlt sich angenehm an. Das kenne ich nicht. Mich halten lassen. Gestützt werden. Das ist wunderbar.

Perspektivwechsel

In den vier Wochen meiner Reha erhole ich mich in unerwarteter Weise. Es ist ein ganzheitlicher Prozess, der lange nachwirken wird. Das spüre ich. Ich bin in Abstand zu meinem Leben getreten, habe meine Perspektive verändert, sehe neue Wege vor mir und habe erkannt, wie wertvoll es ist, Dinge in die Hand zu nehmen und positiv zu beeinflussen. Der Rückzug hat mir gutgetan.

Ich fand es wunderschön, ein Wochenende mit Sophie zu verbringen. Sie hat mich besucht und bei mir auf einer Luftmatratze geschlafen. Wir haben uns viel erzählt, waren an meinen Lieblingsorten und haben Selfies gemacht. Sie ist eine Fotokünstlerin.

Sie ist im vergangenen Jahr enorm gereift, zeigt eine fürsorgliche Seite, die mich ungemein rührt und mich manchmal befürchten lässt, dass sie sich dabei vergisst. Ich hoffe, dass sie in naher Zukunft Zeit haben wird, nachzuholen, was auf der Strecke bleiben musste. Ich sehe unsere Beziehung von Frau zu Frau in einem neuen Licht. Und das macht mich froh.

An einem anderen Wochenende waren Florian und Christian da. Wir hatten schöne Stunden miteinander, erkundeten das Haus und die Umgebung, gingen zusammen Mittagessen und später in ein Café. Diese gemeinsame Zeit war wertvoll und wir redeten über ganz andere Dinge, weil Christian und Florian aufmerksame Beobachter sind. Ich habe ihnen die Nachtkerze im Garten gezeigt und wir haben uns die anderen Blumen angeschaut. Christian kennt viele beim Namen. Das habe ich schon immer an ihm bewundert.

Zum Schluss spielten Florian und ich zusammen auf der Leier in meinem Zimmer. Florian legte seinen Arm um meine Schultern, so groß ist er. Er ist im letzten Jahr unglaublich erwachsen geworden und ruht mehr denn je in sich.

Auch Phil, mein lieber Freund aus Berlin, kam für ein paar wundervolle Stunden in mein Refugium.

»Wenn ich schon nicht ins Krankenhaus kommen konnte«, meinte er bei einem unserer ausgedehnten Telefonate, in denen wir uns abwechselnd aus unserem bewegten Leben erzählen.

Aufmerksam sah er sich die Bilder an, die ich in meinen Malstunden und allein im Atelier mit Pastellkreide gemalt und mit Stecknadeln an meine Zimmerwände gehängt habe. Dann nahm er die Leier zur Hand und schlug ein paar wohlklingende Töne an. Auch er ist ein begnadeter Chorsänger. Am meisten genoss ich das lange Gespräch, das wir im Licht des Sonnenuntergangs auf meinem Balkon führten. Was für ein wundervoller Tag und Abend.

Ein außerordentliches Geschenk machte mir Herr Dr. Sänger. Ich hatte mitbekommen, dass er regelmäßig eine professionelle Sängerin hier in der Reha auf dem Klavier begleitet. Das wollte ich auch einmal probieren und habe ihn gefragt.

Diese Solostunde, er am Klavier, ich als Solistin, hat uns beide sehr bewegt. Miteinander zu musizieren, ohne Ziel, ohne Publikum, allein im Hier und Jetzt, war beglückend.

Ich nehme mir vor, über das Chorsingen hinaus allein und mit anderen zu musizieren. Und meine Gitarre wieder hervorzuholen. Dabei soll das Tun im Vordergrund stehen, nicht die Wirkung.

Allmählich freue ich mich auf mein Zuhause, meine Arbeit, auf die Fortsetzung meiner Buchprojekte. Der Abstand hat mir gutgetan.

Am 27. Juli ist mein letzter Tag in der Reha. Einmal pro Woche habe ich zusammen mit ein paar anderen vor dem Abendessen das Segenslied »Möge die Straße uns zusammenführen« angestimmt, um diejenigen zu verabschieden, die ihren Aufenthalt beendet haben. Immer waren auch Menschen dabei, die ich kennen und schätzen gelernt hatte und deren Abschied mich traurig stimmte. Jetzt wird das Lied mit dem Refrain »und bis wir uns wiedersehen, halte Gott dich fest in seiner Hand« für mich gesungen.

Nachspüren

In der Rückschau empfinde ich viel Dankbarkeit für die Zeit, die ich hier verbringen durfte.

Ich habe viel Neues gelernt, vor allem mich selbst besser kennengelernt. Ich habe eine neue Sicht auf die Welt und die Menschen gewonnen, bei der Arbeit mit Ton erfahren, dass wir es in der Hand haben, wie wir unser Leben gestalten, was wir hinzufügen und was wir lieber wegnehmen. Alles liegt bereit, wir müssen es achtsam wahrnehmen und aktiv umsetzen.

Auf Anregung von Frau Artel hin habe ich eine kniende Frauenskulptur gemacht, deren Arme hochgestreckt in ihrem Nacken zu einem schützend aufgestellten Kragen zusammenwachsen. In meiner freien Zeit habe ich einen Frauentorso geschaffen, auf den ich später von einer Mitpatientin angesprochen wurde.

»Darf ich mir deine Skulptur als Vorbild ausleihen?«, hat sie mich gefragt. Voller Konzentration hat sie einen Torso mit einer Brust gestaltet, immer wieder mit Blick auf meinen. Als ihre Reha-Zeit zu Ende war, lag eine Karte von ihr auf meinem Essplatz.

Eines Tages erhielt ich einen Gruß von einer mir völlig Unbekannten, der ich unbewusst etwas gegeben haben muss. Ich hatte sie vorher gar nicht wahrgenommen, aber sie mich.

Diese Geste, anderen zum Abschied eine Karte oder einen Brief zu schreiben, habe ich übernommen, als meine Zeit gekommen war.

Ich hätte nie gedacht, dass ich so nette Menschen kennenlernen und so viel Interessantes erkennen, aber auch sehr viel Leidvolles erfahren würde. Durch Hören, Sehen, Fühlen und bewusst Wahrnehmen, durch Begegnungen und Gespräche. Es war wie eine Meditation oder ein Traum. Wie oft habe ich innegehalten und dem soeben Geschehenen nachgespürt. Und wie viel habe ich verstanden.

Manchmal habe ich die Fürsorge anderer vermisst, um dann zu erkennen, dass ich selbst für mich sorgen kann. Es waren viele Angebote da, die ich ergreifen konnte. Oder eben nicht.

Ich nehme viel mit. Weil ich zum eigenen Tun und Entscheiden angeregt wurde. Mein von mir ausgefüllter Reha-Fahrplan mit vielen

Kreuzchen ist ein Nachweis dafür. Auch habe ich das in der Klinik erworbene »Integrative Selbstregulations-Training (IST) bei Krebs« von Gerhard von der Lehr durchgearbeitet und viele Erkenntnisse zum eigenen Handeln gewonnen. Ich bin bereit für den Wiedereintritt in den Alltag.

Für meine Rückkehr nehme ich mir vor, mich zu Hause nicht sofort in die Arbeit zu stürzen. Ich werde bis zum Wochenende Urlaub machen und sehen, was ich von dem Gelernten in mein tägliches Leben integrieren kann.

Ich möchte zum Beispiel einen Ort finden, wo ich Ausdruckstanz machen kann. Das ist eine wunderbare Möglichkeit, die eigenen Stimmungen auszudrücken und sie sichtbar werden zu lassen.

Ich habe ich die Freude am Wasser wiederentdeckt. Ich werde nach einem Rehasport im Wasser suchen und mehr schwimmen.

Vielleicht kann ich mir feinen Ton kaufen und Plastiken machen.

Ich werde meine Gitarre wieder aktivieren und dazu singen. Ganz für mich allein. Ich habe viele Noten und Texte gesammelt, ich kann direkt loslegen.

Und aufs Nähen freue ich mich. Ich habe so viele Komplimente zu meinen Kleidern erhalten. Mir war bisher nicht klar, wie sehr ich mich damit ausdrücke und wie erfüllend es ist, mich für mich hübsch zu machen und nicht für andere.

Vor allem aber werde ich meine Ruhepausen weiter ausdehnen. Die Mittagspause in meinem Bett behalte ich bei. Auch zwischendurch innezuhalten und nachzuspüren, was mich gerade bewegt, was ich wirklich tun möchte, ist ein hervorragender Weg, mehr Achtsamkeit und eine Verlangsamung im guten Sinne einzuführen.

Dieses Nachspüren, dieses Wahrnehmen von Erlebtem, dieses Sein im Hier und Jetzt, das möchte ich jeden Tag genießen.

Wieder daheim

Dienstagmorgen gegen 11 Uhr holen Sophie, Florian und Christian mich ab. Die Wiedersehensfreude ist riesig.

Christian und ich nehmen uns vorsichtig in den Arm. Uns ist klar, dass durch die temporäre Trennung unsere Beziehung einen Wandel erlebt hat. Bis auf zwei Kurzbesuche in den vier Wochen und wenige Anrufe, in denen ich vor allem mit Sophie und Florian gesprochen habe, hatten wir keinen Kontakt zueinander. Es war mein ausdrücklicher Wunsch, dass ich vom Familienalltag so wenig wie möglich mitbekomme, damit ich abschalten kann. Und Christian hat sich um alles gekümmert. Das war toll.

Vor unserer Rückfahrt gehen wir ein letztes Mal durchs Haus, durchstreifen die nähere Umgebung, den kleinen Ort und die Plätze, an denen ich mich aufgehalten habe. So haben die anderen eine kleine Pause und ich nehme dankbar und demütig von allem Abschied.

Und dann setzen wir uns ins Auto. Ich habe ein mulmiges Gefühl, spüre den Abstand zu meinem alten Leben. Werde ich mich gut eingewöhnen und wohlfühlen?

Zu Hause wartet eine unglaubliche Überraschung auf mich. Alles erscheint lichter und freier. Das Düstere, das in der Luft geschwebt hatte, scheint sich aufgelöst zu haben. Ich werde aufgefordert, mich in den Garten zu setzen. Alles ist bis ins Detail vorbereitet. Sophie und Florian decken den Tisch.

»Du brauchst heute nichts zu tun«, sagt Sophie stolz. »Das übernehmen wir und Papa.«

Mit einem vorsichtigen und doch freudigen Lächeln serviert Christian ein wunderbares Mittagessen. Ich staune.

»Papa hat die ganze Zeit für uns gekocht«, erzählt Florian und betont, »es hat immer lecker geschmeckt.«

»Dieses Gericht hat Papa schon dreimal gekocht!«, verrät Sophie, als Christian noch einmal in die Küche geht, und lächelt verschmitzt.

»Und ich habe mir Sorgen gemacht, dass *du* die Männer versorgen musst«, sage ich zu Sophie.

»Nein, das war ganz anders. Papa hat uns nicht mehr in die Küche gelassen. Und eingekauft hat er auch.«

Ich bedanke mich strahlend bei Christian, als er zurück in den Garten kommt.

»Jetzt probier's doch erst mal«, sagt er unwirsch mit einem zaghaften Lächeln. »Vielleicht schmeckt es dir ja gar nicht.«

Epilog

Dieser Einstieg in unser neues Leben war wunderbar. Es hatte sich viel verändert. Nicht nur bei mir.

Dadurch, dass Christian das Einkaufen und Kochen am Wochenende übernahm, gewann ich mehr Freizeit. Und er eroberte sich ein neues Terrain innerhalb der Familie. Es heißt ja so schön: »Liebe geht durch den Magen«. Er verwöhnt uns seither nach Strich und Faden mit den leckersten Gerichten, für die wir früher »zum Griechen, Italiener oder Chinesen« gegangen sind.

Trotzdem hat es noch Jahre gedauert, bis Ruhe in unsere Familie eingezogen ist. Christian und ich haben unsere partnerschaftlichen Probleme für eine Weile auf Eis gelegt und uns vorrangig der Familienarbeit gewidmet, uns auf Florian und Sophie konzentriert. Als Paar vollzogen wir eine Trennung innerhalb des Hauses, jeder fokussierte sich auf seine Wünsche. Dieser Ansatz befreite uns mehr und mehr von der Annahme, der andere sei für unser Glück (oder Unglück) zuständig.

Florian und Sophie rückten wieder in den Mittelpunkt und standen schließlich auf Augenhöhe mit uns. Ihre konstruktiven Ideen und humorvollen Vorschläge nahmen mehr Raum ein und verdrängten die eingefahrenen Muster. Sie genossen die Aufmerksamkeit und trugen viel zu den Veränderungen bei.

An den Wochenenden – ein Vorschlag von Sophie – aßen wir zu viert am großen Tisch im Esszimmer, den wir bisher für Besuch reserviert hatten. Und es entwickelten sich interessante Gespräche über neue Herangehens- und Denkweisen. Das lange Jahr des Leidens fand ein Ende und wir erwachten alle zu neuen Perspektiven.

Nach meiner Rückkehr aus der Reha habe ich die Arbeit an meinen Buchprojekten, vor allem am Bildband, wieder aufgenommen. Im September ging er endlich in Druck. Als sich das Jahr dem Ende zuneigte und ich meine vertraglichen Vereinbarungen erfüllt hatte, nahm ich mir für das nächste Jahr vor, beruflich kürzer zu treten und weniger und kleinere Aufträge anzunehmen. Durch die Zeit in der Reha war mir klar geworden, dass viele kreativen Kräfte in mir schlummern, die ich nicht weiter brachliegen lassen wollte. Auch war ich mir nicht sicher, ob ich für den Rest meines Arbeitslebens die Bücher anderer auf den Weg bringen und viele Stunden vor dem Computerbildschirm sitzen wollte.

Im März des darauffolgenden Jahres erhielt ich eines der ersten Vorabexemplare meines Bildbandes. Als ich das Buch endlich in Händen hielt, liefen mir Tränen die Wangen hinunter. Auf diesen Moment hatte ich lange hingearbeitet. Christian holte die Waage aus der Küche. »Über drei Kilo«, rief er anerkennend.

Dadurch, dass ein halbes Jahr zwischen Drucklegung und Auslieferung liegt, entsteht meist ein gewisser Abstand zu dem eigenen Tun. Aber als ich gemütlich im Lesesessel saß und das Buch Seite für Seite durchblätterte, erfüllte mich großer Stolz, wie ich ihn wahrscheinlich bewusst noch nie empfunden hatte!

Im Herbst nahm ich mit sieben Frauen am Bochumer Gesundheitstraining teil, das Monika Große Beermann von der Krebsberatungsstelle leitete. Es war für mich ein ungewohnter Schritt, den frühen Mittwochabend dafür freizuhalten und drei Stunden für mich zu haben. Wir Frauen, alle Krebspatientinnen in meinem Alter oder älter, beschäftigten uns mit Fragen der Lebensgestaltung. Beim Tanzen, Malen, Reden und Zuhören entdeckten wir Ressourcen, die in uns verborgen waren.

Durch die Gemeinsamkeit unseres Schicksals erfuhren wir Solidarität in der Gruppe. Monika begleitete uns einfühlsam. Wir erhielten Zeit, uns auf uns zu besinnen. Sie steuerte neue Impulse bei. Ich habe viele Anregungen für mein weiteres Leben mit nach Hause genommen. Und mich oft gefragt, warum ich erst nach der Erkrankung auf dieses Angebot gestoßen bin. Gesundheitstraining könnte viele davor bewahren, krank zu werden. Leider fehlen meistens das Bewusstsein und die Zeit dafür. Und dann ist es plötzlich zu spät.

Wir trafen uns noch zwei Jahre lang in größeren Abständen. Als abschließende Aufgabe bat Monika uns, Träume und Wünsche für die Zukunft aufzuschreiben und zu visualisieren. In der Visualisierung sah ich mich vor einer Zuschauergruppe stehen und mein Buch über meine Krebserkrankung vorstellen! Lange überlegte ich in der Abschlussrunde, ob ich von meinem Vorhaben erzählen sollte. Als ich es mit bangem Herzen tat, löste die Begeisterung der mir inzwischen liebgewonnenen Frauen eine Welle an stärkenden Gefühlen bei mir aus. Dieses Bild von einer stürmischen Welle am Meeresstrand habe ich mir ins Gedächtnis gerufen, wenn ich daran zweifelte, ob mein Buch seine Bestimmung finden würde.

Mein Vorsatz für das neue Jahr war, jedem, der mir begegnete, spezielle Aufmerksamkeit zu schenken, um daraus Impulse für meinen eigenen Lebensweg zu schöpfen. Am ersten Februarwochenende nahm ich an einem Kreativen Schreibworkshop teil. Dort hörte ich zum ersten Mal von Integrativer Therapie (IT).

Ich entschloss mich zur eineinhalbjährigen Weiterbildung in Integrativer Kunst- und Kreativitätstherapie. Dieser Schritt hat mein Denken und Fühlen unglaublich erweitert und mir zu Erkenntnissen auf verschiedenen Ebenen verholfen. Es war, als würde ich noch einmal studieren, diesmal aber nicht im akademischen Sinne, sondern im Leben.

Themen wie Förderung der Gesundheit (Salutogenese) und Entwicklung der Persönlichkeit haben mich in dem Vorhaben bestärkt, meine Erfahrungen, die ich während der Krebstherapie gemacht habe, zu veröffentlichen. Denn ich hatte genau das Prinzip der Integrativen Therapie angewandt: Ich hatte meinen Lebensstil kreativ verändert, auf meine Ressourcen zurückgegriffen, an meinem sozialen Netz gearbeitet, meinen Körper neu wahrgenommen und für mich nicht mehr gültige Werte und Normen infrage gestellt. Das Motto »Mache dich selbst zum Projekt!« ist zu meinem geworden.

Mit einer erfahrenen Psychotherapeutin arbeitete ich meine Kindheit auf und kam verborgenen Ängsten und tabuisierten Schamgefühlen auf die Spur. Das war ein schmerzhafter Prozess, der Mut erforderte. Ich lernte, dass es mir als »artigem« Kind nicht möglich gewesen war, meinen Emotionen genug Raum zu geben, weil die Gefühle anderer vorrangig schienen. Alice Miller beschreibt das Phänomen in ihrem

Buch »Das Drama des begabten Kindes«. Ich brachte Licht in die Verwirrungen einer Erwachsenenwelt, wie sie sich mir als Kind dargeboten hatten. Zunehmend gelang es mir, dem traurigen Kind in mir beizustehen und meiner eigenen Stärke zu vertrauen.

Neue Bücher über starke Frauen wie »Königin und wilde Frau. Lebe, was du bist!« von Anselm Grün und seiner Schwester Linda Jarosch haben mir vor Augen geführt, wie viele Facetten in uns stecken und dass es sich lohnt, sie zuzulassen und zu feiern. Ich empfehle es jeder Frau. Wie auch ein weiteres Buch von Linda Jarosch, das sie mit ihrer Tochter Andrea Larson im Dialog schrieb: »Ich sehe dich und finde mich. Mutter-Tochter-Beziehung – der Schlüssel zur eigenen Kraft«. Ein wertvolles und erhellendes Leseerlebnis, denn wir sind alle Töchter.

An Florians achtzehntem Geburtstag kam für Christian und mich der Zeitpunkt, es noch einmal miteinander zu versuchen: Wir hoben unsere Trennung auf. Über die wiedergewonnene Intimität entdeckten wir neue Seiten und alte, die wir für längst begraben gehalten hatten. Und wir gestanden uns zu, eigenen Interessen und Schwerpunkten in Zukunft weiter den Vorzug zu geben.

Den Wunsch, mehr mit Christian zu unternehmen, habe ich eingeschränkt und sein Rückzugsbedürfnis akzeptiert. In David Schnarch, dem amerikanischen Paartherapeuten und Autor, habe ich einen hervorragenden Lehrmeister in Sachen Differenzierung gefunden. Ich übe mich darin, differenziert zu agieren und meinen eigenen Weg – allein, mit anderen und immer mal Hand in Hand mit Christian – zu gehen.

Einmal in der Woche habe ich Lymphdrainage. Seit der Reha trage ich keinen Lymphärmel. Ich achte auf meinen Arm und er sieht fast normal aus. Regelmäßig unterziehe ich mich Kontrolluntersuchungen. Ich führe ein Tagebuch über meine Nach- und Vorsorgetermine. So behalte ich den Überblick. Während meiner Untersuchung bei Dr. Guth danke ich ihm jedes Mal, dass er mir meine Brust erhalten hat. Ansonsten genieße ich die Zeit und denke möglichst selten an meine Erkrankung.

In einem Vortrag von Prof. Beuth aus Köln über ganzheitliche Medizin erfuhr ich von zwei seiner Bücher, die ich gern schon zur Verfügung gehabt hätte. In »Krebs ganzheitlich behandeln« listet und bewertet er komplementäre Behandlungsmethoden, also begleitende Therapieansätze über die Schulmedizin hinaus. »Gut durch die Krebstherapie« ist eine wunderbare Hilfe bei Nebenwirkungen und Beschwerden ausgelöst durch die Chemo-, Bestrahlungs- oder Hormontherapie.

Im Februar 2020 begann ich das Studium der Präventologie, das sich um die Stärkung von Gesundheits- und Lebenskompetenz bemüht. Dort lernte ich Dorothée Remmler-Bellen und Ellis Huber und ihren unermüdlichen Einsatz im Dienst für die Gesundheit des einzelnen Menschen und der gesamten Bevölkerung kennen. Sie sehen es als ihre Aufgabe an, »die Entwicklung von Persönlichkeit und sozialen Fähigkeiten von Menschen zu fördern und ihre individuellen wie sozialen Kompetenzen im Umgang mit Gesundheit und Krankheit zu stärken«. Dies tun sie »durch Information, gesundheitsbezogene Bildung und Beratung und die Vermittlung von Fähigkeiten oder Methoden zur gesundheitsförderlichen Ernährung, Bewegung und geistigen Einstellung«.

Es ist mir ein großes Anliegen, meine Erfahrungen weiterzugeben. Ich sehe mich als Botschafterin für die Enttabuisierung von Krebs und als Mittlerin für neue Lebensperspektiven. Das Studium der Präventologie liefert das Fachwissen dazu. Mit diesem Schatz werde ich mich zukünftig als Präventologin einbringen. Ich möchte Interessierte in ihrem Wunsch, ihre Lebensqualität zu verbessern und eventuell eine Lebenswende einzuleiten, begleiten und sie darin unterstützen. Mit ihnen, nicht für sie.

Dankeschön

Zuallererst danke ich meinen lieben Kindern. Eure Liebe und euer Vertrauen sind wunderbar und sehr stärkend! Danke, dass ihr mein Manuskript mehrmals gelesen und mir viele wertvolle Tipps gegeben habt. Und danke für die wunderbaren Gespräche, die wir immer miteinander führen.

Ich danke meinem lieben Mann. Danke, dass du daran festhälst, was wir uns einmal versprochen haben. Wir wissen beide, dass wir eine wunderbare Familie haben. Danke, dass du mir bei der Gestaltung dieses Buch tatkräftig zur Seite gestanden hast.

Ich danke meinen lieben Eltern, die ihr mir mein Leben geschenkt habt, meinen lieben Geschwistern, Großeltern und Urgroßeltern und allen Verwandten. Jede und jeder hat mir etwas Wunderschönes mitgegeben, auf das ich stolz bin und das in mir weiterlebt.

Danke an meine liebe amerikanische Herzensfamilie, die ihr mich wie eure Tochter auf- und angenommen habt und seither mein Herz innig berührt. Eure Nähe trotz der Ferne ist Balsam für meine Seele.

Danke, liebe Tante Hanno, du warst eine behutsame Begleiterin, hast mit mir gelitten und dich mit mir gefreut, als es bergauf ging. Danke, dass du mein Manuskript als eine der Ersten gelesen hast.

Danke, liebe Daniela, dass du mir mit deinem ganzen Heilwissen zur Seite gestanden hast. Dein Rat hat mich vor manchem bewahrt und mir neue Wege aufgezeigt. Vielen lieben Dank dafür.

Danke, liebe Simone, liebe Monika, liebe Angelika, lieber Kurt, liebe Ulli, liebe Hannelore, liebe Uli, liebe Imme, liebe Renate, liebe Ursula, lieber Horst, lieber Harald, liebe Meike, liebe Andrea, liebe Margret, liebe Christa, lieber Norbert, liebe Maatje und alle anderen lieben Menschen aus unserer Familie und unserem Freundeskreis, die ihr mir und uns auf sehr persönliche Weise beigestanden habt.

Mein besonderer Dank gilt allen Ärztinnen und Ärzten, Pflegerinnen und Pflegern, Therapeutinnen und Therapeuten, die mit ihrem Wissen und persönlichen Engagement meinen Genesungsprozess begleitet haben und es heute noch tun.

Im Verlauf des Schreibens haben Freundinnen und Bekannte das Manuskript in verschiedenen Rohfassungen gelesen, wofür ich sehr dankbar bin.

Danke, liebe Agnes, du hast mir als Erstleserin aufgrund deiner Schreiberfahrung wertvolle Anregungen gegeben und in der Schlusskorrektur letzte Fehler aufgespürt.

Danke, liebe Maria, für deine gründliche Lektüre, deine »das hatten wir doch schon«-Bemerkungen und deinen genauen Blick auf meine Wortwahl.

Danke, liebe Maria, für deine herzerfrischende Art, mein Manuskript zu beschreiben und zu kommentieren.

Danke, liebe Anika, liebe Elisabeth, liebe Ellen, liebe Bärbel, liebe Gertrud, liebe Angelika, liebe Ruth. Euer Feedback hat mich gestärkt und meine Zuversicht genährt.

Danke, liebe Ulrike, für dein freundschaftliches Lektorat und deine wertvollen Tipps zur Gliederung.

Danke, lieber Joerg, für die Gestaltung des Covers und dein stets erfrischendes Feedback.

Danke, liebe Doro, lieber Ellis, für eure Unterstützung.

Barbro Garenfeld

Nachwort von Dr. Ellis Huber

Vom Umgang mit kranken Menschen

Ich lese, lese und kann dieses Buch nicht mehr weglegen. Die Krankheitsgeschichte fesselt, macht nachdenklich und regt auf: Die Erfahrungen der Clara Berg bündeln wie in einem Brennglas die Irrungen und Wirrungen der Medizin im Umgang mit Krebspatientinnen und Krebspatienten. Ärztinnen und Ärzte sehen darin, was wie läuft in der Krankenversorgung und wie sie besser, menschlicher und heilsamer auf ihre Patientinnen und Patienten eingehen können.

Für alle, die mit einer Krebsdiagnose umgehen müssen, sind das geschilderte Erleben und die Kämpfe von Clara Berg wohl eine Offenbarung. Sie dürften sich verstanden, gesehen und in ihrer Lebenssorge unterstützt fühlen. Ich hoffe also, dass dieses Lehrbuch einer beherzten und couragierten Umgangsweise mit Krebs und schwerer Krankheit die Patienten-Arzt-Beziehungen heilsam entwickeln hilft und die Krankheiten des Gesundheitswesens besser verstehen lässt. Barbro Garenfeld beschreibt einen gesundheitsförderlichen Entwicklungsweg für Menschen, die von einer beängstigenden, bedrohlichen und unerwarteten Diagnose aus der Bahn geworfen werden.

Mitten in das normale Leben mit Familie und Beruf bricht ein Ereignis ein, das alles und alle durcheinanderrüttelt, und plötzlich ist nichts mehr wie zuvor. Die Zukunft wird von einer tödlichen Perspektive düster eingetrübt. Ein kleiner Knoten in der Brust übernimmt die Macht und steuert das Alltagshandeln, Gedanken, Gefühle, Ängste und Hoffnungen. Die Krankheit macht hilflos und einsam, produziert Panik und existentielle Unsicherheit. Und die Medizin behandelt die Krankheit nach allen Regeln der modernen Medizin, doch der Mensch bleibt allein mit allem, was die Krankheit mit ihm macht. Mediziner vergessen über die Dienstleistung hinaus, welche Behandlung kranke Menschen benötigen und ersehnen.

Da werden im Beisein der Patientin Befunde flüsternd diskutiert, sorgenvolle Gesichter gemacht und nicht gesprochen. Ärztinnen und

Ärzte legen Entscheidungen fest und das Missbehagen der Patientin gilt nichts. Dabei wissen kundige Ärztinnen und Ärzte schon, dass ein inneres Sensorium die Menschen auch Realitäten spüren lässt, die in die medizinische Entscheidungsfindung einfließen müssten. Mir hat ein Krebspatient, der von seinem Arzt mit einer »barmherzigen Lüge« vorgegaukelt bekam, dass alles nicht so schlimm wäre, aus seinem inneren Spüren heraus den Tumorbefund beschrieben, den ich aus dem Röntgenbild kannte. Es beunruhigt und quält Menschen, wenn sie über ihre Gefühle nicht sprechen können und sie kein Gehör finden.

Sich selbst zu vertrauen, die eigenen Empfindungen zu respektieren und das zu bekommen, was nach der Diagnose für die betroffene Persönlichkeit stimmig ist, fällt schwer, wenn das Regime der Leitlinien und der medizinischen Routine einfach über die Diagnose gestülpt und apodiktisch umgesetzt wird. Bei einer Brustamputation ist es beispielsweise sehr wichtig, welche persönliche Bedeutung die Brust für die Frau besitzt. Darüber muss gesprochen werden, und zum Glück gibt es überall auch Ärztinnen und Ärzte, die das können. Das schafft Vertrauen und in einer Beziehungssituation voller Vertrauen werden die Selbstheilungskräfte stark und Heilungsprozesse erfolgreicher. Wenn über Todesängste offen gesprochen wird, wenden sich Herz und Verstand wieder dem Leben zu. Ja: Patientinnen und Patienten wollen ernst genommen werden, sie möchten, dass der Arzt, die Ärztin sie kennt, Zeit für sie hat und dass er sie anschaut, wenn er mit ihnen redet. Die Beziehungswerte werden in der Medizin-Maschinerie allzu oft als unbedeutend abgetan.

Ein Freund, den ich achte und verehre, hat sich ein Ärzteleben lang mit Spontanheilungen beschäftigt. Herbert Kappauf begleitete viele krebskranke Menschen. Er hat, wie ich selbst auch, oft erlebt, dass Erkrankungen unerwartete Verläufe nehmen und keiner medizinischen Vorhersage folgen. Spontanremission nennt die Wissenschaft das Phänomen einer plötzlichen Besserung ohne anerkanntes oder erkennbares therapeutisches Zutun. Tumore im Endstadium verschwinden binnen Wochen, chronische, gegen jede Behandlung resistente Entzündungen klingen plötzlich ab, bei Patientinnen oder Patienten mit Multipler Sklerose oder Rheuma bleiben unvermittelt die gefürchteten Schübe aus. »Wunder sind möglich« heißt das Buch, in dem Herbert Kappauf die Fakten zu Krebsheilungen darlegt, die unerwartet verlaufen: »So wie es keine Krebspersönlichkeit gibt, gibt es auch keine Spontanremissionspersönlichkeit. Denn jeder Mensch ist einzigartig. Wunder sind zwar nicht machbar – aber man kann sie einladen und man kann eine Menge Hilfreiches für sich tun.«

Clara Berg nimmt ihre Krankheit an und ihr Lebensschiff fest in die Hand, übernimmt das Steuer der Entwicklung. Ihr authentischer Bericht vermittelt Hoffnung und macht Mut. Sie beschreibt eine spannende und realistische Reise durch die Widrigkeiten einer erfolgreichen Krebsbewältigung mit Operationen, Chemotherapie, Bestrahlung und allen medizinischen Prozeduren. Sie verschafft sich Durchblick, gewinnt eigene Handlungsfähigkeiten, entwickelt ihre Resilienz, setzt Prioritäten und stärkt ihre Ressourcen. Sie tut das, was für sie Sinn macht und ihr soziales Netz festigt. Kurz: Die Krankheit gibt ihrem Leben einen neuen Kurs und ihrer Tätigkeit eine neue Bedeutung. Mit kreativer Eigentherapie ergänzt sie die Möglichkeiten der Medizin und erweitert ihre Handlungskompetenzen. Das regt an, bei einer Krebsdiagnose nicht zu verzweifeln und Herr oder Frau seiner selbst zu bleiben.

Krankheiten sind oft Wegweiser für eine Lebenswende. Ich selbst habe als Arzt gelernt, dass positive Patientengeschichten mit einem Zuwachs an Autonomie einhergehen. Nehmen Patientinnen und Patienten die Krankheit zum Anlass, radikal zu sich selbst zu kommen, die inneren Sehnsüchte und Wünsche ernst zu nehmen und das eigene Leben selbstbewusst und selbstwirksam zu gestalten, werden die Prognosen positiv. Also nicht *für* die Patientinnen und Patienten, sondern *mit* ihnen in einem produktiven Miteinander gelingen Heilungsprozesse. Ich kann als Arzt nicht heilen, ich kann nur mit dem kranken Menschen zusammen Wege auftun, die zur Heilung führen. In beindruckender und begeisternder Weise zeigt Barbro Garenfeld auf, wie wir Krankheiten als Chance nutzen können und handeln lernen. Dieses Buch zu lesen ist heilsam und hilft, die eigenen Wege zur Gesundheit besser zu erkennen: Es ist ein Wegweiser zur Gesundung.

Dr. Ellis Huber ist Vorstandsvorsitzender des Berufsverbandes der Präventologen e. V.

Buchempfehlungen

- Bays, B. (2007). *The Journey™. Der Highway zur Seele* (8. Auflage). Berlin: Ullstein.
- Beal, E. W. & Hochman, G. (2017). *Wenn Scheidungskinder erwachsen sind: Psychische Spätfolgen der Trennung* (amer. Originalausgabe 1991). Frankfurt/Main: Fischer.
- Béliveau, R. & Gingras, D. (2008). *Krebszellen mögen keine Himbeeren. Nahrungsmittel gegen Krebs* (9. Auflage). München: Kösel.
- Beuth, J. (2011). *Gut durch die Krebstherapie: Von Abwehrschwäche bis Zahnfleischbluten* (2. Auflage). Stuttgart: Trias.
- Beuth, J. (2014). *Krebs ganzheitlich behandeln: Komplementäre Methoden – vom Experten bewertet* (4. Auflage). Stuttgart: Trias.
- Centurioni, Ch. (2005). *Den Krebs abwehren – die Selbstheilung fördern.* Mit 2 CDs. Stuttgart: Trias.
- Chophich, E. J. & Paul, M. (2011). *Aussöhnung mit dem inneren Kind* (27. Auflage). Berlin: Ullstein.
- Chophich, E. J. & Paul, M. (2008). *Das Arbeitsbuch zur Aussöhnung mit dem inneren Kind* (7. Auflage). Berlin: Ullstein.
- Fahrnow, I.-M. & Fahrnow, J. (2005). *Fünf Elemente Ernährung. Lebens- und Kochkunst nach der Traditionellen Chinesischen Medizin.* München: GU.
- Grün, A. & Jarosch, L. (2010). *Königin und wilde Frau. Lebe, was du bist!* München: dtv.
- Jarosch, L. & Larson, A. (2010). *Ich sehe dich und finde mich. Mutter-Tochter-Beziehung – der Schlüssel zur eigenen Kraft.* Freiburg: Kreuz.
- Jellouschek, H. (2002). *Bis zuletzt die Liebe. Als Paar im Schatten einer tödlichen Krankheit.* Freiburg: Herder.
- Jung, M. (2006). *Das sprachlose Paar. Wege aus der Krise* (3. Auflage). München: dtv.
- Kabat-Zinn, M. & J. (2021). *Mit Kindern wachsen. Die Praxis der Achtsamkeit in der Familie* (Neuausgabe). Freiburg: Arbor.
- Kappauf, H. (2011). *Wunder sind möglich.* Freiburg: Herder.

- Kirschner-Brouns, Dr. med. S. & Roemer, C. (2017). *Hochsensibel. Leichter durch den Alltag ohne Reizüberflutung.* München: GU.
- Krejsa, S. (2004). *Mama hat Krebs. Mit Kindern die Krankheit begreifen.* Freiburg: Kreuz.
- Love, Dr. S. (2003). *Das Brustbuch.* Augsburg: Bechtermünz.
- Miller, A. (2012). *Das Drama des begabten Kindes und die Sehnsucht nach dem wahren Selbst* (31. Auflage). Frankfurt/Main: Suhrkamp.
- Schnarch, D. (2020). *Die Psychologie sexueller Leidenschaft* (6. Auflage). Stuttgart: Klett-Cotta.
- Schubert, Ch. (2020). *Was uns krank macht und was uns heilt. Aufbruch in eine neue Medizin* (2. Auflage). Mattighofen: Korrektur.
- Sommer, S. (2007). *Homöopathie* (12. Auflage). Der Große GU Kompass. München: GU.
- Vithoulkas, G. (2003). *Medizin der Zukunft: Homöopathie* (21. Auflage). Kassel: Georg Wenderoth.
- Zänker, K. (1996). *Das Immunsystem des Menschen. Bindeglied zwischen Körper und Seele.* München: C. H. Beck.

Inhalt

Barbro Garenfeld (*1960) ist eine passionierte Bücherfrau. Lesen, Schreiben, Lektorieren, Herausgeben sind ihre Profession und ihre Leidenschaft. Nach ihrem Philologiestudium in Würzburg, New York und Mainz begann ihre Verlagslaufbahn bei Diogenes in Zürich. Seit über zwanzig Jahren ist sie selbstständige Lektorin, seit 2016 auch Dozentin für Deutsch als Zweitsprache. 2021 reicht sie dieses Buch als Abschlussarbeit für ihr Studium der Präventologie ein.
Barbro Garenfeld ist verheiratet und hat zwei erwachsene Kinder.